Hl. Hildegard • Rheuma

Hl. Hildegard

Rheuma ganzheitlich behandeln

von

Peter Pukownik

Pattloch

Die Deutsche Bibliothek – CIP-Einheitsaufnahme
Pukownik, Peter:
Rheuma : ganzheitlich behandeln / von Peter Pukownik. Hl.
Hildegard. – Augsburg : Pattloch, 1994
ISBN 3-629-00878-X
NE: Hildegardis <Bingensis>

Pattloch Verlag, Augsburg

Satz: 10/11 P. leichte Frutiger von Cicero Lasersatz, Augsburg
Reproduktionen: Repro Mayr, Donauwörth
Layout: Ruth Bost
Zeichnungen: Karin Bauer, Augsburg
Titelbild: Tafel III, Rupertsberger Codex
Brepols Publishers, Turnhout, Belgien
Umschlaggestaltung: Peter Engel, Grünwald
Druck und Bindung: Chemnitzer Verlag und Druck GmbH, Zwickau
Printed in Germany
ISBN 3-629-00878-X

Inhalt

Teil 1

Entgiftung des Körpers als Voraussetzung für die Heilung

Teil 2

Rheuma-Erkrankungen aus hildegardischer Sicht

Teil 3

Goldene Regeln der Rheuma-Therapie nach Hildegard

Teil 4

Rheuma-Therapien allgemein und nach Hildegard in alphabetischer Ordnung

Teil 5

Ausscheidungen über die Haut nach Hildegard

Vorwort

Rheuma ist nicht nur eine körperliche Erkrankung, sondern auch Folge eines »Mißfallens der Seele«, das durch den Körper zum Ausdruck kommt. Dieser Zusammenhang zwischen Körper und Seele war auch in früheren Zeiten selbstverständlich und allgemein bekannt.

Heute ist dieses alte Wissen fast in Vergessenheit geraten und man überläßt den Bereich der Seele – der früher eine Domäne der Kirchen und Religionen war – voll und ganz den Psychologen und Psychiatern.

In der Naturheilkunde – und natürlich auch erst recht in der Hildegard-Heilkunde finden die Zusammenhänge zwischen Körper und Seele/Geist bei den Therapien schon immer Berücksichtigung. Ganz langsam aber geht dieses Wissen Gott sei Dank auch wieder in die allgemeine Medizin (Schulmedizin) ein. Im Rahmen der »Psychosomatik« wird die Wirkung der Psyche, des Geistes, auf den Körper, seine Organe und deren Funktionen untersucht und therapiert.

Im Mittelpunkt aller Rheuma-Therapien in diesem Buch steht natürlich die *Hildegard-Heilkunde.* Diese muß aber – wie es in der modernen Praxis üblich ist – durch andere Therapien ergänzt und erweitert werden. Hierbei sollte man in erster Linie die physikalischen Therapien in den Vordergrund rücken, ergänzt durch homöopathische Mittel und durch Mittel aus dem übrigen Spektrum der Naturheilkunde.

Weiterhin nicht vergessen werden darf, daß der Mensch auch eine Seele hat, deren Unwohlsein sich gleichfalls durch körperliche Beschwerden bemerkbar macht. Hildegard hat uns hier mit 35 Tugenden und Lastern den richtigen Weg gezeigt, den wir zu gehen haben, wenn wir gesunden wollen.

Nur wenn man sich diesen Ergänzungen nicht grundsätzlich verschließt, kann man meines Erachtens auch gute und richtige Hildegard-Heilkunde in der Praxis ausüben. Wenn man auf einem Absolut-Anspruch der *Hildegard-Medizin* ohne die Ergänzungen und Erweiterungen durch ihre übrige Heilkunde und die der übrigen Naturheilkunde bestehen würde, sodaß man wirklich versuchen würde, alles *nur* mit Hildegard-Mitteln zu machen, würden wir der heiligen Hildegard von Bingen und ihrer Heilkunde einen schlechten Dienst erweisen.

Viele Lehrer für Naturheilkunde warnen immer wieder davor, nur eine einzige Richtung der Naturheilkunde einzusetzen. Dies gilt sowohl für die Diagnostik als auch für die Therapie. Ein Beispiel dazu: Wenn sich ein Heilpraktiker bei der Diagnose ausschließlich auf die Augen- und Iris-Diagnose beschränken würde, könnte er mit einem Patienten, dessen beide Augen verletzt sind oder der – wie es heute oft vorkommt – an beiden Augen operiert ist, wenig oder gar nichts anfangen.

Nur durch ein breites Spektrum in Diagnose und Therapie kann man dem Einzelnen auch individuell helfen. Was nämlich den Gesundheitszustand von

20 Patienten verbessert, kann dem 21. Patient schaden, trotzdem die Symptome gleich sind. Deshalb müssen im Behandlungszeitraum die Reaktionen des Patienten genauestens beobachtet und gegebenenfalls die Therapien entsprechend geändert, weggelassen oder ergänzt werden. Dies gilt in besonderem Maße für rheumatische Erkrankungen, die so vielfältig und artenreich auftreten, daß man sie nur sehr schwer in ein Schema einzwängen kann – überall gibt es Überschneidungen mit anderen Gebieten. Deshalb ist eine häufig verwendete Diagnose »Rheumatische Diathese«: eine allgemeine Bezeichnung, die für alles anwendbar ist, wovon man nicht genau weiß, was es eigentlich ist. Dasselbe gilt übrigens auch für die Diagnose »Vegetative Dystonie«.

Ich habe versucht, dieser Vielfalt trotzdem ein Schema zu hinterlegen. Dennoch hat sich eine Fülle von Themen und Bemerkungen ergeben, denn der Mensch ist ein lebender, beseelter Organismus, bei dem eben »alles mit allem« zusammenhängt.

So soll dieses Buch für den Rheuma-Patienten in gewissem Umfang Wegweiser zur Selbsthilfe sein; aber vielleicht kann es auch dem Hildegard-Therapeuten einige Anregungen und neue Erkenntnisse vermitteln.

Der Patient muß allerdings grundsätzlich mit seinem Arzt oder Heilpraktiker in Verbindung bleiben und alles, was er selbst unternimmt, mit ihm absprechen. Nur so kann der eigentlich Behandelnde die Gesamtübersicht behalten, seine Therapien mit dem Patienten richtig abstimmen und feststellen, ob es bei einer Selbstbehandlung eventuell zu Kollisison mit vom Arzt/Heilpraktiker angewandten Therapien kommen könnte.

Der gute und wohlmeinende Therapeut wird aber immer froh sein, wenn gerade beim rheumatischen Formenkreis der Patient selbst eine Initiative ergreift und diese mit ihm abstimmt. Nur so kann man oftmals eine solche Erkrankung einer Besserung zuführen und in vielen Fällen sogar zum Stillstand bringen.

Es wird auch immer wieder einmal vorkommen, daß an verschiedenen Stellen des Buches gleiches angesprochen wird. Dies geschieht, um gewisse Dinge zu betonen. Ein gutes Beispiel dafür ist der Flüssigkeits-Haushalt des Menschen, über den sie in diesem Buch immer wieder einmal stolpern werden und der Sie zum Nachrechnen bringen soll, ob Sie dem Körper auch immer die nötige »Betriebsflüssigkeit« zuführen, damit alles reibungslos funktionieren kann.

Das Buch enthält auch zahlreiche Übungen für den Patienten, die dieser als »Hausaufgaben« ausführen müßte. Das »Mitmachen« des Patienten, nicht nur passives »Machen-lassen«, ist eine wichtige Voraussetzung auf dem Weg zu einer Verbesserung oder gar zur Heilung der Erkrankung.

In diesem Sinne wünsche ich Ihnen viel Erfolg; daß Sie erst richtig erkennen, und dann auch richtig handeln.

Peter Pukownik

Teil 1

Entgiftung des Körpers als Voraussetzung für die Heilung

Die Entgiftung des Körpers ist *die* Voraussetzung für jegliche Heilung und auch Voraussetzung für die richtige Wirkung jedes Medikamentes und jeder Therapie.

Bei jedem Essen, mit jedem Bissen, den der Mensch zu sich nimmt, entstehen im Körper Abfallprodukte. Diese wirken – wenn sie nicht ausgeschieden werden – als Gifte im menschlichen Körper. Um zu verhindern, daß andere Funktionen gestört werden, müssen diese Abfallprodukte also »ordnungsgemäß entsorgt« werden.

Durch zuviel Essen und gleichzeitig zu geringe Flüssigkeitszufuhr – was meist Hand in Hand geht – entstehen im menschlichen Körper übermäßig viele solcher Gifte, die dann nicht ausreichend ausgeschwemmt werden und vielerlei Störungen hervorrufen können. Sie sind dann oft der eigentliche Grund für viele Krankheiten. Alles muß aufgeschlossen, der Verwertung zugeführt, und die nicht verwertbaren Teile der Nahrung müssen ausgeschieden werden. Dies ist der normale Vorgang.

Ein ca. 4000 Jahre alter Spruch aus der chinesischen Heilkunde lautet:

»Was Niere und Blase nicht ausscheiden können,
das muß der Darm ausscheiden.

Was dieser nicht ausscheiden kann,
das muß die Lunge tun.
Wenn alle zusammen nicht genug (Gifte) ausscheiden können,
dann muß die Haut einspringen
und was die Haut nicht mehr ausscheiden kann,
das führt zum Tode!«

Nieren und Blase kommt der erste Platz und eine sehr wichtige Rolle unter den Ausscheidungsorganen zu.

Wir müssen sehen, daß wir unseren Körper so pfleglich wie möglich behandeln, damit er auch richtig funktionieren kann. Hierfür sollten wir verschiedene Regeln beachten und einhalten.

Vermeidung aller Verfahren und Stoffe zur Haltbarmachung

Alles, was *außerhalb* des Körpers lange braucht, um sich zu zersetzen, das braucht in der Regel auch *im* Körper lange, um für die menschliche Ernährung aufgeschlossen zu werden. Das heißt also, daß alle durch irgendwelche Verfahren oder Stoffe haltbar gemachten Nahrungsmittel (ich spreche hier mit Absicht nicht von Lebensmitteln!) im Körper sehr lange brauchen, um wirklich ihrer Verwendung zugeführt werden zu können. Viel länger als frische Lebensmittel also.

Im Klartext heißt dies z. B., daß das Fett einer durch irgendwelche Manipulationen lange haltbar gemachten Milch (H-Milch) sehr lange im Körper bleibt, bis es endlich die nötigen Enzyme zur Weiterverarbeitung findet.

Auch bei Konservierungsstoffen anderer Nahrungsmittel muß der Körper erst einmal den »Code knacken« und aufschließen, bevor er an die lebenswichtigen Nährstoffe herankommt. Die Abfälle der Konservierungsstoffe werden dann – wenn möglich – als »Sondermüll« ausgeschieden. Wenn diese Ausscheidung aber aus verschiedenen Gründen *nicht* funktioniert, wird unser Körper im wahrsten Sinne des Wortes »verseucht«.

Diese zu lange im Körper verbleibenden Stoffe können verschiedenste Funktionen im Körper enorm stören, ohne daß wir zur Zeit genau wissen, wo diese Störungen herkommen. Die Auswirkungen dieser Stoffe im Körper sind nämlich noch lange nicht bis ins letzte Detail erforscht und bekannt. Und es kommen tagtäglich neue, unbekannte Stoffe dazu.

Deshalb sind im Fall einer Krankheit – wenn möglich aber auch grundsätzlich – in einem ersten Schritt alle diese Stoffe zu meiden, um *diese* Ursachen erst einmal auszuschließen.

Meidung aller Risiken bei der Zubereitung der Speisen

Als nächstes sind Garungsmethoden auszuschließen, die dem Menschen nicht bekommen.

Mikrowelle

Ich habe eine ganze Reihe von Patienten in der Praxis, die auf im Mikrowellenherd erhitztes oder zubereitetes Essen mit Herzjagen reagieren. Bevor ich sie darauf aufmerksam machte, war ihnen die Ursache nicht bekannt. Nachdem ich sie aber entsprechend befragt hatte, und sie dann immer darauf achteten, wann die Tachycardien (Herzrasen) auftraten, konnte einwandfrei der Zusammenhang zwischen Mikrowelle und den Beschwerden hergestellt werden.

Außerdem sollen durch die Mikrowelle z. B. auch Salmonellen, die oftmals an und in tiefgefrorenen Speisen auftreten, nicht ausreichend vernichtet werden. Wahrscheinlich ist es u. a. diesem Umstand zu verdanken, daß die Salmonellen-Erkrankungen in den letzten Jahren sprunghaft in die Höhe gegangen sind. Bei den herkömmlichen Garungsverfahren werden diese eventuell anhaftenden Salmonellen aber unschädlich gemacht.

Ein vollkommen gesunder und kräftiger Patient wird die mit Mikrowelle zubereitete oder erhitzte Nahrung sicher vertragen, aber jeder Kranke oder auch nur »Angeschlagene« sollte eben solche und ähnliche Belastungen möglichst meiden, insbesondere, da man noch nicht richtig weiß, wie der menschliche Körper auf diese Strahlungen auf Dauer reagiert.

Küchengifte

Außerdem sollten unbedingt die sogenannten »Küchengifte« gemieden werden.

Den Begriff der »Küchengifte« gibt es nur in der Hildegard-Heilkunde. Man versteht darunter in der Küche verwendete Nahrungsmittel, die den Körper schädigen, wenn nicht vergiften, und ihm so keinerlei Nutzen bringen. Hildegard von Bingen hat fast jedem Lebensmittel einen Heilwert in Bezug auf den Menschen zugewiesen. Sie nennt dies die »Subtilität«. Nahrungsmittel, die sie als gesundheitsschädigend einstufte, werden nach Hertzka als »Küchengifte« bezeichnet.

Je schwerer jemand krank ist, desto strenger muß er diese Küchengifte meiden. Einen Kerngesunden beeinträchtigen diese Nahrungsmittel kaum, aber jeder Kranke wird damit weiter geschädigt. Durch ständige Zufuhr von Küchengiften wird mit Sicherheit auch bei einem Kerngesunden die allgemeine Abwehrsituation langsam geschwächt. Eine beginnende Erkrankung wird dadurch sehr viel stärker auftreten und dann auch nicht so gut und so schnell ausheilen. Die Folgen davon können bis hin zu Allergien gehen, die ja heute immer weiter verbreitet sind.

Zu den wichtigsten Küchengiften gehören im Frühjahr die Erdbeeren, gegen die auch immer mehr Patienten eine Allergie entwickeln, im Sommer die Pfirsiche, im Herbst die Pflaumen, die besonders gefährlich für Patienten mit Atemwegs-Erkrankungen sind, und im Winter der Lauch oder Porrey, wie er auch genannt wird. Auch Heidelbeeren bzw. Blaubeeren, muß man hier mit aufzählen, da sie bei entsprechender Veranlagung oftmals Gichtanfälle auslösen. Dasselbe habe ich aber in der Praxis bei Patienten auch schon nach einer Lauch-Mahlzeit erlebt.

Wenn man Küchengifte ganz meiden will, muß man auch bei den Getränken etwas »durchforsten«. Als sehr zuträgliches Getränk für den Menschen kann man eigentlich nur Dinkelkaffee und Fencheltee ansehen, denn alles andere ist für einen Kranken auf irgendeine Weise schädigend. Eventuell kann man auch noch einige Kräutertees und Säfte empfehlen, aber auch nur diejenigen, die nicht übersäuern, z. B. Kirsch- oder Quitten-Saft.

Das Essen sollte möglichst auf der Basis von Dinkel, Fenchel und Edelkastanien aufbauen, und bei allen anderen Lebensmitteln sollte man dahingehend auswählen, ob diese in dem speziellen Fall und bei *dem* Menschen, der gerade krank ist, gut oder schlecht auf dessen Körper wirken.

Es gibt darüber hinaus natürlich noch eine ganze Menge sehr zuträglicher Lebensmittel bei Hildegard, aber nicht jedes *Nahrungs*mittel ist auch für jeden ein *Lebens*mittel. Die heilige Hildegard differenziert hier sehr genau.

Sie sagt z. B. auch, daß man erst gegen Mittag etwas essen solle und nicht frühstücken. Viele Kinder lehnen Frühstück sowieso instinktiv ab. Man sollte sie deswegen auch nicht zwingen, etwas zu essen, wenn sie es nicht selbst wollen. Bei Kindern ist das Gefühl dafür, was ihnen bekommt und was nicht, noch besser ausgeprägt als bei Erwachsenen.

Auch nach einer Fastenkur ist es oft so, daß man morgens noch keinen Appetit hat. Dann sollte man das Frühstück auch ganz einfach ausfallen lassen. Allerdings sollte man morgens immer etwas trinken, natürlich speziell Fencheltee, der für jeden Kranken eines der besten Getränke darstellt.

Eine Parallele zu diesem Ratschlag von Hildegard findet sich in der indischen Ajurveda-Medizin: Als Frühstück gibt es hier nur warmes, abgekochtes Wasser. Die erste Tagesmahlzeit wird am späten Vormittag eingenommen, also um die Zeit, wo bei den Menschen durch den natürlichen Rhythmus des Körpers der

Blutzuckerspiegel abfällt. Das ist sehr bekömmlich und wird auch gerne angenommen, weil man instinktiv spürt, wie gut es tut.

Wir müssen eben nur »auf die Stimme unserer Seele hören«, wie uns die heilige Hildegard von Bingen wissen läßt. Wenn wir dies noch nicht richtig können bzw. es im Laufe der Zeit verlernt haben, müssen wir es durch die richtige Übung wieder lernen.

Hier bietet sich in erster Linie einmal ein Fastenkurs an, mit dem wir verschüttete Instinkte wieder an die Oberfläche befördern können.

Der Flüssigkeits-Haushalt des Menschen

Als dritte Maßnahme müssen wir den Flüssigkeits-Haushalt des Körpers in Ordnung bringen, d. h. wir müssen dem Körper stets eine ausreichende Menge Flüssigkeit zuführen. Dadurch werden alle Körperfunktionen, die durch Flüssigkeit geregelt werden, positiv beeinflußt oder sogar alleine dadurch normalisiert.

»Viel trinken ist Pflicht!«

Dieser Satz wird Patienten immer wieder gesagt, meist aber leider nur so nebenbei. Patienten befolgen diese Regel meist einige Tage, dann wird es ihnen zu lästig und sie hören auf, mehr zu trinken, weil sie eben nicht genau wissen, warum. Deshalb erkläre ich dies in der Praxis den Patienten immer etwas ausführlicher, denn nur, wenn der Patient richtig mitarbeitet, kann eine Therapie auch Erfolg haben. *Gegen* den Patienten ist nichts auszurichten.

Ausscheidungen über die zugeführte Flüssigkeitsmenge sind besonders wichtig.

Hildegards Rat hierzu lautet:

»Aber der Mensch soll sich auch nicht übermäßig das Getränk vorenthalten, wovon Schwerfälligkeit im Denken und Handeln resultiert.«

Auch bei Tisch sollte der Mensch viel trinken.

Hildegard sagt:

»Denn wenn der Mensch bei Tisch, nämlich zwischendurch beim Essen, nicht tränke, würde er schwerfällig in geistiger und körperlicher Hinsicht. Es würde auch keinen guten Blutsaft herbeiführen, und er könnte darum keine gute Verdauung haben.

Trinkt der Mensch aber zu viel beim Essen, dann macht das in den Säften seines Körpers einen üblen Schwall von Sturmfluten, so daß die rechten regelmäßigen Säfte in ihm zersprengt würden.«

Also auch hier empfiehlt sie wieder »das richtige Maß«, die *»Discretio«*, die uns Hildegard immer wieder ans Herz legt.

Flüssigkeitsverbrauch

Für den Verdauungstrakt benötigt der Mensch große Mengen von Flüssigkeit. Im Einzelnen sieht dies etwa so aus:

Im Mund werden pro Tag – immer berechnet nach dem Körpergewicht des Patienten – etwa 1–1,5 l Speichel erzeugt.

Im Magen kommen gleichfalls ca. 1–1,5 l Magensäfte zusammen

und dieselbe Menge von ca. 1–1,5 l wird in der Galle benötigt. Diese Säfte fließen dann über die Gallengänge in den Zwölffingerdarm.

Es kommen dann noch 2–3 l Verdauungssaft von der Bauchspeicheldrüse dazu, die ebenfalls in den Zwölffingerdarm fließen

und im Zwölffingerdarm und im Dünndarm werden nochmals 2–3 l Verdauungsflüssigkeit extra von den Darmdrüsen erzeugt.

Zusammengezählt sind dies im geringsten Fall ca. 7 l Flüssigkeit, im Höchstfall 10,5 l täglich. Diese Menge entspricht einem gefüllten Wassereimer.

Nun hat aber der Körper das ausgeklügeltste Recycling-System, das man sich vorstellen kann. Jeder Tropfen Flüssigkeit wird, wenn er seine Pflicht als Verdauungssaft an einer bestimmten Stelle erfüllt hat, wiederverwendet und wird anschließend dorthin transportiert, wo er gerade gebraucht wird.

Der ganze Transport zu den verschiedenen Verdauungssaftdrüsen läuft über den Kreislauf, der *die* Hauptverkehrsstraße im Körper darstellt. Wenn also der Mensch zu wenig Flüssigkeit zu sich nimmt, ist dieser Verkehrsweg unterversorgt und leidet Mangel. Im Klartext ausgedrückt, muß der Körper eben sparen, wo es geht, um alle körpereigenen Funktionen zumindest mit einem Notprogramm aufrechterhalten zu können.

Wenn der Kreislauf also unter Flüssigkeitsmangel leidet, nützt auch ein eingenommenes Kreislaufmittel sehr wenig, solange diese fehlende Flüssigkeit nicht in ausreichendem Maße nachgeliefert wird. Ist dies nicht der Fall, wird oftmals ein Kreislaufmittel nicht mehr benötigt.

Flüssigkeitsverlust

Über die verschiedensten Wege verliert der Mensch im Laufe des Tages eine bestimmte Flüssigkeitsmenge. Diese Wege sind:

1. Die Haut, die mit ca. 2 m^2 Fläche neben dem Darm das größte Ausscheidungsorgan des Körpers ist und täglich eine ganze Menge Wasser an die Umgebung abgibt, auch wenn man *nicht* schwitzt. *Wenn* man aber schwitzt, ist die Wasserabgabe natürlich noch größer als normal.
2. Bei jeder Ausatmung wird auch Wasser mit weggeatmet, denn die empfindlichen Schleimhäute sind immer feucht. Am besten nachzuvollziehen ist dies bei kaltem Wetter im Freien, wenn jede Ausatmung sichtbar wird.
3. Die harnpflichtigen Abfallstoffe, die über die Nieren ausgeschieden werden bzw. werden sollten, benötigen hierzu eine gewisse Menge Wasser und
4. braucht der Körper auch eine Menge Wasser für Ausscheidungen über den Darm.
5. Der Mensch selbst besteht im Gewebe aus ca. 60 bis 70% Wasser, das gleichfalls immer wieder aufgefüllt werden muß.

Insgesamt beträgt die Flüssigkeitsmenge, die über die Ausscheidungen, wie eben aufgezählt, abgegeben wird, wenn der Mensch *nicht* weiter schwitzt und *normal* trinkt, täglich ca. 35 g (= 35 ml) pro kg Körpergewicht und pro Tag.

Wenn er *weniger* trinkt, kann der Körper natürlich auch nicht soviel ausscheiden. Er spart, wo er kann und kann dadurch seine vielfältigen Aufgaben, die immer mit einer gewissen Menge Flüssigkeit verbunden sind, nicht so erfüllen, wie er es eigentlich sollte.

Wird die verlorene Flüssigkeitsmenge nicht regelmäßig wieder zugeführt, kann es zu Kreislaufstörungen, Gallen- und Nierensteinen, Stuhlverstopfung, welker und schlaffer Haut, aber auch zu Schrumpfungsprozessen in den Bandscheiben und den Gelenkknorpeln kommen. Sie trocknen aus! Dies wiederum ist dann die Ursache für Arthrosen jeglicher Art. Jeder, der etwas von Technik versteht, wird bestätigen, daß jedes bewegliche Teil, wenn es austrocknet – also auch nicht richtig »geschmiert« wird – sich sehr viel schneller abnützt. Genau dies geschieht auch in den Gelenken, wenn der Flüssigkeitshaushalt nicht stimmt.

Nieren

Die Niere ist eines der Organe, an denen das Altern des Menschen nachvollziehbar ist. Funktioniert sie gut, ist der Mensch »biologisch jünger« als es der Paß ausweist. Ist dies nicht der Fall, bekommt er sehr früh Altersbeschwerden. Dies macht sich z. B. im Gesicht durch entsprechende Augensäcke bemerkbar und auch am Handgelenk: Wenn man am Übergang zwischen Hand und Unterarm auf der Handrückenseite eine Falte macht und diese beim Loslassen nicht sofort wieder verschwindet, sondern etwas »stehenbleibt«, dann stimmt der Wasserhaushalt des Körpers nicht und damit sind die Nieren betroffen.

Wir dürfen die Nieren aber nie getrennt betrachten, sondern müssen uns immer vor Augen halten, daß es enge Verbindungen zu anderen Organen und Organ-Systemen gibt.

Nach unten zu den Knien. In der Naturheilkunde sagt man, daß man nie eine erfolgreiche Knie-Behandlung durchführen kann, wenn man nicht auch gleichzeitig die Nieren mitbehandelt.

Nach oben besteht eine enge Verbindung zu den Tonsillen, den Mandeln also, und damit zum gesamten lymphatischen Abwehr-System. Auch die Augen werden durch die Nieren mit beeinflußt.

Auch eine richtige Allergie-Behandlung ist ohne Nieren-Therapie nicht durchführbar, und wenn einem etwas »an die Nieren geht« wird bedeutet, daß auch das ganze vegetative Nervenkostüm mitbeteiligt sein kann. Damit in engem Zusammenhang stehen wiederum die Allergien, denn es ist ja manchmal »zum aus der Haut fahren«.

Wie man sieht, haben alle diese alten Volksweisheiten einen sehr tiefen und wahren Kern und man kann sie voll in die Heilkunde mit integrieren.

Eine weitere mittelbare Folge eines gestreßten Vegetativums und belasteter Nieren bzw. des unzureichenden Flüssigkeits-Haushalts ist auch der erhöhte Blutdruck.

Ausgeleitet wird dann alles noch über die Blase, sodaß auch diese noch betroffen sein kann.

Wie Sie an diesen paar Sätzen sehen, ist also die Ausleitung über die Nieren, wenn man alle Querverbindungen berücksichtigen will – und das muß man eigentlich immer –, ein sehr komplexes Thema, und ich möchte versuchen, es Ihnen etwas näher zu bringen.

Zusammengefaßt gehören also zum Thema »Flüssigkeits-Haushalt«:

1. Nieren allgemein
2. Knie
3. Tonsillen (Mandeln) und das gesamte lymphatische Abwehr-System
4. Augen
5. Alle Allergien
6. Vegetatives Nervensystem
7. Hypertonie (erhöhter Blutdruck)
8. Blase und Unterleib

Die hierfür anwendbaren Therapien kann man natürlich nicht so genau trennen, weil die Übergänge fließend sind und man eigentlich nie weiß, wo eine Wirkung aufhört und die andere anfängt. Deshalb werde ich bei den einzelnen Therapien eben nur die Zusammenhänge angeben.

Allgemein sollte man aber erst einmal mit dem Wichtigsten beginnen, der Grundvoraussetzung für alle weiteren Maßnahmen: Das ist die Durchspülung der Nieren, also die Regelung von Ausscheidungen über die Nieren und des Flüssigkeits-Haushalts des Körpers.

Viele ältere Menschen könnten noch gesünder sein, wenn sie schon immer ausreichend Flüssigkeit getrunken hätten. Auch die Faltenbildung würde sehr viel später einsetzen, weil eben die Feuchtigkeit schon im Unterhautgewebe vorhanden wäre und die Falten von innen ausfüllen würde. Außerdem hätten bei starken Medikamenten Nebenwirkungen nicht so große Wirkung, weil schädigende Stoffe, die meist wasserlöslich sind, schneller und besser ausgeschieden würden.

Die Grundregel lautet also nochmals:
Viel trinken – und zwar mindestens 35 g (35 ml) Flüssigkeit pro kg Körpergewicht und Tag, abzüglich der Flüssigkeit in der Nahrung, die man mit ca. 1/2 bis 3/4 l berechnen kann. Verwendet werden soll möglichst wenig »rohes Wasser«, wie Hildegard sagt, also möglichst kein ungekochtes Wasser. Die Flüssigkeitszufuhr sollte daher überwiegend mit warmen und kalten Kräutertees erfolgen.

Am besten stellt man die Tagesration als Tee frühmorgens her, bewahrt einen Teil davon in Thermos-Kannen zum warm Trinken auf und füllt den anderen Teil in einen Krug oder eine Karaffe zum kalt Trinken ab. Am Abend muß alles ausgetrunken sein – nur so hat man ein Maß dafür, daß man auch ausreichend trinkt. Auch Bier ist abgekochtes Wasser. Dagegen ist also ab und zu gar nichts einzuwenden, solange man gewisse Grenzen dabei einhält.

Viele Urologen sagen ihren Patienten, sie müßten *so viel trinken, daß der ausgeschiedene Urin 2 l* beträgt. Überprüfen Sie dies einmal an sich, und Sie werden sehen, daß Sie meist viel zu wenig ausscheiden.

Oftmals bestehen Flüssigkeitsdefizite über Jahre hinweg und über die verringerte Ausscheidung kommt es zu Ablagerungen von harnpflichtigen Stoffen im Gewebe. Diese stören natürlich viele Funktionen empfindlich und rufen so die mannigfaltigsten Beschwerden hervor.

Deshalb ist es am Anfang so wichtig, »sein« individuelles Trinkmaß zu finden. Wenn man sich erst einmal daran gewöhnt hat, fordert der Körper von ganz alleine sein Recht und verlangt nach mehr Flüssigkeit.

Allerdings können nicht alle Patienten, speziell die älteren, sofort von 1/2 l Flüssigkeit pro Tag auf 2 oder 3 l umstellen. Die Fähigkeit dazu müssen sie in einer langsamen Gewöhnungsphase aufbauen, da sonst das Herz die großen Mengen Flüssigkeit nicht verkraften kann. Daher sollte dieses in dieser Phase speziell gestützt und gestärkt werden. Hier leistet der Herzwein vorzügliche

Dienste (s. »Rheuma-Therapien«, S. 149), aber auch ein Weißdorn-Präparat aus der »normalen« Naturheilkunde ist oftmals angebracht.

Einige Beispiele hierzu:

- Eine Patientin hatte verschiedene starke Beschwerden, trank aber recht wenig. Zu meiner üblichen Verordnung kam nun die Anweisung, daß sie täglich mindestens 3 l Flüssigkeit trinken solle. Dies fiel ihr am Anfang sehr schwer, wurde aber mit der Zeit immer besser.
  Als sie wieder einmal in die Praxis kam, erzählte sie mir, daß sie sich neulich abend ihre Tee-Karaffe zum Trinken geholt habe. Zu ihrem eigenen Erstaunen hatte sie ihre Tagesration aber schon getrunken und mußte sich nun nochmals frischen Tee machen. So gut hatte sie sich schon an das Trinken gewöhnt.
  Von diesem Zeitpunkt an ging es ihr auch viel besser, die Medikamente wirkten intensiver und konnten nach einiger Zeit zum größten Teil abgesetzt werden. Der Körper hatte ausreichend »Betriebs-Flüssigkeit« und konnte so durch seine Abwehrkräfte – durch den »inneren Doktor« – alle kleineren Probleme ohne Hilfe von außen selbst bewerkstelligen.

- Eine 18jährige Patientin, groß und mit fast 100 kg Körpergewicht hatte massive Kreislaufbeschwerden bei einem Blutdruck von 90–60 oder gar 80–70/50–40. Sie fiel immer wieder einfach um, weil es ihr »schwarz vor den Augen wurde«. Stuhlgang hatte sie 1 × in der Woche, sehr hart und mit leicht blutenden Hämorrhoiden.
  Meine Verordnung: Zwei Wochen täglich 4 l Flüssigkeit und sonst kein weiteres Medikament einnehmen! Danach solle sie mich anrufen, wie es ihr ginge.
  Nach zwei Wochen kam der Anruf: Blutdruck 120–80, keinerlei Kreislaufbeschwerden mehr und täglich 1 × gutgängigen Stuhlgang ohne Reizungen und ohne Hämorrhoiden-Blutungen. Medikamente also total überflüssig. Es lag wirklich nur am Flüssigkeits-Defizit des Körpers, daß die normalen Funktionen nicht richtig ablaufen konnten.

- Als drastischen Vergleich erzähle ich auch, daß keine Hausfrau auf den Gedanken käme, mit einem kleinen Eimerchen Wasser einen ganzen Hausputz zu veranstalten. Das erste Zimmer würde wohl noch sauber werden, im zweiten würde man den Dreck schon gleichmäßig verteilen und ab dem dritten Zimmer würde alles noch viel schmutziger werden. Beim Hausputz würde man so etwas gar nicht versuchen, aber dem Körper wird dies zum Teil über Jahrzehnte hinweg zugemutet.

Abnehmen

Auch zum Abnehmen ist eine große Menge Flüssigkeit äußerst wichtig. Man muß sich nämlich vorstellen, daß jedes Kilo, das abgenommen wird (also nicht nur Verlust von Gewebe-Flüssigkeit darstellt), vom Körper vorher auf seine Wiederverwendbarkeit geprüft worden ist. Das heißt also, um 1 kg zu verlieren, müssen vom Körper erst einmal 2 bis 3 kg abgebaut werden.

Die Inhaltsstoffe dieser abgebauten Menge werden zunächst einmal genauestens geprüft, zwei Kilo verwertbare Materalien werden dann wieder eingelagert, da die Inhaltsstoffe für den Körper zu wertvoll sind, nur das restliche Kilo wird ausgeschieden. Diese Gewichtsmenge muß dabei immer über den Kreislauf bewegt werden, der natürlich seine sonstigen Aufgaben trotzdem noch erfüllen muß, was eine große Belastung darstellt.

Wenn dann in dieser Situation noch zu wenig getrunken wird, kommt es zu massiven Kreislaufstörungen.

Deshalb haben viele Faster nach einigen Tagen enorme Schwierigkeiten mit ihrem Kreislauf – allerdings nur, wenn eben zu wenig Flüssigkeit zugeführt wird. Viele »Abnehm-Kuren« werden nur aus diesem Grunde abgebrochen, ohne daß die Betroffenen überhaupt wissen, warum ihr Kreislauf versagt hat.

Das beste Mittel zum Abnehmen ist sowieso Flüssigkeit in jeder Form. Daher erzähle ich den Patienten, daß sie jedesmal, wenn sie Hunger verspüren, erst einmal ein großes Wasserglas voll Wasser oder – noch besser – kalten oder lauwarmen Tee trinken sollten. Dann können sie noch essen, solange sie Hunger haben. Wenn vorher Flüssigkeit im Magen ist, ist diese Grenze schneller erreicht, und man ißt weniger. Natürlich muß diese Grenze auch genau eingehalten werden – und das ist das Schwierige an der Sache. Aber hier gilt wie früher: *»Wenn es am besten schmeckt, muß man aufhören!«*

Wenn dann der nächste Hunger kommt, müssen Sie genauso verfahren. Verspürt man nach dem Trinken keinen Hunger mehr, braucht auch nichts mehr gegessen zu werden. Dadurch kann die eine oder die andere Zwischenmahlzeit ganz ausfallen.

Ich hatte schon Patienten in der Praxis, die mit dieser Methode, natürlich sehr langsam, in einem Jahr zwischen 10 und 20 kg abgenommen haben, ohne daß sie in dieser Zeit jemals ein Hungergefühl verspürt hätten. Dadurch ist dies m. E. die einfachste und wirkungsvollste Art, abzunehmen. Es erfordert allerdings vom Patienten sehr viel Disziplin, und es darf eben keine Ausnahmen von dieser Regel geben.

»Wassermangel-Migräne«

Typisch für eine Nieren-Belastung ist auch die von mir so genannte *»Wassermangel-Migräne«*.

Die Symptome sind sehr typisch: ein dumpfer Kopfschmerz, der langsam vom Nacken aufsteigt, durch den Kopf bis vorne zu den Augen zieht und dort Druck ausübt. Der Patient möchte die Augen am liebsten schließen, dann fühlt er sich etwas wohler. Im Nacken befinden sich zwei Reflexzonen der Nieren, die auf eine Nierenbelastung durch Flüssigkeitsmangel reagieren und so diesen Kopfschmerz auslösen können.

Wenn man bei solchen Patienten die für den Nierenbereich in Frage kommenden Reflexzonen der Füße nach Ingham/Marquardt abtastet, so sind diese oft sehr druck-schmerzempfindlich. Das ist ein deutliches Zeichen für Flüssigkeitsmangel der Nieren. Bei einer Vergrößerung zeigt sich auch, daß die Iris in den meisten Fällen über der Grundfarbe eine gelbliche Tönung aufweist. Man »sieht« regelrecht die harnpflichtigen Stoffe im Feingewebe des Körpers abgelagert.

Zudem ist der Urin in der Regel sehr dünn, also ohne viel Inhaltsstoffe, und auch meist sauer. Der pH-Wert liegt meist bei 5, ideal wäre ein pH-Wert von 7 bis 7,5. Viele der Schlackenstoffe bleiben also im Körper und setzen sich dort ab.

Außerdem befinden sich am Nacken in Höhe des 3. und 4. Zwischenwirbelraums zwei Zonen, die bei Nieren-Erkrankungen oder auch nur -Belastungen sich schmerzhaft verkrampfen und dadurch dann die Kopfschmerzen auslösen (s. Abb. 1).

Hier gibt es einige Möglichkeiten:

Ein Hildegard-Universalmittel bei Migräne allgemein, aber natürlich auch bei der Nieren-Migräne, ist der *Birnhonig* (s. »Rheuma-Therapien«, S. 131).

Zur weiteren Unterstützung beim Nieren-Kopfschmerz oder der Nieren-Migräne sollte man dann das *Apfelknospen-Öl* einsetzen. Es wirkt sich sehr positiv bei allen organbezogenen Kopfschmerzen aus (s. »Rheuma-Therapien«, S. 126).

Man kann man dann noch eine Kopf-Packung mit *Gundelreben-Kraut* machen. Sie wirkt sehr lindernd auf den Nieren-Kopfschmerz, auch wenn sie nur das Symptom bekämpft, nicht aber an die Ursache geht (s. »Rheuma- Therapien«, S. 147).

Oftmals sind bei Nierenkranken dann auch noch die Oberlider oder Unterlider geschwollen. Dies sollte in diesen Fällen unbedingt durch ein einzelhomöopathisches Medikament unterstützt werden. (Kalium carb. bzw. Apis)

Hildegard-Nieren-Therapie

Nun etwas zur Hildegard-Nieren-Therapie in solchen Fällen, die gerade in der Rheuma-Therapie eine nicht zu unterschätzende Rolle spielt:

Hier hat sich als Hildegard-Basis-Therapeuticum und Universalmittel der *Herzwein* sehr gut bewährt – für den Fall, daß die anderen Umstände stimmen (s. »Rheuma-Therapie«, S. 149).

Da im Herzwein ja Petersilie enthalten ist und diese Petersilie ein gutes Diureticum, also ein Nieren anregendes Mittel ist, hilft der Petersilien-Honig-Wein hier ganz vorzüglich. Außerdem stabilisiert er natürlich Herz und Kreislauf und damit auch die Nierenfunktion.

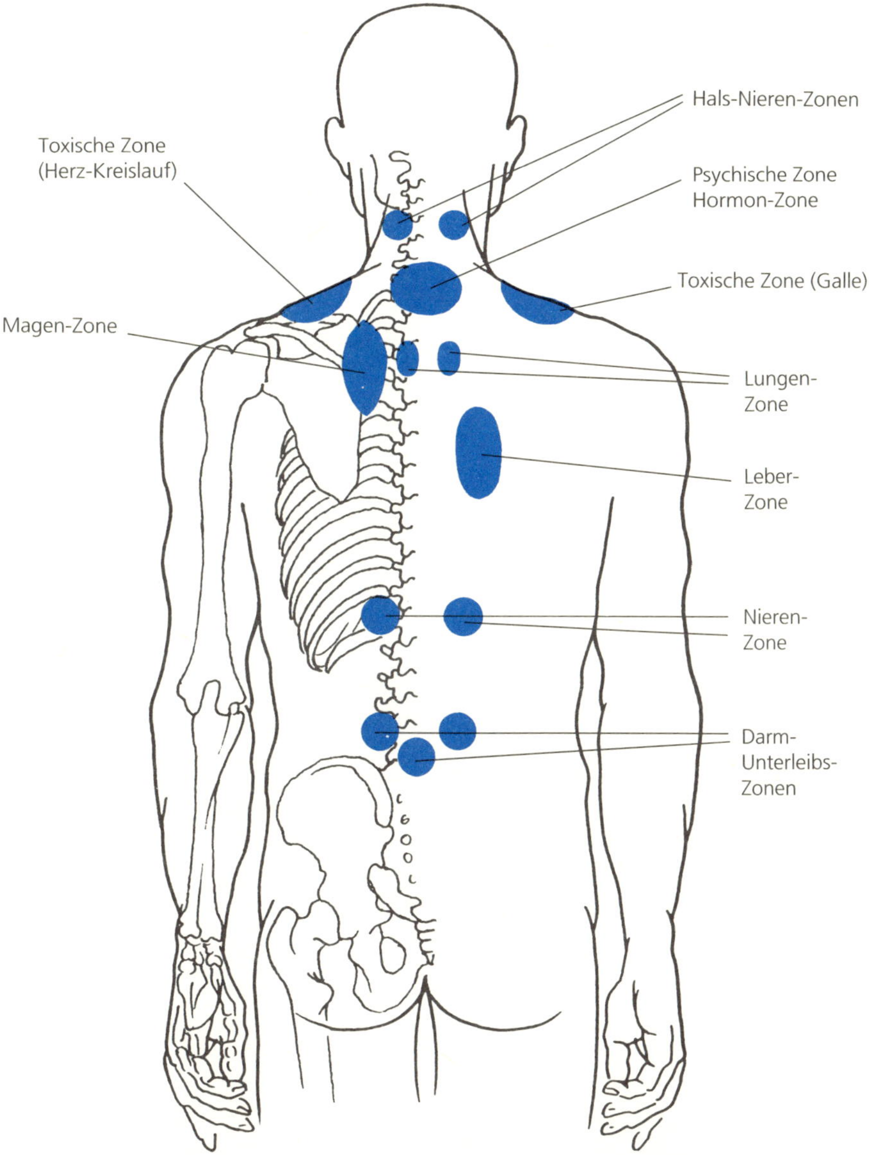

Abb. 1
Schmerzhafte Rückenzonen, Bezugszonen zu Organen und psychischer Belastung

Wenn früher jemand krank war, hat man gesagt, daß er sich »auf Herz und Nieren untersuchen läßt«. Diese Therapie von Herz und Nieren ist in diesem Wein in idealer Form vereinigt.

Als weiteres Universalmittel für diesen Nieren-Blasen-Trakt muß hier natürlich die Frühjahrskur mit dem *Wermutwein* erwähnt werden. Diese Kur hilft ja gerade bei der »Lanchsucht«, wie Hildegard sagt, also bei Nieren-Erkrankungen aller Art, vorzüglich (s. »Wermut-Frühjahrskur«, S. 191).

Als unterstützendes Hildegard-Heilmittel kann man bei schmerzhaften Nieren- oder Blasen-Entzündungen, aber natürlich auch bei Unterleibs-Beschwerden, das *Hirschzungen-Elixier* mit gutem Erfolg einsetzen. Hildegard sagt dazu, daß es *»bei Leber und Lunge und bei schmerzenden Eingeweiden«* helfe, also auch hier (s. »Rheuma-Therapien«, S. 152).

Wenn bei einer solchen Störung dann auch Fieber dazukommt, ist der *Meisterwurz-Wein* nach der heiligen Hildegard das beste Mittel (s. »Rheuma-Therapien«, S. 165).

Sie können bei entsprechenden Erkrankungen einige oder auch alle diese Maßnahmen ergreifen und die hildegardischen Medikamente nehmen, aber diese werden alle nicht richtig wirken können, wenn Sie vorher und während dieser Therapie nicht ihren Flüssigkeits-Haushalt in Ordnung gebracht haben – und damit schließt sich erneut der Kreis.

Das Universalmittel »Wermut-Frühjahrskur« ist anzuwenden bei

1. Erkrankungen aller inneren Organe
2. bei Verdauungsschwäche,
3. unterstützend bei Rheuma und Gicht
4. ebenso wie bei Herz- und Kreislauf-Störungen
5. bei Nierenschwäche (Hildegard schreibt bei »Lanchsucht«, also bei Nieren-Erkrankungen aller Art) und natürlich auch dann, wenn
6. einem »etwas an die Nieren geht«, also auch bei Depressionen und dgl. Sie schützt außerdem auch dann,
7. »wenn einem die Luft wegbleibt«, also bei allen Lungenerkrankungen.

Ein weiteres großes Heilmittel aus Wermut muß man hier noch unbedingt mit aufführen: die *Wermut-Salbe* (s. »Rheuma-Therapien«, S. 191).

Diese setze ich vor allen Dingen bei Arthrosen der Knie ein. Da die Knie mit den Nieren korrespondieren, dürfen sie und ihre Behandlung im Kapitel »Nieren« nicht fehlen.

Zum Essen sollte bei allen Nieren-Erkrankungen *Dinkel-Grieß* in jeder Verarbeitung in der Küche bevorzugt werden, da er die Nieren-Tätigkeit anregt und stabilisiert. Bevorzugt sollte man bei allen Nierenbelastungen öfters eine dünne Dinkelgrießsuppe essen. Bei allen Nieren-Erkrankungen verordne ich in der Praxis deshalb 3 × am Tag eine solche Suppe. Sie unterstützt die Heilung enorm.

Kommt es zu Harnverhalten, dann ist der *Rainfarn-Wein* oder auch die einfache Rainfarn-Tinktur in warmem Wein getrunken, das beste Mittel (s. »Rheuma-Therapien«, S. 173).

Auch die *Weinrauten-Salbe* bzw. »Nieren-Salbe« darf hier auf keinen Fall vergessen werden. Sie wird unter Bestrahlung im Nierenbereich eingerieben (s. »Rheuma-Therapien«, S. 189).

Bei echter Wasser-Sucht, also einer Stauung im Gewebe, die nicht durch Medikamente hervorgerufen worden ist, rät Hildegard, die Schalen des Vogels Strauß zu verwenden. Pulverisiert oft vor und nach dem Essen genommen führt dies die Heilung herbei. In der Hildegard-Heilkunde ist dies: *Afrikanischer Kalk* (s. »Rheuma-Therapien«, S. 122).

Harnwegs-Infektionen

Harnwegs-Infektionen haben in den letzten Jahren sprunghaft zugenommen, speziell seit Einführung der Strumpfhosen bei Frauen.

Neben verschiedensten Ursachen besteht bei den meisten Harnwegs-Infektionen auch ein Flüssigkeits-Defizit, das unbedingt ausgeglichen werden muß; also gilt auch hier: Viel trinken, und zwar möglichst abgekochtes, also kein »rohes Wasser«.

Außerdem muß die Patientin – oder der Patient – allgemein immer für warme Füße sorgen. Mit kalten Füßen kann man keine Blasen- oder Nieren-Erkrankung ausheilen. Deshalb meine Anweisung an die Patienten: Bei kalten Füßen und abends vor dem Schlafengehen mindestens 10 Minuten ein heißes Fußbad machen, bis regelrechte Wärmewellen von den Füßen durch den ganzen Körper gehen.

Exkurs: Beckenboden-Gymnastik bei Darmträgheit

Die Beckenboden-Gymnastik ist eine systematische Schulung der gesamten Muskulatur des Unterleibs, wie sie z. B. auch in der Schwangerschafts-Gymnastik durchgeführt wird. Sie beeinflußt alle Muskeln in diesem Bereich, stärkt und strafft sie und trägt damit wesentlich dazu bei, daß die Blasen- und Darmentleerungen normal funktionieren. Natürlich kommt die ganze Straffung und Beweglichkeit der Muskulatur in diesem Bereich auch jungen Frauen in gebärfähigem Alter bei der Geburt zugute, da gerade diese durch einschnürende Kleidung im Bauchbereich sehr oft Störungen bei der Darmentleerung haben. Der erste Weg zur Beckenboden-Gymnastik ist hier die Darm-Gymnastik, aber auch eine

Einübung der richtigen Bauch-Atmung. Ein typisches Zeichen für die Erschlaffung dieser Muskulatur ist, daß man nach der Gymnastik im Bauch regelrecht Muskelkater bekommt.

Es gibt zwei verschiedene Arten dieser Beckenboden-Gymnastik. Eine etwas schwierigere, die man am besten unter der Anleitung einer(s) erfahrenen Krankengymnasti(e)n erlernt, und eine etwas leichtere, die man überall gut selbst durchführen kann (s. »Rheuma-Therapien«, S. 129).

Massiv unterstützt wird diese Gymnastik dann noch durch die sogenannten *Kuhne'schen Reibe-Sitzbäder,* die heute leider fast in Vergessenheit geraten sind (s. »Rheuma-Therapien«, S. 162).

Diese Reibe-Sitzbäder nach Kuhne sind ein sehr wirksames und einfaches Mittel, um verschiedene Beschwerden zu behandeln.

Psychisch bedingte Nierenbelastung

Die Nieren sind auch ein psychisch beeinflußbares Organ gemäß der Redewendung: »Es geht ihm (oder ihr) an die Nieren!«

In der Praxis kommt es sehr oft vor, daß Patienten nach einem schweren Schicksalsschlag ganz plötzlich starke Rückenschmerzen bekommen. Bei einer Untersuchung kann man am Rücken nur relativ wenig feststellen. Oft haben diese Patienten natürlich schon immer wieder einmal leichte Rückenschmerzen gehabt, aber noch nie so stark wie jetzt.

Wenn man dann die typischen Nieren-Gelosen, die Stellen rechts und links, wo die unteren Rippen an der Wirbelsäule ansetzen sowie die Nieren-Organ-Nebenzonen im Halswirbel-Schulter-Bereich stark verspannt und aufgequollen findet, weiß man, daß die Nieren die Ursache der Rückenschmerzen sein *müssen.* Auch die Hypertonie-Zone im Kreuzbein-Bereich (hintere Beckenwand) ist dann meist stark versulzt und der Blutdruck höher als sonst bei diesem Patienten (s. Abb. 1).

Oftmals findet man dann natürlich auch Hinweise im Urin und an den verschiedenen Reflexzonen und Reaktionspunkten.

Hier muß eine gezielte Nieren-Therapie begonnen werden, aber parallel dazu muß der Patient unbedingt wieder psychisch aufgebaut werden, sonst erreichen andere Therapien absolut nichts. Erst wenn es gelingt, daß der Betroffene seinen Schicksalsschlag oder seine psychische Belastung verarbeitet, können Therapien anschlagen. Man muß also auch hier an die Ursache gehen und nicht versuchen, am Symptom herumzubasteln. Auch das *ganze* Umfeld muß eben passen.

Man kann auch mit gutem Erfolg die psychisch wirksamen Therapien der Hildegard-Heilkunde mit einsetzen.

Da wäre zunächst das Universalmittel *Sivesan,* das Fenchel-Misch-Pulver, das als Basismittel sehr gut zusammen mit Herzwein wirkt (s. »Fenchel«, S. 137).

Dazu gehört auch *Fenchel-Saft*.

Natürlich wirkt der schon aufgeführte Herzwein sich gleichfalls sehr positiv auf das vegetative Nervenkostüm aus. Und wenn man dazu noch *Nervenkekse* (s. »Rheuma-Therapien«, S. 168) nach der heiligen Hildegard knabbert, dann können die Nerven eigentlich gar nicht mehr angespannt sein.

Auch *Aronstab-Wein* kann man hinzuziehen (s. »Rheuma-Therapien«, S. 127).

Wenn das vegetative Nerven-System in Mitleidenschaft gezogen ist, der Patient also depressiv-melancholisch veranlagt ist, sollte man schließlich das Weinrauten-Granulat einsetzen. Es ist aber auch sehr gut für alle Frauen in den Wechseljahren mit den dabei typischen Beschwerden. Nach jedem Essen 1 TL Granulat im Mund zergehen lassen (s. »Weinraute«, S. 189).

Nierenbedingte Lymph-Erkrankungen

Da Nieren- und Lymph-Erkrankungen immer eng zusammenhängen, kann man auch, wenn gleichzeitig – wie oft – Mandelentzündungen vorhanden sind, aber auch, wenn man allgemein sehr anfällig gegen Erkältungs-Krankheiten ist, die *Akelei* sehr gut mit einsetzen. Diese übt eine massiv-positive Wirkung auf das lymphatische Gebiet im Halsbereich aus (s. »Rheumatische Therapien«, S. 123).

Ich erinnere hier nur an den umgekehrten Zusammenhang: In der Schulmedizin benutzt man leider eine chronische Mandelentzündung bei Kindern dazu, die Eltern zu überreden, diese entfernen zu lassen, weil sich durch die Herd-Wirkung der Mandeln sehr oft Nieren- und/oder Herz-Entzündungen ergeben.

Wenn aber die Mandeln entfernt sind, dann ist der große Schutzwall im Hals weg, und entsprechende Krankheiten finden dann oft sehr viel schneller Zugang zum Körper. Es gibt nur sehr wenige Fälle – in meiner ganzen Praxis erst drei –, in denen ich auch befürwortet habe, daß die Mandeln entfernt werden sollten, weil die Kinder sonst eventuell nachts an ihren eigenen Mandeln erstickt wären.

Die Akelei ist hier speziell ein Mittel für Kinder, bei denen das Abwehr-System des Körpers noch nicht richtig aufgebaut ist, sodaß sie jede Krankheit, die im Kindergarten oder in der Schule auftaucht, mit nach Hause bringen. Dann sollten diese lymphatischen Kinder in einem gewissen Rhythmus mit Akelei behandelt werden.

Zur Unterstützung der Akelei sollen hier noch, wenn die Entzündungen auch auf Nebenhöhlen und Ohren übergreifen, die *Öligen Rebtropfen* erwähnt werden (s. »Rheuma-Therapien«, S. 169). Die Eltern der Kinder, die die Wirkung dieser Tropfen erlebt haben, nennen diese »Wundertropfen«.

Dann darf man bei allen Nieren-Erkrankungen, aber auch bei allen Störungen im Abwehr-System des Körpers allgemein, die Füße nicht vergessen. Wenn der Patient ständig kalte Füße hat, nützt keine Behandlung etwas. Also muß er öfters ein heißes *Fußbad* machen (s. »Fußbad«, S. 139).

Nieren-Steine

Nieren-Steine sind meist ein Zeichen von ungenügender Ausschwemmung. Wenn man zuwenig trinkt, ist der Urin eben konzentrierter; es kommt zu Auskristallisierungen, erst zu Nieren- oder Blasen-Grieß und später zu Steinen.

Bei Grieß oder Steinen im Nieren-Blasenbereich, aber auch im Gallenbereich kann das *Diptam-Pulver* äußerst hilfreich sein (s. »Rheuma-Therapien«, S. 134).

Bei Verletzungen der Nieren von außen oder von innen, z. B. durch Nieren-Grieß oder Nieren-Steine ist das *Schafgarben-Blätter-Pulver* von unschätzbarem Wert (s. »Rheuma-Therapien«, S. 169).

Das Universalmittel *Galgant* kann auch hier bei krampfartigen Schmerzen im Nierenbereich zur Entkrampfung und Entspannung beitragen. Selbst bei Nieren-Koliken kann man Galgant als Hilfsmittel sehr gut einsetzen – oftmals braucht hinterher nichts weiter mehr unternommen zu werden.

Als physikalische Therapie sollte hier auch unbedingt ein sehr heißes *Vollbad* (s. »Rheuma-Therpien«, S. 188) mit eingesetzt werden – zusammen mit viel viel Tee, damit die Nieren durchgespült werden können und man mit dieser Mischung – Galgant-Tabletten, viel Tee und heißes Bad – eventuell sogar Nieren-Grieß oder Nieren-Steine ausschwemmen kann.

Auch die heißen *Weizen-Packungen* (s. »Rheuma-Therapien«, S. 190), die man bei allen Rücken-Schmerzen mit gutem Erfolg einsetzen kann und die in meiner Praxis die am meisten eingesetzte Hildegard-Therapie sind, wirken bei von den Nieren ausstrahlenden Rücken-Schmerzen entkrampfend und entspannend auf Rücken *und* Nieren.

Allergien

Auch bei allen Allergien – wie oben schon erwähnt – sollte man unbedingt die Nieren mitbehandeln, auch wenn man keinerlei Belastung in diesem Bereich feststellen kann. Eine Allergie-Behandlung ohne Nieren-Behandlung bringt sehr wenig oder gar nichts.

Hier sollte man zuerst einen *hildegardischen Aderlaß* machen lassen (s. »Aderlaß«, S. 195 ff.).

Auch sollte man das *Wasserlinsen-Elixier* (s. »Rheuma-Therapien«, S. 188) mit einsetzen, das sich bei allen Allergien zur Unterstützung der Nieren und Behandlung der daraus resultierenden Rückenschmerzen bestens bewährt hat.

Parallel dazu können nach Bedarf natürlich noch andere Nieren-Therapien eingesetzt werden. Aber auch eine fachgerechte Schröpfung (s. »Schröpfen«, S. 207 ff.), ausgeführt nach den allgemeinen Schröpfregeln und den Anweisungen der heiligen Hildegard sollten wir nicht vergessen, ebensowenig wie Aderlaß nach Hildegard (s. »Aderlaß«, S. 195 ff.).

Ausscheidungen über den Darm

Was Niere und Blase nicht ausscheiden können,
das muß der Darm ausscheiden!

Es folgt nun also die reinigende Ausscheidung über *Magen* und *Darm,* was automatisch auch *Leber* und *Galle* und auch die *Bauchspeicheldrüse* mit einbezieht, also den gesamten Verdauungstrakt.

Zur Reinigung des Darms finden wir bei Hildegard zahlreiche Anweisungen:
Da wäre zunächst auf *Dinkel* als Lebensmittel in jeder Form zu verweisen.

Allein dadurch, daß man Dinkel – wie auch immer – in der Kost mitverwendet und auch ausreichend Flüssigkeit zu sich nimmt, führt man dem Darm so viel Schlackenstoffe zu und gibt ihm die Möglichkeit zum Aufquellen, sodaß andere Abführ-Maßnahmen meist nicht mehr notwendig sind. Die meisten Darmverstopfungen sind nämlich auf einen Mangel an Schlackenstoffen und zu wenig Flüssigkeits-Aufnahme zurückzuführen. Sehr oft hört man den Satz in der Praxis: »Wir essen sehr wenig, aber gut!« Das ist oftmals der Grund für solche Ausscheidungs-Schwierigkeiten.

Wenn man zu einer allgemeinen Dinkelkost nun noch den Dinkel-Kopfsalat – also Salat mit kalten, gekochten Dinkelkörnern (zerdrücken und etwas ziehen lassen) – hinzunimmt, dann steht dem Darm eine Menge Volumen zur Verfügung. Dies drängt dann zur Ausscheidung. Auch zum Abnehmen ohne Hungern ist dies gut, weil es ohne übermäßig viele Kalorien viel Volumen im Darm macht und somit ein großes Sättigungsgefühl vermittelt.

Sehr oft liegt der Grund für eine spätere Magen-Darm-Störung aber schon in der Ernährung des Säuglings.

Dazu ein Beispiel aus der Praxis:

■ Wenn eine Mutter mit ihrem Kleinkind, das Magen-Darm-Störungen hat, zu mir in die Praxis kommt, ist eine meiner ersten Fragen immer: »Haben Sie schon, wenn Sie dem Kind die Flasche geben, das Loch des Schnullers vergrößert?«
In 95 von 100 Fällen wird diese Frage sofort bejaht und schon hat man den schwerwiegendsten Grund für die Störungen des Kleinkindes im Magen-Darm-Bereich.
Wenn der Säugling noch an der Mutterbrust gesäugt wird, muß er sich enorm anstrengen, um an die Milch zu gelangen. Er muß richtig saugen, was sehr anstrengend ist, und die Kinder schlafen vor lauter Anstrengung oftmals über dem Saugen ein. Beim Saugen entsteht zudem an der Innenseite der Backen eine Falte von der Ohrspeicheldrüse bis zur Mundspitze, und durch den Saugvorgang wird der in dieser Falte nach vorne kommende Speichel mit der eingesaugten Milch verquirlt und so für die weitere Verdauung aufgeschlossen.
Sobald das Kind dann die Flasche bekommt, ist dies natürlich bei einem engen Loch im Schnuller genauso. Dann kommt aber das große Mitleid der Mütter oder der Omas,

weil das »arme Kind« sich beim Trinken ja so sehr anstrengen muß, und das Loch im Schnuller wird vergrößert. Das ist dann der Beginn einer sich langsam einschleichenden Katastrophe im Magen-Darm-Bereich mit Spätfolgen oftmals bis ins hohe Alter. Der Ernährungssaft fließt jetzt wohl in Strömen in das Kind hinein, aber die dafür notwendigen Verdauungsäfte – und die Verdauung fängt bekanntlich im Mund an – sind nicht mehr im notwendigen Maß vorhanden. Dadurch treten erste Verdauungs-Störungen beim Kind auf und damit ist – wenn das nicht irgendwann einmal geändert wird – die spätere, massivere Störung im Verdauungstrakt vorprogrammiert.

Erste Hilfe in solchen Fällen ist also:

Den Schnuller mit großem Loch wegwerfen und nur noch Schnuller mit kleinem Loch verwenden.

Die weiteren Therapien – Fencheltee, Dinkelbrühe, Reflexzonen-Therapie am Fuß und eventuell noch einige homöopathische Mittel – kommen hinzu, und der Schaden ist dann oft sehr schnell behoben.

Jeder gesunde Körper hat auch eine gesunde Entleerung des Darmes. Wenn dies nicht der Fall ist, kommt es zu mannigfaltigen Störungen wie Reizungen des Darms, Verstopfungen (oftmals im Wechsel mit Durchfällen), starken Blähungen usw.

Blähungen bewirken oft Stauungen im Darm, verbunden mit Hochdrücken des Zwerchfells. Dadurch wird der Herzraum eingeengt und es kommt zum sogenannten »Roemheld-Syndrom«, auch unter dem Namen »Gastro-kardialer-Symptomenkomplex« bekannt. Dabei wird das Herz eingeengt, und Schmerzen entstehen. Die Folge sind Herzrasen, Schweißausbrüche, Übelkeit und dergleichen.

Hier wirken übrigens oftmals eine Galgant-Tablette mit einem Gläschen Herzwein oder auch mehrere Galgant-Tabletten hintereinander kleine Wunder. Das dadurch herbeigeführte Aufstoßen beseitigt meist das Unwohlsein.

Dann kommt es bei zu langer Verweildauer der Nahrung im Darm sehr oft zu einer starken Gasbildung. Diese Gase werden wieder vom Kreislauf aufgenommen, gelangen ins Hirn und erzeugen dort massive Kopfschmerzen, meist im Stirn-Schläfen-Bereich. Oftmals kann dies sich steigern bis zu migräneartigen Kopfschmerzen mit Übelkeit und Erbrechen. Auch können sich diese Schlackenstoffe im Gewebe festsetzen und rheumaähnliche Schmerzen erzeugen bzw. vorhandene Rheuma-Schmerzen verstärken.

Bei vielen chronisch verstopften Patienten kommt es zu lymphatischen Stauungen des linken Beines. Dies rührt daher, daß der übervolle Darm im linken Unterbauchbereich genau auf die zurückführenden Lymphbahnen in diesem Bereich drückt und auf diese einen Rückstau ausübt. Dadurch kommt es zu den typischen Anschwellungen, die erst zu beheben sind, wenn der Darm regelmäßig entleert werden kann.

Deshalb ist die regelmäßige Entleerung des Darms eine wichtige Voraussetzung für weitere Maßnahmen. Man sollte sich in der Praxis nicht scheuen, darüber eingehend mit dem Patienten zu sprechen.

Oftmals hilft sich der Körper bei Stauungen im Darm zwischendurch auch durch plötzlichen Durchfall oder Erbrechen. Dies sind Hilfsreaktionen des Körpers bei akuten oder auch chronischen Zuständen. Der Körper, dem zuviel zugemutet wurde, kann im Augenblick nicht alles oder nicht richtig verarbeiten. Bevor es zu noch größeren Schädigungen kommt, wird eine schnellstmögliche Ausscheidung eingeleitet.

Somit können wir Durchfall und/oder Erbrechen als eine »bio-logisch logische« Hilfsreaktion des Körpers verstehen, um ihn vor größerem Schäden zu bewahren.

Meist aber treten keinerlei Störungen auf, wenn die Patienten ausreichend trinken. Sollten aber, trotz reichlicher Flüssigkeitszufuhr die normalen Ausscheidungen nicht richtig funktionieren, dann sollte – zumindest am Anfang – etwas nachgeholfen werden.

Wir kommen somit zu einem weiteren wichtigen Thema.

Das Abführen oder Purgieren

Hier werden die meisten Fehler gemacht. Ausführliche Informationen hierüber finden Sie in meinem Buch »Hl. Hildegard – Heilfasten« beschrieben – deshalb hier nur ein kurzer Abriß.

Das Abführen oder Purgieren nach Hildegard sollte, wenn nötig, mit *Ingwer-Ausleitungs-Keksen* und *Flohsamen* (s. »Rheuma-Therapien«, S. 139/153) durchgeführt werden, eventuell unterstützt durch verschiedene andere Maßnahmen.

Glauber- oder Bittersalze sollte man möglichst nicht verwenden, da diese nicht nur oftmals Übelheit und Ekel auslösen, sondern den Körper auch zu radikal entleeren, ohne Rücksicht auf das gute oder schlechte Säfteverhältnis.

Bei den Ingwer-Ausleitungskeksen ist dies nicht der Fall. Hierzu sagt uns Hildegard von Bingen, daß sie nur die schlechten Säfte abführen, die guten aber im Körper belassen, also eine regelrechte Reinigung bewirken.

Flohsamen unterstützt durch die starke Quellwirkung und außerdem gibt er Schleim an den Darm ab. Damit kommt sogar noch eine Darmpflege in bester Form hinzu. Unter dieser schützenden Schleimschicht kann auch ein kranker und beschädigter Darm ausheilen.

Auch warmer *Dinkel-Kaffee* regt den Darm sehr gut an, weil er als basisches Getränk den meist übersäuerten Magen und Darm harmonisiert oder zumindest dabei mithilft.

Man kann die Entleerung noch unterstützen, indem man den Shiatsu-Punkt drückt, der ebenso wie die Darm-Gymnastik in »Hl. Hildegard – Heilfasten« ausführlich beschrieben ist.

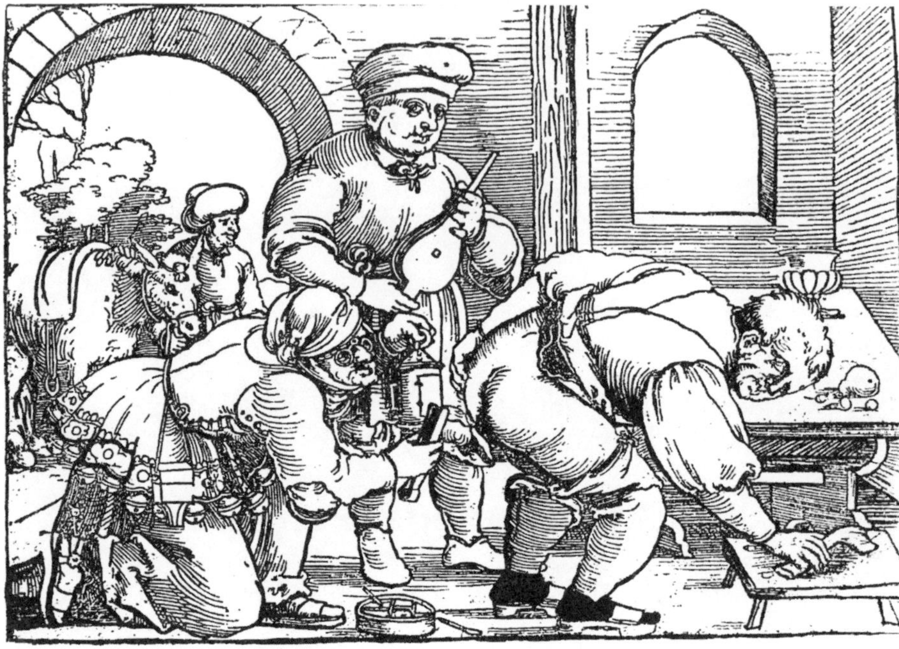

Abb. 2
Anwendung des Klistiers, Holzschnitt eines unbekannten Meisters um 1550

Als äußerste Unterstützungs-Maßnahme empfehle ich einen Einlauf mit einer Klistier-Spritze oder einem Irrigator. Dies braucht man aber relativ selten.

Wichtig bei einer Darmverstopfung ist natürlich auch, daß der Betroffene darüber spricht. Eine Voraussetzung zur Besserung ist häufig eben auch die Möglichkeit, sich das Problem »Von der Seele zu reden«, wie es der Volksmund heute noch ausdrückt. Jede Behandlung einer Stuhlverstopfung ist in gewissem Maß also auch Psychotherapie.

Wenn man den Darm erst einmal zum Arbeiten gebracht hat, hat man schon mehr als die Hälfte aller Probleme beim Patienten gelöst, bzw. er hat sie selbst gelöst, denn er hat ja etwas für sich getan und hat gelernt, »loszulassen«.

Noch ein Hinweis zum Stuhlgang:

Um besser über innere Vorgänge Bescheid zu wissen, ist eine genaue Beobachtung der Darm-Entleerung wie des Darm-Inhalts (Farbe, Konsistenz) wichtig.

Zum Schluß dieses Abschnittes muß noch ein Wort zu Abführmitteln allgemein und deren Wirkung auf den Darm gesagt werden.

Die normalen Abführmittel reizen die Darm-Schleimhaut zur Absonderung von Schleim und führen somit ab. Dies ist aber ein Reiz – bei vielen Patienten sogar ein Dauerreiz –, der niemals gesund sein kann. Es wird mit diesen Mitteln – egal, ob chemisch oder pflanzlich – die Darm-Schleimhaut in gleicher Weise gereizt wie die Nasen-Schleimhaut bei einem Schnupfen. Es wird quasi ein künstlicher Darm-Katarrh damit erzeugt. Dieser ist auf Dauer natürlich äußerst schlecht für die Schleimhaut und setzt deren Widerstandskraft sehr herab, die Darm-Flora wird zerstört, der Mineralhaushalt gestört und die Leber überbelastet.

Anders degegen beim Flohsamen. Er quillt und regt alleine durch seine Masse den Darm zur Peristaltik an. Außerdem gibt er eine große Menge Schleim an die Darm-Schleimhaut ab. Er schleimt dadurch den Darm mit einer Schutzschicht aus und schont so die Darm-Schleimhaut und die Darm-Flora. Unter dieser schützenden Schleimschicht kann dann der Darm gesunden und ausheilen.

Deswegen sind m. E. auch Fasten-Kuren, bei denen täglich oder fast täglich Darm-Spülungen vorgenommen werden, nicht das Beste. Auch sonst sollte man Klistiere und Darm-Spülungen nur in Ausnahmefällen machen, wenn andere Maßnahmen nicht recht greifen. Die gesamte Darm-Flora wird bei zu intensiver Darmspülung zerstört und muß dann hinterher wieder mit lebenden Darm-Bakterien mühsam aufgebaut werden.

Aus diesem Grunde ist auch eine Antibiotica-Behandlung wirklich nur im äußersten Notfall vorzunehmen, weil sie eben auch gesunde Strukturen angreift und auf lange Sicht die Eigenabwehr des Patienten zerstört.

In gewissen Phasen der Rheuma-Therapie kann zwar eine Antibiotica-Therapie für kurze Zeit nach ärztlicher Anweisung notwendig werden; man sollte aber den Zeitraum sehr eng begrenzen und danach sofort wieder eine intensive Darmsanierung durchführen.

Damit möchte ich auf keinen Fall ausdrücken, daß Antibiotica in jedem Fall schädlich oder nicht angebracht sind. Manchmal *muß* man eben das kleine Übel – in diesem Fall die Zerstörung der Darm-Flora – in Kauf nehmen, um einem noch größeren Übel, z. B. bei einer lebensbedrohlichen Entzündung, abzuhelfen. Aber man sollte eben nicht immer gleich mit Kanonen nach Spatzen schießen, wie es leider mit Antibiotica immer wieder getan wird. Dabei ist mit Sicherheit der Schaden größer als der Nutzen. Man wird langsam immun gegen die Wirkung dieser Mittel, und wenn dann bei einer lebensbedrohlichen Erkrankung trotzdem einmal Antibiotica notwendig sind, können diese nicht mehr an der richtigen Stelle und in der erwünschten Weise wirken. Dadurch kommt der Betroffene vielleicht in echte Lebensgefahr.

Es müssen also bei einer Entgiftung alle schädigenden Stoffe möglichst schonend aus dem Körper entlassen werden. Wenn man die hier aufgeführten Wege richtig nutzt, braucht man keine »normalen« Abführmittel.

Die meisten Menschen nehmen anfangs sowieso nur deswegen Abführmittel, weil sie diese für sie etwas peinliche Angelegenheit – also die Darm-Entleerung auf der Toilette – so schnell wie möglich hinter sich bringen möchten, wenn sie schon nicht ganz zu vermeiden ist.

Deswegen fängt das richtige Entleeren des Darms und damit die Entgiftung des Körpers über den Darm eigentlich im Kopf an. Man muß erst von der dringenden Notwendigkeit und der gesundheitsfördernden Wirkung einer funktionierenden Ausscheidung überzeugt sein, bevor man sich damit soviel Arbeit macht. Und man darf auch die im Darm angestaute Luft nicht zu sehr zurückhalten, weil diese eben auch wieder enorme Beschwerden auslösen kann.

Oft reicht es allerdings vollkommen, wenn man ein Mittel zur Gallenflußanregung gibt und natürlich entsprechend viel trinkt, um den Darm wieder vollkommen in Ordnung zu bringen. Die wieder fließende Galle hat nämlich eine enorm reinigende Wirkung für die Leber und regt auch die Darmtätigkeit an. Da die Galle ja auch Giftstoffe von der Leber enthält – die Leber ist ja unser Entgiftungsorgan Nr. 1 –, scheidet sie der Darm so schnell wie möglich wieder aus.

Exkurs: Colitis ulcerosa

Colitis ulcerosa ist ein Sonderfall, den man in Zusammenhang mit der Entgiftung über den Darm erwähnen muß. Es ist eine Dickdarmentzündung mit Blutungen aufgrund *übermäßiger* Ausscheidung, die natürlich auch wieder nicht gut ist, denn alles, was übertrieben wird, ist von Schaden. Dabei werden nämlich dem Körper zu viele wertvolle Stoffe, z. B. Mineralien, entzogen, was ihn weiter schwächt und auch seine Widerstandskraft herabsetzt.

Deshalb muß man auch hier erst einmal »Ordnung schaffen«:

1. Sollte man in diesem Fall erst einmal alle Weizenprodukte absetzen und durch Produkte aus Dinkel ersetzen, ergänzt durch die entsprechenden Hildegard-Standardgewürze Galgant, Bertram und Quendel.
2. Sollte man täglich mindestens 1 × eine Dinkelmehlsuppe essen, am Anfang sogar, wenn möglich, 2–3 × täglich. Dinkelmehl wirkt etwas stopfend. Am besten macht man eine »Einbrennsuppe«. Dabei wird etwas Mehl ganz kurz mit etwas Butter im Topf leicht geröstet (nicht braun!), mit Wasser abgelöscht und mit dem Schneebesen verquirlt. Diese Suppe kann ganz individuell gewürzt werden mit Salz und vor allem Bertram, aber auch mit allen anderen Gewürzen, je nach Geschmack und Bekömmlichkeit. Speziell bei Kindern kann man sie auch mit Himbeersaft oder Fruchtzucker etwas süßen.

3. Sollte man das »Durchfallei« verwenden. Man kann aber auch einfach das Pulver dem Essen beigeben, wo es geschmacklich paßt (s. »Durchfall-Pulver«, S. 134).
4. Sollte man alles stuhltreibende Essen vermeiden, speziell Rohkost natürlich, Milchprodukte und alle anderen Speisen, bei denen man selbst bemerkt, daß sie den Stuhlgang provozieren. Hier muß man sich immer wieder das Wort der heiligen Hildegard in Erinnerung rufen:

   »Wir müssen auf die Stimme unserer Seele hören, wenn wir gesunden wollen!«

   Wir müssen also immer etwas in uns hineinhorchen. Der Körper sagt uns dann genau, was uns bekommt und was nicht.
5. Auch hier dürfen die täglichen Gaben von Flohsamen (Semen Psyllii) nicht vergessen werden, da dieser viel Flüssigkeit in sich aufnimmt, quillt und den Darm durch die Schleimabgabe schonend auskleidet und entleert, ohne ihm Mineralien zu entziehen.
6. Zur Stoppung der Blutung im Darm Schafgarben-Blätter sammeln, trocknen und zerreiben.
   Man kann daraus durch Überbrühen einen Tee zubereiten (1/2 TL auf 1 Tasse heißes Wasser). Man kann aber auch 2–3 × täglich eine Messerspitze bis 1/2 TL Schafgarben-Blätter-Pulver an das Essen geben (s. »Schafgarben-Blätter«, S. 169).
7. Sollte dem Körper häufig rechtsdrehende Milchsäure L(+) zugefüht werden (s. »Säure-Basenverhältnis«, S. 111).
8. Ist langsames Ausschleichen von Sulfanomiden und/oder Corticoiden durchzuführen. Dieses Mittel dürfen niemals plötzlich abgesetzt werden und man sollte dieses langsame Ausschleichen unbedingt mit seinem behandelnden Arzt absprechen!

Auf einige Kleinigkeiten, die den Darm betreffen, möchte ich kurz noch eingehen.

Exkurs: Rohkost

Hier werde ich mit Sicherheit einige Leser vor den Kopf stoßen.

Hildegard sagt uns, daß Rohkost, ohne daß sie durch Salz und/oder Essig und Gewürzkräuter für die menschliche Ernährung aufgeschlossen worden ist, nicht verträglich ist, zumindest für einen kranken Organismus. Dadurch, daß der

Körper sehr lange braucht, bis er diese rohe Nahrung im Darm aufschließt, verbraucht er zuviel Energie, die für andere Zwecke gebraucht würde.

Die Folgen davon: Oft kalte Hände und Füße und dadurch ein allgemeines Unwohlsein, inklusive Kreislaufstörungen.

Die Rohkost-Anhänger reagieren, wenn man sie von ihrer eingefahrenen Methode abbringen möchte, oftmals sehr heftig darauf. Aber ich habe schon oft erlebt, daß reine Vegetarier – und grundsätzlich ist gegen Vegetariertum ja gar nichts einzuwenden –, die morgens ein Frischkornmüsli essen, ständig kalte Hände und Füße haben. Nachdem alle Medikamente nichts halfen, ließen sie sich dazu überreden, ihr Frischkorn fürs Müsli morgens einmal kurz, aber kräftig aufzukochen. In den meisten Fällen waren danach die kalten Füße *ohne* weitere Behandlung weg.

Man kann aber auch für das Frischkornmüsli Dinkel-Gofio verwenden, das sind in der Pfanne erhitzte Dinkelkörner, die eine leicht goldgelbe Färbung haben und die man in einer Pfanne ohne irgendwelche Zusätze auf Vorrat machen kann. Diese kalten Körner werden dann wie normales Korn gemahlen und daraus das Frischkornmüsli bereitet. Durch die Erhitzung ist das Eiweiß im Korn für die menschliche Ernährung schon voll erschlossen worden und somit besser und schneller vom Körper zu verarbeiten. Außerdem reagiert natürlich Dinkel im Körper basisch, wogegen alle anderen Getreidearten sauer reagieren. Diese basische Kost ist gerade beim Rheumatiker sehr wichtig, da ja Rheuma nach heutiger Ansicht u. a. auch eine Folge von starker Übersäuerung des Körpers ist.

Weizenkeime oder Keimlinge von anderen Getreidekörnern enthalten hormonartige Wachstumsstoffe, die in einer Schwächephase des Körpers zum Aufbau benutzt werden sollten. Wenn man die Keimlinge aber in Phasen zu sich nimmt, in denen man gut bei Kräften ist, kann es passieren, daß sie zu Überreaktionen wie nervlicher Überreiztheit oder Schlafstörungen führen. Die Patienten geben an, daß sie »aufgedreht« sind und keine richtige Ruhe finden können.

Hier hilft oft schon eine kleine Nahrungsumstellung, indem man diese Keimlinge wegläßt, und man braucht in vielen Fällen keinerlei Medikamente mehr.

Entgiftung über die Haut

Um die Giftstoffe über die Haut auszuleiten, ist natürlich auch eine Schröpfung von Vorteil. Der hildegardische *Aderlaß* stellt schließlich die absolute Krönung der Entgiftung dar.

Bei der *Schröpfung* sollten die Bezugszonen der Nieren und des Darms am Rücken geschröpft werden. Dies kann man blutig, aber auch unblutig machen (s. »Schröpfen«, S. 207 ff.).

Bei den Nieren sind Schröpfstellen die Nieren-Gelosen rechts und links vom unteren Ansatz der Rippen an die Wirbelsäule sowie die Organ-Nebenzonen im Halswirbel-Schulter-Bereich. Auch die Hypertonie-Zonen im Kreuzbein-Bereich, die sehr oft stark versulzt sind, darf man hierbei nicht vergessen. Die Kreuzbeinzone ist dann auch gleich die Haupt-Darmzone (s. Abb. 1). Dann darf man natürlich das Schröpfen zur Entstauung der Leber-Galle nicht vergessen, was auch eine enorm reinigende Wirkung hat.

Entgiftung über die Haut erfolgt aber auch, wenn man in der Sauna richtig schwitzt und dabei die Schlacken über die Haut abgibt. Hier ist der Edelkastanien-Sauna-Aufguß besonders zu empfehlen (s. »Edelkastanien-Sauna-Bad«, S. 135).

Aber auch ganz normales Trockenbürsten der Haut (s. »Rheuma-Therapien«, S. 186) kann die Ausscheidungen schon enorm fördern.

Natürlich kann man auch »ein Loch in die Haut machen und die Krankheit herauslassen«, wie uns der große Arzt Paracelsus rät. Dies geschieht am besten durch einen hildegardischen Aderlaß – zur rechten Zeit und am rechten Ort des Körpers des Patienten – genau wie es bei Hildegard beschrieben ist. Ein richtig ausgeführter Aderlaß nach der heiligen Hildegard kann mit relativ wenig Aufwand einen großen Reinigungs-Effekt bewirken (s. »Aderlaß«, S. 115 ff.).

Damit ist der kleine Überblick über die verschiedenen Reinigungs-Möglichkeiten, die Voraussetzung für die wirkliche Heilung einer Erkrankung sind, abgeschlossen. Wie Sie aus dem bisher Gesagten ersehen können, ist die Palette sehr groß, und es ist sehr viel zu beachten.

Wenn man aber eine gewisse Linie einhält, ist es gar nicht so schwer. Man muß nur beim Essen und Trinken gewisse Regeln beachten und dem Körper immer die nötige »Betriebs-Flüssigkeit« zuführen.

Wer dies erkannt und am eigenen Körper erfahren hat, für den ist alles nicht mehr allzu schwer, denn Hildegard-Kost (ich sage absichtlich nicht Diät) ist sehr schmackhaft und abwechslungsreich.

Teil 2

Rheuma-Erkrankungen aus hildegardischer Sicht

Um sich dem großen Thema »Rheuma in der Hildegard-Heilkunde« zu nähern, ist zunächst ein System erforderlich, um den Komplex angemessen in Griff zu bringen. Es gibt verschiedene Schemata als Richtlinien, die aber für ein Buch über »Rheuma-Erkrankungen nach Hildegard von Bingen« alle nicht ganz tauglich sind und total umgewandelt werden müßten. Deshalb hier ein konventionelles Schema, ergänzt und erweitert mit hildegardischem Gedankengut.

Als Leit-Symptom der Rheuma-Erkrankungen gilt:
Schmerz im Bewegungs-Apparat, der oft mit Bewegungs-Einschränkungen einhergeht.

Schematische Übersicht und Einteilung der rheumatischen Erkrankungen

Nach üblicher Nomenklatur werden rheumatische Erkrankungen in verschiedene große Gruppen eingeteilt. Die Grenzen dieser verschiedenen und doch wieder ähnlichen Erkrankungen sind wohl meist etwas verschwommen und ineinander übergehend. Trotzdem muß man ein Schema zugrundelegen.

1. Entzündlicher Rheumatismus

Bei bestimmter Reaktionslage im Organismus kommt es zu entzündlichen Veränderungen des Bindegewebes. Hierzu rechnet man

rheumatisches Fieber
Veitstanz

chronische Polyarthritis
Morbus Bechterew
die Reiter-Krankheit (Reiter'sches Syndrom)
Yersinia-Arthritis
Kollagenosen

2. Degenerativer Rheumatismus

Bei degenerativen Rheuma-Erkrankungen kommt es ohne echte Entzündungszeichen zu degenerativen Veränderungen des Bindegewebes. Als Folge treten reaktive Prozesse ein, vor allem an den Gelenken und an der Wirbelsäule. Eventuell kommt es auch zu ausgeprägten Funktionsausfällen und Nekrosen. Zu dieser Gruppe rechnet man die Arthrosen aller Art, z. B.

Hüft-Arthrosen
Arthrose der Ilio-sacral-Gelenke und Beckenschiefstand
Knie-Arthrosen
Wirbelsäulen-Arthrosen
Finger-Polyarthrosen

3. Weichteil-Rheumatismus

Beim Weichteil-Rheumatismus liegen sowohl entzündliche als auch degenerative Prozesse vor. Ausgelöst werden diese Erkrankungen meist durch Fehlbelastungen, reflektorische Verspannungen und Kälte. Hierzu gehören

Muskel-Rheumatismus,
Rheumatische Myocarditis
Tennis-Ellbogen (Epicondylitis)
Schleimbeutel-Entzündung (Bursitis)
Sehnenscheiden-Entzündung (Tendovaginitis) und
Überbein (Ganglion)

4. Erkrankungen, die man nach Hildegard von Bingen mit zu den rheumatischen Erkrankungen rechnen sollte:

Gicht oder Podagra
Parkinson'sche Krankheit
Lähmungen
Knochen-Erkrankungen

Historische Entwicklung und Forschungsstand

Das Wort »Rheuma« kommt aus dem Griechischen und bedeutet »Fluß« oder auch »Ziehen«, »Fließen«. Der Begriff geht auf die antike Humoralpathologie zurück. Nach der hippokratischen Auffassung sah man im Herausfließen von Schleim aus dem Gehirn in andere Körperteile ein allgemeines Prinzip zur Entstehung von Krankheiten, das man unter anderem auch für Gelenk-Erkrankungen verantwortlich machte.

Rheuma-Erkrankungen sind so alt wie die Menschheit. Dies weiß man durch prähistorische Knochenfunde, an denen man typische Gelenk-Veränderungen durch Ablagerung und Knochen-Wucherung entdeckte, die man sowohl an Menschenknochen, aber auch bei Tierknochen sehen konnte.

Trotz riesigen Forschungsaufwandes war es bis heute nicht möglich, die genaue Ursache der Rheuma-Erkrankungen herauszufinden. Man weiß eigentlich nicht viel mehr, als die Griechen auch schon wußten, und man setzte schon im antiken Griechenland bevorzugt zwei Therapien ein, die auch heute in der offiziellen Medizin gebräuchlich sind, nämlich Gold und Weidenrinde.

Gold verwendete man, weil es eine warme Farbe ausstrahlt und weil Wärme eben bei Rheuma in der nicht-akuten Phase besonders wohltuend ist.

Da aber Rheuma auch zu den Krankheiten »des nassen Fußes« gehörte und die Weide eben immer mit den Füßen im Wasser stand, fand sie bei den Erkrankungen Anwendung, die durch nasse Füße ausgelöst werden können: Fieber und Schmerzen. Auch war die Weide das Symbol der Biegsamkeit, die dem Rheumatiker verlorengegangen war, die er aber wieder zu erreichen suchte. Deshalb war auch die Weide bzw. deren Rinde ein Medikament, das man bevorzugt einsetzte.

Nebenwirkungen, die bei einer Überdosierung in Form von Magenreizungen bis hin zu Blutungen und Geschwüren führten, nahm man in Kauf, da die positiven Wirkungen bei einer vernünftigen Dosierung überwogen.

Da man in früheren Zeiten alles um sich herum nach äußeren und mit den fünf Sinnen erfaßbaren Gesichtspunkten beurteilte und es dann, wenn es geeignet schien, als Medikament einsetzte, sind die beiden Therapien Weidenrinde und Gold ursprünglich wahrscheinlich nur aus diesen Gründen eingesetzt worden. Erst später hat die Erfahrung bestätigt, daß daran wirklich etwas war, und so ist dies Allgemeingut geworden.

Viel mehr weiß man heute auch nicht. Man glaubt aber, sich seit der Zeit der Griechen über einige Tatsachen etwas klarer geworden zu sein.

1. Rheuma ist nach Ansicht der offiziellen Medizin nicht erblich.

Aber darüber wird auch noch diskutiert. Man meint heute, daß es wohl nicht erblich sei, aber eine gewisse familiäre Veranlagung sei doch vorhanden. Wenn dann noch andere Umstände mit spielen, komme es bei der ererbten Disposition allerdings *eher* zum Ausbruch als bei anderen, die diese Disposition *nicht* haben.

2. Es liegt vermutlich eine fehlgeleitete Immunreaktion vor, die sich gegen das eigene Gewebe richtet.

Wie gesagt, dies vermutet man nach sehr langen Forschungen. Genaueres weiß man aber auch hier noch nicht.

3. Wetterwechsel, speziell natürlich feucht-kaltes Wetter, verstärkt die Schmerzempfindlichkeit bei Rheumatismus.

Rheuma wurde immer mit Erkältungen in Zusammenhang gebracht, da die akute Phase meist ungefähr zwei Wochen nach einer Erkältung eintritt. In dieser akuten Zeit ist der Patient blaß und riecht meist etwas säuerlich, dabei hat er oft ständig erhöhten Puls.

4. Die Krankheit besteht aus unterschiedlichen Phasen; einmal kommt es zu aktiveren Perioden, während denen Rötung, Schwellung und große Schmerzen an den betroffenen Gelenken oder betroffenen Partien auftreten. Auch kann es zu erhöhter Temperatur kommen.

Die typischen Entzündungs-Zeichen nach Celsus sind: Hitze, Rötung, Schwellung, Schmerz (Rubor, Calor, Tumor, Dolor).

Rubor und Calor, Hitze und Rötung, entstehen durch die intensivere Durchblutung im Entzündungsbereich.

Tumor, die Schwellung, ist Folge von Exsudation, also dem Austritt von Flüssigkeiten aus den Zellen und Blut- und Lymph-Gefäßen ins Zwischenzell-Gewebe. Bei dem Wort »Tumor« erschrecken viele Patienten, aber es heißt ja nur »Schwellung«, und man sollte dieses Wort auf keinen Fall sofort mit einer Krebserkrankung in Verbindung bringen.

Dolor, der Schmerz, kommt durch den Druck dieser Flüssigkeiten im Zwischenzell-Gewebe auf die Nerven.

Dann geht die Krankheit wieder in eine latente Phase über. Das weiß fast jeder Rheumakranke aus Erfahrung. Er hat dies am eigenen Körper schon des öfteren schmerzhaft miterleben müssen. In dieser latenten Phase ist dann das Ausmaß eventuell bleibender Schäden der aktiven Phase erkennbar, und hier können entsprechende Therapien gut ansetzen.

Später wurde der Begriff »Rheuma« auf die verschiedenen Krankheiten mit wandernden und ziehenden Schmerzen in Gelenken, Sehnen und Muskeln übertragen. Bei dieser Einteilung ist man dann geblieben.

5. Dann kommen noch verschiedenste Risiko-Faktoren erschwerend hinzu. Hier ist in erster Linie Übergewicht zu nennen. Dabei hat der Körper mit der Mehrbelastung soviel zu tun, daß er anfallende Krankheiten nicht konsequent von Beginn an richtig bekämpfen kann, und dann kommt es eben zu den weiterführenden Beschwerden, an deren Ende neben anderen Stoffwechsel-Erkrankungen u. a. auch der rheumatische Formenkreis steht.

Weitere Risikofaktoren sind neben einer Überernährung – der »Völlerei«, wie die heilige Hildegard dazu in ihren Lastern sagt – noch das Rauchen, das die Gefäße verengt und die entsprechende Ver- und Entsorgung der Gewebe dadurch verhindert. Der übermäßige und zu regelmäßige Genuß von Alkohol ist gleichfalls ein Risiko – er belastet speziell die Leber und behindert so eine ordnungsgemäße Entgiftung des Körpers.

Moderne Risiken sind außerdem: zu viele und zu nebenwirkungsreiche Medikamente, Drogenkonsum, Spritz- und Düngemittel-Rückstände in der Nahrung, Konservierungsstoffe, zu viele nicht-biologische Aroma-, Ersatz- und Farbstoffe in der Nahrung, bestrahlte Nahrung – von der man noch gar nicht weiß, wie sie auf den Körper wirkt – ebenso wie »moderne« gen-manipulierte Nahrungsstoffe.

Aber auch so simple Dinge wie unzureichende Bewegung gehören zu den modernen Risiken. Viele fahren ja sogar zum Brötchenholen um die Ecke mit dem Auto.

6. Man kommt heute mehr und mehr zu der Einsicht, daß jede Krankheit – auch alle rheumatischen Erkrankungen – nicht nur eine Sache des Körpers, sondern auch der Seele sind, daß die Krankheit im seelisch-geistigen Bereich ihren Ausgang nimmt und sich durch körperliche Beschwerden nur bemerkbar macht. »*Die Seele kann sich nur durch den Körper ausdrücken*« lesen wir schon bei der heiligen Hildegard. Sie war auch auf diesem Gebiet ihrer Zeit um Längen voraus.

Psychische Störungen legen quasi den Keim für jede Krankheit. Hildegard drückt dies in ihrem System von 35 Lastern und Tugenden aus. Wenn ein Laster – zum Beispiel der Zorn – überwiegt, kann es zum Beispiel zu Gicht kommen. Deshalb trifft den Menschen eine Krankheit nicht einfach aus heiterem Himmel, sondern sie wird zuerst in der Seele und später dann durch sich langsam steigernde, kleinere körperliche Beschwerden vorbereitet.

Zur Zeit Hildegards hat es das Wort »Rheuma« im heutigen Sinn noch nicht gegeben. Sie verwendet eine ganze Menge anderer Begriffe dafür, die man heute nicht nur unter den Bezeichnungen »Rheuma« einordnen kann, sondern auch unter »Lähmungen«, »Arteriosklerose« und »Parkinson'sche Krankheit«, aber auch »Gicht, Podagra« usw. Hildegard zeigt uns in ihren Schriften ca. 100 Rheumamittel auf, wobei fast jedes dieser Mittel einer bestimmten Symptomatik und einem bestimmten Menschen-Typ zugeordnet ist, ähnlich wie in der Homöopathie.

Und hier spielt natürlich auch wieder die Seele eine gewaltige Rolle. Denn durch die feinwirkenden Medikamente – Hildegard spricht hier von »Subtilität« – werden körperliche Gebrechen u. a. auch über seelische Beeinflussungen gesteuert und verbessert. Ein altes persisches Sprichwort bestätigt uns dies:

»Die Krankheit ist in Dir und Du merkst es nicht. Aber auch die Medizin ist in Dir, aber Du achtest zu wenig darauf!«

Da also der heutige Begriff »Rheuma« vom Symptom des Schmerzes im Bewegungs-Apparat ausgeht, werden darunter ganz unterschiedliche Krankheitsbilder zusammengefaßt. Das gemeinsame Merkmal ist, daß es sich um eine Erkrankung des *Bindegewebes* handelt.

Man unterscheidet lockeres und straffes Bindegewebe, aber es werden auch Knochen und Knorpel mit dazu gerechnet.

Heute werden Rheuma und auch andere Krankheiten manchmal so behandelt, als hätte man es mit einer Maschine zu tun, die repariert werden muß. Leider wird zu oft dabei vergessen, daß man einen Menschen mit Körper, Seele und Geist vor sich hat, der nicht immer wie im Lehrbuch vorgesehen funktioniert und auch nicht einfach nach einem bestimmten Schalt-Schema auf die neue Situation eingestellt oder – um es modern auszudrücken – vorprogrammiert werden kann.

Entzündlicher Rheumatismus

Rheumatisches Fieber

Rheumatisches Fieber ist in der Regel eine Zweit-Erkrankung nach einer Streptokokken-Infektion, die sich meist im Kopf-Hals-Lymph-Bereich abgespielt hat. Diese Erst-Erkrankung kann z. B. eine Angina tonsillaris, also eine akute oder unterschwellige Mandel-Entzündung, eine Zahnwurzel-Vereiterung, eine Nasen-Nebenhöhlen-Entzündung o. ä. gewesen sein.

Deshalb werden in der offiziellen Medizin so oft die Mandeln entfernt, um sie als Herd auszuschalten. Es wird aber meist nicht berücksichtigt, daß man damit das ganze Abwehrsystem enorm schwächt. Nur in den seltensten Fällen ist es nämlich wirklich notwendig, sie zu entfernen.

Nach Abklingen der Erst-Erkrankung kommt es meist zu einem beschwerdefreien Intervall von 1–3 Wochen. Danach manifestiert sich bei 2–3 von 100 Erkrankten rheumatisches Fieber. Betroffen sind speziell *schulpflichtige Kinder.* Erwachsene und Säuglinge erkranken nur sehr *selten.*

Symptome

Es treten Fieber, Rötung, Schwellung und Schmerzhaftigkeit auf, also die typischen Entzündungs-Zeichen, die vor allem die mittleren und großen Gelenke des Körpers befallen.

Charakteristisch ist außerdem die Flüchtigkeit der Symptome, also das relativ schnelle Kommen und Gehen und das Wandern der Schmerzen von einem Gelenk zum andern.

Gefürchtet dabei ist die rheumatische Herzklappen-Entzündung als Komplikation, die sich dann noch im Erwachsenen-Alter als Herz-Schwäche und geringere körperliche Belastbarkeit bemerkbar machen kann.

Dabei treten im fortgeschrittenen Stadium rheumatische Knötchen bevorzugt an den Herzklappen als warzenförmige, entzündliche Veränderungen auf. Durch diese wie durch narbige Schrumpfungen kann es an den Herzklappen zu Stenosen, also Verengungen, und/oder zu Insuffizienzen, d. h. Schwächen im Herzmuskel, kommen. Meist ist die Mitralklappe befallen. Dies ist die zweizipflige Herz-Klappe zwischen dem linken Vorhof und der linken Herz-Kammer.

Deshalb ist es so wichtig, daß man bei einer solchen Erkrankung die Entzündung schon im frühen Stadium bekämpft bzw. ausheilt, damit es erst gar nicht zu solchen nicht mehr rückgängig zu machenden Veränderungen kommt.

Sehr wichtige diagnostische Hinweise auf eine ablaufende Herzklappen-Entzündung sind Ruhe-Tachycardien, Herzrhythmus-Störungen und auch Veränderungen im Elektro-Kardiogramm (EKG). Bei rheumatischem Fieber kann es auch zu gewissen Hautveränderungen kommen, zu Flecken, Knötchen und kleinen punktförmigen Blutungen, sogenannten Petechien.

In den letzten Jahren wurde ein gehäuftes Auftreten von unterschwelligen Verlaufsformen beobachtet. Es kommt hierbei nur zu geringen Erscheinungen an den Gelenken, aber zu folgenschweren Veränderungen an den Herz-Klappen. Man vermutet, daß dies auf den erhöhten Konsum von Antibiotica und ähnlichen Mitteln, die oft schon bei Bagatell-Erkrankungen gegeben werden, zurückzuführen ist.

Differential-Diagnose

Im Blut kommt es zu einer relativ starken Leukozytose mit Linksverschiebung als Zeichen einer Entzündung. Die Blutsenkungs-Geschwindigkeit ist deutlich erhöht. Diese Streptokokken-Infektion kann durch einen Antikörper gegen Streptokokken-Enzyme im Labor nachgewiesen werden.

Die Therapie in der offiziellen Medizin besteht aus Antibiotica-Gaben gegen die Streptokokken und aus Gaben von Cortison und Acetylsäure, um die entzündlichen Veränderungen an den Herzklappen möglichst gering zu halten.

Weitere Prognosen

Rheumatische Carditis führt bei nicht rechtzeitiger Therapie in 2 von 100 Fällen der Erkrankungen zum Tod. Deshalb ist die rechtzeitige Behandlung des Infekts so wichtig.

Bei jedem zweiten Patienten kann es bei kleineren Infekten auch immer wieder zu Rückfällen leichterer oder schwererer Art kommen.

Langfristig behält jeder dritte Patient, der an rheumatischem Fieber erkrankt, einen mehr oder weniger ausgeprägten Herz-Klappenfehler, der dann medikamentös behandelt werden muß bzw. auch irgendwann einmal zu einer Herz-Operation führen kann.

Dies sind beunruhigende Fakten, aber da ja nur 2–3 von 100 Patienten mit rheumatischem Fieber auch Carditis bekommen und da sehr wenige Fälle von rheumatischem Fieber überhaupt auftreten, sieht die Lage wiederum nicht so schlecht aus.

Im allgemeinen wird von ärztlicher Seite aus mindestens 5 Jahre lang, bei Kindern bis zu Pubertät, aber mindestens auch 5 Jahre lang, eine Antibiotica-Prophylaxe durchgeführt, um weiteren rheumatischen Schüben vorzubeugen. Auch später noch behandelt man Zahnextraktionen, aber auch banale Racheninfekte sofort mit Antibiotica. Hierbei werden von der offiziellen Medizin die

Nebenwirkungen dieser Medikamente in Kauf genommen, um Schlimmerem vorzubeugen.

Lernen sollten wir daraus, daß wir auch die sogenannten »Bagatell-Erkrankungen« etwas ernster nehmen und auch einen Schnupfen oder dergleichen eben wirklich *aus-kurieren* sollen und nicht nach dem Motto verfahren, das man immer wieder in der Praxis hört: »Es ist von alleine gekommen, es wird auch alleine wieder gehen!«

Hier sieht man aber auch, daß man mit einfachen Lymphmitteln und Mitteln gegen eine akute Erkältung z. B. eine spätere rheumatische Erkrankung mit schwersten Komplikationen verhindern kann.

Mit den hildegardischen Mitteln haben wir es in der Hand, daß es erst gar nicht soweit kommt. Wenn dann trotzdem eine schwerere Folge-Erkrankung eingetreten ist, kann man auch noch mit Hildegard-Mitteln eingreifen und muß nicht unbedingt in jedem Fall sofort mit »schwersten Geschützen« auffahren.

Gerade der Lymph-Bereich spielt im Abwehr-System des Körpers eine überragende und bisher eigentlich viel zu wenig beachtete Rolle. In der Naturheilkunde spricht man teilweise sogar schon vom »Lymphatischen Teufelskreis«, der – wenn erst einmal durchbrochen – nur sehr schwer wieder zu schließen ist.

Dieser »Lymphatische Teufelskreis« beginnt mit den Tonsillen, also den Mandeln, die oftmals in der Jugend herausgenommen werden, geht weiter mit dem Blinddarm, dem Appendix, der häufig nach einigen Jahren als nächstes herausgenommen wird. In den mittleren Jahren folgt dann sehr oft die Entnahme der Gallenblase, weil die Patienten »steinreich« sind – und später dann bei Frauen die totale oder teilweise Entfernung der Unterleibs-Organe, bei den Männern die Prostata-Operation.

Die Reihenfolge ist manchmal ausgetauscht, aber diese vier Organe bzw. Organ-Gruppen gehören im Sinne der Naturheilkunde zum lymphatischen Abwehr-System, und wenn eines dieser Organe herausoperiert wurde, folgt in sehr vielen Fällen nach einigen Jahren das nächste, weil es dem Arbeits-Druck nicht mehr standhalten kann und einfach überlastet ist.

Um hier eine zeit- und patientengerechte Unterstützung zu geben und zu verhindern, daß sich dieser Teufelskreis nicht weiter fortsetzen kann, können die hildegardischen Mittel bestens eingesetzt werden.

Therapie

Man kann hier die ganze Palette hildegardischer Grippe- und Erkältungs-Mittel anwenden und damit meist das Schlimmste verhindern. Dies wären z. B. die im Therapie-Teil aufgeführten Mittel:

Galgant, s. S. 140
Meisterwurz-Wein, s. S. 165
Lorbeer-Mischpulver, s. S. 164

Grippe-Pulver, s. S. 146
Akelei, s. S. 123
Andorn, s. S. 125
Kornelkirsch-Bäder, s. »Kornel-Kirsche«, S. 160

Dies wären einige Hildegard Therapie-Vorschläge bei entzündlichem Rheuma, zum Teil als Vorbeugung, zum andern Teil, wenn die Gefahr besteht, daß dieses Rheuma im wahrsten Sinne des Wortes »ans Herz geht«.

■ Hierzu ein Beispiel aus der Praxis:
Ich hatte vor Jahren einen jungen Mann zur Behandlung, der nach einer schweren Angina und einem anschließenden rheumatischen Fieber einen Herzfehler bekommen hatte. Er hatte auch immer wieder leicht fiebrige Temperatur-Anfälle. Aufgrund dieses Herzfehlers wurde er bei seiner Untersuchung zum Militär freigestellt – mit der Auflage, daß er sich jedes halbe Jahr einer neuen Untersuchung unterziehen müsse. Wenn sich der Herzfehler gebessert haben sollte, würde er dann eben später eingezogen.
Der junge Mann von 18 Jahren war seit dieser Erkrankung – die er relativ spät, nämlich erst mit ca. 16 Jahren bekommen hatte – kaum mehr leistungsfähig. Früher hatte er aktiv Sport getrieben, was aber seit seiner Krankheit nicht mehr möglich war. Er hatte nun bei den kleinsten Anstrengungen Herz-Jagen und Herz-Stolpern und regelrechte Todesangst-Gefühle.
Hier griff ich damals neben den schon erwähnten Therapien auch mit einem homöopathischen Mittel ein, mit den Cor comp.-Ampullen der Fa. Heel. Ich verordnete ihm eine Großpackung dieser Ampullen und er bekam von seiner Schwester, die Sprechstundenhilfe bei einem Arzt war, täglich eine solche 2ml-Ampulle s.c. oder i.m. gespritzt. Wenn er unterwegs war, nahm er die Ampulle auch als Trinkampulle in einem Glas Wasser zu sich, was man in Ausnahmefällen machen kann, was aber nicht ganz so wirksam ist wie die Injektion.
Schon nach ca. 6 Wochen fühlte er sich relativ wohl, konnte sich wieder, ohne Beschwerden zu bekommen, belasten. Sicherheitshalber bekam er das Medikament ganze 3 Monate lang injiziert.
Bei der nächsten Untersuchung zum Militär wurde er für gesund erklärt und eingezogen. Darüber war er wohl nicht sehr froh, aber er sagte zu mir wortwörtlich:
»Lieber das Militär 'runterreißen, als ein Leben lang als leistungsunfähiger Krüppel durch die Gegend laufen!«

Im akut-lebensbedrohlichen Zustand sollte man die Therapie aber der Notfall-(Schul)Medizin überlassen, um das Risiko für Leib und Leben so gering wie möglich zu halten, auch wenn dies eine sehr nebenwirkungsreiche Therapie ist. Aber dies ist in diesem Fall für kurze Zeit zumindest das kleinere Übel.

In der subakuten Phase aber kann man mit der Hildegard-Heilkunde – wie gerade erwähnt – und/oder der Homöopathie gute Ergebnisse erzielen.

Veitstanz

Als Folge eines rheumatischen Fiebers kann es gelegentlich auch zum sogenannten »Veitstanz« kommen. Befällt er ältere Kinder – Mädchen sind häufiger betroffen als Buben – dann wird diese Erkrankung »Chorea minor« genannt, bei Erwachsenen »Chorea maior«.

Symptome

Der Veitstanz ist ein rheumatisch-fiebriges Folge-Problem, das am Hirnstamm ansetzt. Dabei kommt es zu unkontrollierten, blitzartigen Zuckungen der Muskulatur im Gesicht und am Körper mit einer zunehmenden Störung in der Koordination der Bewegungen bis hin zu Lähmungs-Erscheinungen. Die Bewegungen sind ungeordnet und ausfahrend. In schweren Fällen befinden sich die Patienten in ständigem Bewegungszwang und sind nicht fähig, bestimmte gezielte Bewegungen auszuführen.

Der Patient kann zum Beispiel nur sehr schwer essen und trinken, weil er die Bissen nicht in die richtige Richtung zum Mund führen kann. Dabei schneidet er ständig Grimassen.

Bedingt durch diese Einschränkungen kommt es natürlich auch zu starken psychischen Störungen verschiedener Art, die oftmals auch mit leichtem Gelenk-Rheumatismus verbunden sind, der ja die eigentliche Ursache der Erkrankung darstellt.

Therapie

Im Fall von »Chorea minor« bei Kindern kann man in der Therapie alle vegetativen und rheumatischen Mittel einsetzen. Da aber fast jeder Kranke etwas anders reagiert, muß man hier die Therapie je nach den Einzelbeschwerden des Patienten einsetzen und dabei gut beobachten, wie er darauf reagiert.

Sehr wichtig dabei ist die psychische Betreuung und ruhige Zuwendung. Hier kann man mit Hildegard-Musik entspannende und beruhigende Effekte erreichen, während hektische Musik Verkrampfungen und Zuckungen steigert.

Tritt diese Krankheit bei Erwachsenen auf – meist zwischen dem 30. und 45. Lebensjahr –, geht das meist mit einer fortschreitenden Abnahme der geistigen Kräfte einher, sodaß der Patient in der Regel ein Pflegefall wird.

Die Krankheitsform bei Erwachsenen (»Chorea maior«) soll erblich sein, tritt aber nur sehr selten auf.

Chronische Polyarthritis (Rheumatoide Arthritis)

Die »chronische Polyarthritis«, auch unter der Abkürzung »cP« bekannt, ist die Erkrankung, die meist mit »Rheuma« gleichgesetzt wird. Dies ist nicht ganz korrekt, läßt sich aber fast nicht mehr ändern, weil sie eben die am häufigsten auftretende rheumatische Erkrankung ist.

Ursachen

Die Ursachen der chronischen Polyarthritis sind bis heute zum Teil noch sehr rätselhaft. Es ist eine entzündliche Gelenk-Entzündung, also ein Gelenk-Rheuma. 80 % der Erkrankten sind Frauen zwischen dem 35. und dem 45. Lebensjahr. Warum? Darauf weiß man bisher noch keine Antwort.

Man vermutet einen hormonellen Zusammenhang. Aber dies kann im Grunde nicht die Ursache sein. Die eigentliche Ursache ist *nicht* bekannt. Eine Virus-Infektion als Auslöser ist wahrscheinlich, konnte aber bis heute noch nicht bewiesen werden.

Über einige andere Mitverursacher bzw. Verstärker dieser Erkrankung weiß man allerdings besser Bescheid. Die bekannten Tatsachen sind folgende:

- Die chronische Polyarthritis wird durch Kälte, Nässe, hormonelle Einflüsse und erbliche Faktoren erheblich beeinflußt, aber *nicht* verursacht!
- Bei vielen Patienten mit chronischer Polyarthritis (cP) wird im Blut der sogenante »Rheumafaktor« (RF) gefunden, aber nicht bei allen. Dieser Rheumafaktor tritt aber auch bei Patienten mit chronischen Infektionskrankheiten auf, die *nicht* unter Rheuma leiden.
- Der RF entsteht, wenn im Körper ein Antikörper der Immun-Globulin-Klasse *IgG* gegen das geschädigte Bindegewebe vorhanden ist, wodurch Entzündungen im Gewebe verstärkt werden. Der Betroffene bildet Antikörper *gegen* die Antikörper, die dann – als »Rheumafaktor« bezeichnet – im Blut, im Gelenk-Gewebe und im Gelenk-Erguß erscheinen. Dieser »Anti-Antikörper« wird von Phagozyten vernichtet. Haben diese Freßzellen ihre Aufgabe erfüllt, lösen sie sich wieder auf. Dabei kommt es durch ihre Verdauungs-Enzyme, sogenannte »lysosomale Enzyme«, *wiederum* zu entzündlichen Reizungen des Bindegewebes.
  Damit hat sich der Kreis geschlossen.

Wirkung

In den Gelenk-Kapseln entsteht eine Entzündung oder besser gesagt Reizung in der Gelenk-Flüssigkeit. Als Folge davon kommt es zu Fibrin-Einlagerungen und Zell-Wucherungen. Danach tritt Wachstum des Granulations-Gewebes ein, das Gelenk-Knorpel, Sehnen und Bänder des Halteapparates behindert und teilweise zerstört. Fehlstellungen und Versteifungen der Gelenke sind dann die logische Folge.

Da die chronische Polyarthritis nicht nur in einzelnen Gelenken, sondern im ganzen Bindegewebe des Körpers auftritt, können dann diese Rheuma-Knoten auch in anderen Organen, wie Herz, Lunge oder Haut auftauchen und dort die mannigfachsten Beschwerden hervorrufen, was allerdings bei rechtzeitiger Therapie seltener vorkommt.

Symptome

Die Krankheit beginnt schleichend mit Müdigkeit, besonders am Morgen nach einer gut durchschlafenen Nacht, und dann auch mit morgendlicher Steifheit der Gelenke, besonders in Händen und Füßen. Begleitend kommt es zu leicht erhöhten Temperaturen und Parästhesien, d. h. Kribbel-Gefühl im Gewebe mit leichter Taubheit. Fast ständige Schmerzen in der Nackenpartie und leichte Schwellungen mit Wärmegefühl in verschiedenen, immer wieder wechselnden Gelenken sind symptomatisch.

Diese Gelenkschmerzen sind typisch für »chronische Polyarthritis« oder auch »Rheumatoide Arthritis«; sie sind in der Regel auch das Erkennungsmerkmal.

Zuerst befällt »cP« die Finger-Mittel- und Finger-Grundgelenke, später dann auch größere Gelenke: Hand-, Ellbogen-, Schulter-, Sprung- und Knie-Gelenke, auch Zwischenwirbel-Gelenke, speziell die der Hals-Wirbelsäule.

Die Finger-Endgelenke bleiben aber beschwerdefrei. Auch dies ist typisch für diese Erkrankung.

Die Gelenk-Entzündung beginnt mit einer leichten Schwellung, geringer Rötung, Überwärmung und Schmerz. Sehnenscheiden und Schleimbeutel können auch betroffen sein. Die Muskulatur bildet sich teilweise zurück. Die Haut über den befallenen Gelenken wird dünn und glatt und weist häufig bräunliche Pigmentierungen auf. Auch wird sie mit der Zeit dünn und glänzend.

Auf dem Röntgenbild erkennt man in der Nähe der Gelenke eine beginnende bis fortschreitende Osteoporose, also einen Knochensubstanz-Abbau verbunden mit Kalzium-Verlust, Gelenkspalt-Verschmälerungen, gelenknahe Knochenveränderungen und knöcherne Versteifungen.

Krankheitsverlauf

Der Verlauf ist individuell unterschiedlich. Der Krankheitsbeginn ist nicht immer schleichend, sondern kann auch ganz akut einsetzen, oft auch subakut, das heißt *nach* einer Infektion *anderer* Art.

In diesem Fall sind dann aber nicht die *kleinen* Gelenke gleichmäßig befallen, sondern die Krankheit kann an wenigen größeren Gelenken beginnen. Folgende Krankheitsschübe können dann weitere Gelenke betreffen. Dazwischen *scheint* die Krankheit zum Stillstand zu kommen.

In manchen Fällen chronischer Polyarthritis sind über Jahre hinweg nur einige Gelenke befallen, in anderen Fällen werden in schneller Folge fast alle Gelenke erfaßt.

Test

Ein erster, ganz einfacher *Schnelltest* kann sofort aufzeigen, ob es sich hier um eine chronische Polyarthritis handelt oder nicht:

Man nimmt ein ganz normales Blutdruck-Meßgerät, schließt die Blutdruck-Manschette und bläst sie auf 20 mm Hg auf. Diese Manschette muß der Patient so fest wie möglich mit einer Hand zusammendrücken. Jedem gesunden Menschen gelingt es leicht, die Manschette bis auf 200 mm Hg hochzudrücken.

Ein Patient mit chronischer Polyarthritis erreicht höchstens 80 bis 100 mg Hg. Dieses Nachlassen der Handkraft finden wir bereits im Anfangsstadium der Krankheit.

Allgemeine Therapie

Am Beginn der Therapie nach dieser Phase muß darauf geachtet werden, daß alle schädigenden Reize ausgeschaltet oder gemieden werden.

1. Mit einer strengen Bettruhe, die Wochen und Monate dauern kann, ist die akute Krankheit am besten und ohne schädigende Nachwirkungen auszuheilen. Die befallenen und schmerzhaft-entzündeten Gelenke sollten dabei – entsprechend gut in Watte eingepackt – gelagert sein.
2. Speziell vor Kälte und Nässe sollte man sich über längere Zeit hinweg hüten, da diese besonders in Kombination auf den Körper sehr negativ wirken.
3. Sehr gut bewährt haben sich in der Therapie *nach* dieser akuten Phase auch die *Paraffin-Packungen* (s. »Rheuma- Therapien«, S. 170). Es gibt

aber natürlich noch eine ganze Reihe weiterer lokaler Wärme-Therapien, die man dann hier hilfreich anwenden kann.

4. Infekte jeder Art sollten gemieden werden, da diese einen neuen Schub auslösen können. Auch sollte man die Herde alter Infekte versuchen auszuschalten, da diese immer wieder Re-Infekte provozieren und eine Art Streuwirkung haben.

Die zu sanierenden Herde sind die Tonsillen (Mandeln), die Zähne und auch das Zahnfleisch, das oft völlig vergessen wird, aber mit der hildegardischen *Rebaschenlauge* wunderbar behandelt und ausgeheilt werden kann. Auch mit dem *Salz-Kauen* (s. »Rheuma-Therapien«, S. 178) kann man hier enorm sanieren. Als Herde vergessen werden dürfen auch nicht die Nebenhöhlen von Nase und Kiefer. Diese kann man mit Unterstützung von Bertram sanieren, von dem man morgens 1/2 TL voll zusammen mit warmem Wasser einnehmen und den man öfters »schnupfen«, d. h. in die Nase einziehen sollte. Dies regt den Fluß der Schleimhäute in diesem Bereich an und reinigt in der Regel langsam auch die Nebenhöhlen. Auch die Darmsanierung ist zu berücksichtigen.

Seltenere Herde sind Galle, die beiden Nieren, die Blase und die Harnleiter.

5. Sollte man von massiven körperlichen Überanstrengungen Abstand nehmen, da dadurch die allgemeine Abwehr enorm geschwächt wird. Vor einer *zu* langen Ruhigstellung einzelner Gelenke sollte man sich allerdings hüten, da dies zu Versteifungen führen kann, weil die Durchblutung durch Bewegungsmangel reduziert wird.
6. Geopathische und/oder elektrische Störzonen müssen unbedingt ausgeschaltet werden.
7. Gute Erfolge zeigen Heilfasten, speziell nach der heiligen Hildegard, und auch eine Kostumstellung nach dem Fasten auf fleischarmes Essen – unter Vermeidung aller Küchengifte – insbesondere von Schweinefleisch, auch in Form von Wurst oder Schinken.
8. Der Patient sollte durch Bürsten der Haut allgemein und auch der Reflexzonen der verschiedenen Organe die Durchblutung massiv anregen, sollte aber auch seinen Kreislauf durch Laufen, Gymnastik und Atemübungen stabilisieren oder auch durch Massagen oder die Akupunktur anregen lassen.
9. Die Behandlungen müssen unbedingt ganzheitlich erfolgen. Es nützt sehr wenig, wenn nur die gerade schmerzenden Teile des Körpers behandelt werden. Speziell Krankengymnastik, Massagen und Bäder verschiedener Art haben sich in der Therapie bewährt. Diese Therapien müssen aber sehr gezielt und zum richtigen Zeitpunkt eingesetzt werden.

Hier muß man Moor, Fango, die hildegardischen *Weizen-Packungen* (s. »Rheuma-Therapien«, S. 190), *Sandbäder* (s. »Rheuma-Therapien«, S. 178), speziell am Bade-Strand, Überwärmungs-Bäder, Sauna, häusliche Bäder usw. erwähnen.

Auch systematische Sonnen-Bäder sind hier angebracht. Diese dürfen natürlich auch nicht übertrieben werden und auf keinen Fall so weit gehen, daß sie einen Sonnenbrand auslösen.

10. Alle diese Maßnahmen dürfen aber *nicht* während eines akut-entzündlichen Krankheitsschubes erfolgen.

Therapie in der akuten Phase

Die Therapie in der Schul-Medizin während eines akuten, entzündlichen Rheumaschubes durch den Arzt besteht in der Regel fast nur aus Cortison und ist für eine kurze Zeit eventuell sogar die einzige Möglichkeit, dem Patienten etwas zu helfen.

Cortison sollte aber wirklich nur eine äußerste Notmaßnahme darstellen, um den Patienten von größten Schmerzen zu befreien. Wenn es als Dauertherapie angewandt wird – wie es leider sehr oft der Fall ist – schadet es dem Patienten mehr als es ihm nützt. Im schlimmsten Fall kann der Tod durch Nebenwirkungen des Cortisons eintreten, nicht durch die Krankheit selbst.

Operative Behandlungsmöglichkeiten

In schweren Fällen gibt es auch verschiedene operative Möglichkeiten, in denen das entzündliche Gewebe entfernt wird, damit es dadurch nicht wieder zu rheumatischen Reaktionen kommen kann:

1. Man kann die Synovia – die entzündete und gewucherte Gelenk-Innenhaut – entfernen und wieder aufbauen. Diese Operationen können heute bereits speziell ausgebildete Ärzte mittels der Arthroskopie ohne große Einschnitte ins Gewebe durchführen. Diese Methode hat speziell im Kniegelenk–Bereich die größten Chancen. Es ist nicht notwendig, einen großen Schnitt zu machen, sondern es erfolgen bei nur örtlicher Betäubung kleine Einstiche, durch die man die Endoskope in den Gelenk-Bereich einführt und dort dann unter Bildschirmkontrolle die nötigen Maßnahmen einleitet.

2. Operative Befreiung eingeklemmter Sehnen und Nerven, speziell im Handgelenk-Bereich. Dies wird von Hand-Chirurgen heute sehr oft erfolgreich durchgeführt, ist aber aus meiner Sicht auch nur eine Notmaßnahme, wenn alle anderen Therapien nichts erfolglos waren und der Patient trotzdem noch starke Schmerzen und Bewegungs-Einschränkungen hat.

Hier kann man sehr oft auch schon mit einer gezielten Neural-Therapie dasselbe erreichen.

3. Die Korrektur von Gelenk-Fehlstellungen; dies wird heute sehr oft gemacht, besonders im Bereich des Oberschenkel-Halses. Es wird ein Keil aus dem Knochen herausgenommen, um so der Kugel einen besseren Halt in der Hüftgelenk-Pfanne zu geben.

Damit erreicht man sehr oft eine Entlastung des gesamten tragenden Bereichs und eine gleichmäßige und deshalb schonendere Belastung des Gelenks.

4. Der Ersatz von zerstörten Gelenken durch künstliche Gelenke. Die am meisten angewandte Methode ist die des künstlichen Hüft-Gelenks und des künstlichen Knie-Gelenks. Aber auch andere Gelenke, z.B. Ellbogen- oder Finger-Gelenke werden heute durch derartige prothetische Operationen schon mit recht gutem Erfolg künstlich ersetzt.

Zur Unterstützung dieser Operationen – sowohl in der vorbereitenden Phase, als auch hinterher in der Aufbauphase – kann man mit der Hildegard-Heilkunde viel Positives erreichen.

Ich möchte hier nur die *Schafgarben-Blätter* erwähnen, die zur Vorbereitung einer jeden Operation vom Patienten genommen werden sollten (s. »Rheuma-Therapien«, S. 169), und dann natürlich in der Nachsorge die »Frischzellen-Therapie« der Hildegard-Heilkunde, die *Kalbsfußsuppe* (s. »Rheuma-Therapien«, S. 157).

Nachbehandlung und Folgezeit

Insbesondere die Nachbehandlung nach einer solchen Operation ist von größter Wichtigkeit und entscheidet meist über den Erfolg oder Nichterfolg der Operation.

1. Gezielte Bewegungen gegen den Muskelschwund, sowohl nach einer Operation als auch nach einer Ruhigstellung, sind äußerst wichtig, wobei es aber zu keinen Überanstrengungen kommen darf.

Mit aktiver und passiver Bewegung muß meist schon 2–3 Tage nach der Operation begonnen und kontinuierlich steigernd weitergearbeitet werden. Wird hier mit den gezielten Bewegungen zu spät eingesetzt, kommt es zu Vernarbungen und Verklebungen im Gelenk, die später nur mit sehr großer Mühe und viel Schmerzen gelöst werden können. Hierbei muß sich der Therapeut aber immer nach dem Patienten richten und darf ihn auch nicht überbelasten.

Das Schlechteste, was der Betroffene machen kann, ist, die Übungen in der Nachbehandlungs-Phase dann noch selbst ohne Anleitung zu intensiv fortzusetzen, denn ein »Zu-viel« ist in dieser Aufbau-Phase des Gelenks oftmals viel schlimmer als ein »Zu-wenig«. Die Nachbehandlung dauert oftmals bis zu einem Jahr.

2. In der dann daran anschließenden Phase wäre natürlich eine mäßige sportliche Betätigung für den Patienten eine sehr gute Sache.
   Auch hier darf es nicht zu Überanstrengungen und »Rekordversuchen« kommen.

Außerdem kann man natürlich noch die ganze Palette der hildegardischen Rheuma-Therapien mit bestem Erfolg einsetzen.

Hildegard-Therapien

1. Bestens bewährt hat sich hier die *»Gold-Kur«* nach der heiligen Hildegard, die sich sowohl in der Anwendung als auch in der Wirkung ganz wesentlich von der Therapie mit Goldsalzen der Schulmedizin unterscheidet (s. »Rheuma- Therapien«, S. 143).
2. Ebenso sind das hildegardische Heilfasten (s. »Rheuma-Therapien«, S. 149) zu Beginn der Rheuma-Therapie sowie danach – in der Aufbau-Phase – die Umstellung auf Hildegard-Kost wesentlich unterstützende Faktoren. Grundsätzlich sollte die Ernährung bei Rheuma fleischarm sein und auf Schweinefleisch völlig verzichten. Alle Küchengifte sollten unbedingt gemieden werden.

3. Der *Aderlaß* nach Hildegard als vorbereitende Reinigungs- und Ausleitungs-Therapie darf hier natürlich nicht fehlen, um erst einmal eine Menge Giftstoffe auf diese Art regelrecht »abzuschöpfen«. Dadurch können die anderen Therapien dann viel besser wirken (s. »Aderlaß«, S. 195 ff.).

Wird dieser Aderlaß nach der heiligen Hildegard von Bingen in der richtigen Zeit und in der richtigen Weise durchgeführt, bringt er bei schmerzhaften Gelenken enorme Besserung und läßt alle anderen Medikamente viel besser wirken.

Ich habe in der Praxis schon erlebt, daß eine Rheuma-Patientin, die vor dem Aderlaß die Hände fast nicht bewegen konnte, sich unmittelbar danach wieder alleine anziehen konnte. Und dies ist wahrlich kein Einzelfall.

4. Während der Therapie kann man immer wieder sehr positiv mit dem Schröpfen (s. »Schröpfen«, S. 207 ff.) eingreifen, speziell dort, wo sich schmerzhafte Rheuma-Knoten gebildet haben, wie vorhin beschrieben. Man kann an den Rheuma-Knoten mit dem blutigen Schröpfen die Stauungen und Schlackenstoffe auf direktem Wege entfernen, und durch die dann einsetzende Heilungs-Reaktion eine bessere Durchblutung und eine gute Regeneration des gesamten Gewebes erreichen.

An kleinen Gelenken, wo man keinen Schröpfkopf ansetzen kann, sollte einfach ein »Mini-Aderlaß« gemacht werden (s. »Mini-Aderlaß«, S. 206).

Zwei Faktoren sind bei allen Gelenk-Erkrankungen von größter Wichtigkeit:

1. der Flüssigkeits-Haushalt des Körpers und
2. die gezielte, regelmäßige, aber doch nicht zu intensive Bewegung im nicht-akuten, d. h. nicht-fieberhaften Zustand.

Zum ersten muß man wissen, daß ohne die ausreichende Flüssigkeits-Zufuhr in der Rheuma-Therapie keine Erfolge erzielt werden, insbesondere nicht, was die Gelenke betrifft.

Zum zweiten muß man sich vor Augen halten, daß die in jedem Gelenk vorhandene Synovial-Flüssigkeit (»Gelenkschmiere«) das Gelenk ernährt und auch die Schlacken abtransportiert.

Nur durch die Bewegung des Gelenks kann diese Flüssigkeit ständig ausgetauscht werden, also nur durch ausreichende Bewegung *und* ausreichende Flüssigkeit kann in jedem Gelenk ein Stoffwechsel überhaupt stattfinden.

In einem gesunden Gelenk – vorausgesetzt die beiden eben aufgeführten Faktoren »Flüssigkeit« und »Bewegung« stimmen – wird die Knorpelschicht in ca. 200 Tagen total erneuert. Also ca. 2–3 × im Jahr bekommt jedes Gelenk eine komplett neue Knorpelschicht.

Natürlich sollten wir dabei auch immer die »Discretio«, auf die uns die heilige Hildegard von Bingen häufig hinweist, beachten. Im akut-entzündlichen Stadium sollten wir ein Gelenk selbstverständlich einige Zeit möglichst nicht oder nur wenig bewegen. Auf der anderen Seite kann man natürlich auch durch zuviel Bewegung, speziell wenn diese Bewegung mit starker Belastung verbunden ist, wieder übertreiben und dadurch ebenfalls die Gelenke schädigen. Also gilt auch hier: immer das goldene Mittelmaß einhalten.

Als weitere Therapien kann man Bäder, Packungen und Einreibungen machen, z. B. die Weizen-Packung, man kann die Wermut-Rheuma-Salbe einreiben, die Edelkastanien-Sauna oder das Edelkastanien-Bad machen, ebenso wie Farn-Bäder und -Packungen (s. »Rheuma-Therapien«).

In der Hildegard-Heilkunde wird nur die *Edelkastanie* – also die Maroni – und *nicht* die bei uns weitverbreitete Roßkastanie für Heilzwecke verwendet.

Der Galgant-Wurzel-Wein (s. »Galgant«, S. 140) sollte getrunken und evtl. auch ein Bad mit der Gerstenkörner-Abkochung (s. »Rheuma-Therapien«, S. 141), speziell bei Muskelschwäche und Muskelschwund, genommen werden.

Akute Schmerzen kann man auch mit Steinen angehen, so z. B. den Jaspis (s. »Rheuma-Therapien«, S. 155) als Scheibe auflegen.

Das Krauseminzen-Elixier (s. »Rheuma-Therapien«, S. 161) hat sich bei umherwanderndem Weichteilrheuma sehr bewährt, und zum allgemeinen Aufbau und zur Stabilisierung darf man natürlich die Wermut-Frühjahrskur (s. »Rheuma-Therapien«, S. 191) ab Mai bis Oktober nicht vergessen, ebenso wie die Quitten-Kur (s. »Rheuma-Therapien«, S. 172) im Herbst.

Bei Schmerzen der kleinen Gelenke sollte das Sellerie-Rheuma-Mischpulver (s. »Rheuma-Therapien«, S. 182) mit eingesetzt werden.

Nun noch einige der seltener vorkommenden Erkrankungen dieser Gruppe:

Arthritis psoriatica

Die Arthritis psoriatica, auch Psoriasis arthropathica genannt, ist eine der selteneren Formen von Polyarthritis. Sie tritt nur im Zusammenhang mit der Psoriasis (Schuppenflechte) auf, dies wiederum aber nur bei ca. 5 % der Psoriasis-Erkrankten.

Dabei kommt es auch zu chronisch-entzündlichen Gelenk-Erkrankungen, die sehr oft zu Versteifungen führen, besonders der Knie-Gelenke, der Finger und der Zehen. Typisch ist in der Röntgen-Aufnahme das Nebeneinander von an-, ab- und durchbauenden Prozessen an den betroffenen Gelenken. Der Rheumafaktor ist fast stets negativ.

Bei der Schuppenflechte kann man von der Hildegard-Heilkunde her mit sehr gutem Erfolg die Hasengalle mit einsetzen (s. »Rheuma-Therapien«, S. 148). Wenn damit die Schuppenflechte selbst gebessert oder sogar abgeklungen ist, kann auch die daraus resultierende Arthritis psoriatica besser therapiert werden.

Sjörgen-Syndrom

Dies ist eine chronische Gelenk-Erkrankung, die immer mit einer Conjunktivitis (Bindehaut-Entzündung) und einer Schwellung der Ohrspeichel-Drüsen am Hals verbunden ist. Sie kommt öfters bei Frauen im Klimakterium vor, die gleichzeitig unter einer rheumatischen Erkrankung leiden.

Bei der Erkrankung kommt es auch teilweise zu Störungen der Sekretion, besonders der Speichel-, Tränen- und Talg-Drüsen. Auch Nagelwachstums-Störungen wurden beobachtet.

Hier sind die Hildegard-Infektions- und -Lymph-Mittel Akelei, Galgant, Grippe-Kräuter und -Pulver usw. einzusetzen (s. »Rheuma-Therapien«, S. 123, 140, 145 ff.).

Still-Syndrom

Das Still-Syndrom ist eine chronische Gelenk-Erkrankung im Kindesalter, die meist mit einer Reizung des gesamten Lymph-Systems einhergeht. Dabei kommt es zur Vergrößerung der Lymph-Knoten und der Milz.

Hier leisten die Hildegard-Mittel gegen Entzündungen und vor allem das Hildegard-Lymphmittel Akelei (s. »Rheuma-Therapien«, S. 123) hervorragende Dienste. Es schließen sich die üblichen Gelenk-Therapien an.

Felty-Syndrom

Hier handelt es sich um das »Still-Syndrom« bei Erwachsenen.

Die Therapien sind dieselben.

Morbus Bechterew (Spondyl-Arthritis ankylopoetica)

Die als »Morbus Bechterew« oder auch einfach nur »Bechterew« bezeichnete Krankheit ist eine chronisch-entzündliche Erkrankung der Wirbelsäule mit Versteifung des Achsen-Skeletts und der skelettnahen Gelenke. Es ist die zweithäufigste Rheuma-Erkrankung, die meist an den Kreuz-Darmbein-Gelenken beginnt. Die Bänder und Sehnen und auch die äußeren Bandscheibenanteile neigen zur *Ver*kalkung und werden dadurch unbeweglicher, die Knochen aber *ent*kalken. Am Ende steht die totale Unbeweglichkeit des Patienten.

Diese Krankheit befällt vorwiegend Männer zwischen dem 20. und dem 30. Lebensjahr. Männer erkranken an dieser Krankheit siebenmal häufiger als Frauen.

Ursachen

Auch hier ist die Ursache bis heute noch unbekannt, doch soll eine gewisse erbliche Belastung eine große Rolle spielen. Auch nach Impfungen im Erwachsenenalter hat man immer wieder einmal das Auftreten dieser Erkrankung beobachten können, ohne genau zu wissen, ob es hier tatsächlich einen Zusammenhang gibt, da die Zahl der Erkrankten nach Impfungen statistisch noch nicht ausreichend erfaßt ist. Vielleicht ist aber auch die Impfung nur der Auslöser, der die schlummernde Erkrankung aktiviert.

Bei 90 % der Bechterew-Erkrankten kann man im Labor ein Zell-Antigen *(HLA-B 27)* nachweisen, das ansonsten nur bei 6% der Bevölkerung vorkommt. Es spielt wahrscheinlich eine gewisse Rolle beim Ausbruch der Erkrankung, aber genaueres weiß man auch hier noch nicht. Es gibt auch zahlreiche Personen, die dieses Zell-Antigen *auch* haben, aber *nicht* an Bechterew erkranken.

Symptome

Allgemein können hier schon bei ersten Zeichen, die uncharakteristisch sind und auch bei anderen Erkrankungen vorkommen, Hildegard-Mittel eingesetzet werden.

Uncharakteristische Frühzeichen

a) Tiefsitzende, nächtliche Rückenschmerzen, speziell Schmerzen an den Kreuz-Darmbein-Gelenken, durch die der Patient morgens erwacht. Teilweise massive Ausstrahlungen in die Gesäßbacken, die Oberschenkel und die Leisten.

Hier kann man sehr gut lindernd mit der *Weizen-Packung* (s. »Rheuma-Therapien«, S. 190) eingreifen.

b) Teilweise sehr starke Schmerzen in den Hüft- und Knie- Gelenken (*Wermut-Rheuma-Salbe,* s. »Rheuma-Therapien«, S. 174, unter Bestrahlung in die Knie-Gelenke einreiben) und

c) starke Fersenschmerzen durch entzündliche Verkalkungen an den Sehnen-Ansätzen.

Bei Fersenschmerzen durch entzündliche Verkalkungen an den Sehnen-Ansätzen kommt man mit blutigem *Schröpfen* (s. »Schröpfen«, S. 207ff.), aber auch schon oft durch eine gezielte, aber leider sehr schmerzhafte Massage – kombiniert mit Bewegungs-Übungen in diesem Bereich – zu einem guten Erfolg.

d) Zunehmendes Steifheitsgefühl im gesamten Bewegungs-Apparat, speziell im Bereich der großen Rücken-Muskulatur.

Bei Steifheit des Bewegungs-Apparates helfen alle Packungen, Bäder, Massagen usw. enorm, kombiniert mit gezielten Bewegungs-Übungen.

e) Sehr häufig treten auch bei der Bechterew-Erkrankung Augen-Entzündungen ohne erkennbare Ursache auf, die man mit den schon aufgeführten Entzündungsmitteln aus der Hildegard-Heilkunde recht gut behandeln kann. Zusätzlich sollte man hier noch unbedingt die *einfachen Rebtropfen* verwenden.

Es sind aber auch homöopathische Augentropfen angezeigt, die »Conjunctisan B«, von denen man täglich eine Phiole in die Augen einträufelt. Dadurch, daß die Tagesration immer extra verpackt ist, sind in diesem Mittel keine Konservierungs-Stoffe nötig – was eventuelle Allergien gegen solche Stoffe gleich mit ausschaltet.

Spätzeichen

Auch die Spätzeichen, also eine ausgeprägte Kyphose der Brustwirbelsäule, d. h. ein massiver und unbeweglicher Rundrücken, der den Betroffenen ihr charakteristisches Aussehen verleiht (sogenannte »Bechterew-Haltung«), können mit den oben genannten Mitteln recht gut behandelt werden, falls diese rechtzeitig und richtig eingesetzt werden. Oft kann man sogar die extremste Verkrümmung und Versteifung etwas abmildern.

a) Der Kopf kann in diesem Endstadium kaum noch bewegt werden, wodurch das Blickfeld sehr stark eingeschränkt ist. Der Betroffene muß den ganzen Körper in Blickrichtung bewegen und beim in die Höhe schauen die Knie abwinkeln bzw. den Körper nach hinten biegen.

b) Es kommt zu einer fast völligen Versteifung der gesamten Wirbelsäule wie des Brustkorbes, wodurch auch Atmung und Kreislauf stark beeinträchtigt werden. Die Versteifung der Rippengelenke führt zu einer Emphysem-Bronchitis und zur Rechtsherz-Belastung, wodurch wiederum der ganze Kreislauf und die Durchblutung geschwächt werden.

c) Dazu kommt es meist noch zu einer hochgradigen, allgemeinen Muskel-Atrophie, also einem Muskelschwund.

Gegen die Muskel-Atrophie können dann die schon erwähnten Gerstenbäder mit gutem Erfolg eingesetzt werden.

Therapien

Bechterew im Jugendalter kann in einem frühen Stadium zum Stillstand kommen, wenn rechtzeitig und richtig therapiert wird, wobei der Patient selbst die Hauptarbeit leisten muß.

1. Die Therapie muß ganzheitlich sein mit regelmäßiger – d. h. ausnahmslos täglicher – und gezielter Wirbelsäulen-Gymnastik. Bewegung und Ruhe im richtigen Rhythmus sind von größter Wichtigkeit.

Die intensive Gymnastik, die der Patient anfangs *mit*, später dann *ohne* krankengymnastische Anleitung durchführen muß, muß konsequent mindestens 2 × pro Tag für ca. 15 bis 20 Minuten gemacht werden und ist bei dieser Erkrankung durch *keine* andere Maßnahme zu ersetzen! Diese Übungen müssen im zentralen Mittelpunkt der gesamten Therapie stehen. Alle anderen Maßnahmen sind nur zur Unterstützung da.

Die Gymnastik ist für die Betroffenen von hoher Bedeutung, und ich kannte und kenne Patienten, die durch diese tägliche Gymnastik wirklich bis ins hohe Alter wenig oder kaum Beschwerden mit dieser Erkrankung hatten. Außerdem sollte diese Gymnastik durch Massagen, warme Bäder usw. unterstützend ergänzt werden.

2. 2–3 × im Jahr – als 4wöchige Kur oder mit 2–3 Bädern pro Woche – wirkt sich das *Edelkastanien-Bad* (s. »Rheuma-Therapien«, S. 135), auch als Sauna-Aufguß, sehr positiv aus.

So therapiert kann man die Bechterew-Erkrankung im Jugendalter in einem frühen Stadium zum Stillstand bringen. In den späten Phasen kann man damit eine enorme Verbesserung des Gesamtzustandes erreichen und auch hier die Krankheit zu einem gewissen Stillstand führen.

Die Reiter-Krankeit (Reiter'sches Syndrom)

Prof. Hans Reiter war Bakteriologe an den Universitäten Berlin und Kassel. Nach ihm ist diese besondere Krankheit des rheumatischen Formenkreises benannt (urethro-okulo-synoviales Syndrom einer Polyarthritis enterica).

Symptome

Bei dieser besonderen Rheuma-Art kommt es anfangs zu starkem Fieber, eventuell mit Durchfall verbunden, und zu schmerzhaften Schwellungen von Gelenken, die später bis hin zur Versteifung gehen können. Besonders befallen werden hierbei die Fuß- und die Knie-Gelenke, aber auch die Gelenke der Arme von der Schulter bis zur Hand können betroffen sein.

Parallel dazu kommt es zu einer nicht-bakteriellen Entzündung der Harnröhre, die mit einem eitrigen Ausfluß einhergeht – aber *nicht* auf Gonorrhoe (Tripper) zurückzuführen ist – sowie zu einer Bindehaut-Entzündung der Augen. Der Rheumafaktor ist nicht nachzuweisen. Die Entzündungen und Versteifungen der Gelenke können auch manchmal auf die Wirbelsäule übergreifen und dort bechterew-artige Erscheinungen auslösen.

Dazukommen können Hauterscheinungen vielfältiger Art: runde Herde mit weißer, leicht entfernbarer Randleiste, die speziell an den Fußsohlen und den Handinnenflächen auftreten.

Bei scheinbarer Ausheilung dieser Reiter'schen Krankheit können nach Wochen und Monaten immer wieder Rezidive auftreten.

Therapien

In der Schul-Medizin wird mit entzündungshemmenden und abschwellenden Mitteln gearbeitet. Bei starkem Flüssigkeits-Verlust durch die anfänglichen Durchfälle muß dieser durch Infusionen ausgeglichen werden.

In der Hildegard-Heilkunde kann man die ganze Palette der entzündungslindernden wie der rheumatischen Therapien einsetzen, wobei man natürlich darauf achten muß, daß in der akut-fieberhaften Phase auf keinen Fall Wärme angewandt werden darf.

Auch die Haut-Erkrankungen sind von innen her – also durch richtige Ernährung unter häufiger Beigabe von Quendel – zu therapieren. Die Hauterscheinungen an Händen und Füßen werden mit Ölbädern therapiert (s. »Cleopatra-Bad«, S. 132) und anschließend mit reinem Oliven-Öl, dem einige Tropfen Rosen-Öl beigegeben sind, eingerieben.

Yersinia-Arthritis

Ursachen und Symptome

Die Yersinia-Arthritis ist eine akute Gelenk-Entzündung an einem oder auch an mehreren Gelenken. Sie tritt im Anschluß an eine Darm-Infektion mit Yersinia-Bakterien auf.

Die Darm-Infektionen, die durch die Yersinis-Erreger ausgelöst werden, verursachen eine Entzündung des Darms und oftmals gleichzeitig eine Reizung mit Schwellung der Lymphknoten. Die Symptome gleichen häufig denen einer Blinddarm-Entzündung; dazu kolikartige Bauchschmerzen und Fieber, das oft mehrere Tage anhält. Dabei kann es zu Durchfällen und gleichzeitig einer

Entzündung im Mandel- und Rachen-Bereich mit grippeartigen Erscheinungen kommen, zu einer Entzündung der Augen und EKG- Veränderungen.

Die Erreger findet man bei der serologischen Untersuchung sowohl im Blut als auch in der Flüssigkeit, die man einem geschwollenen Gelenk entnommen hat.

Therapie

Die Therapie sollte während der akuten Phase absolute Bettruhe sein, Fencheltee-Fasten und Hildegard-Medikamente, die eine Entzündung bessern und erträglicher machen, also *Galgant-Tabletten* (s. »Galgant«, S. 140) in Wasser gelöst, *Meisterwurz-Wein* (s. »Rheuma-Therapien«, S. 165) usw. Alle Mittel, die bei einem entzündlichen Rheuma eingesetzt werden, können Verwendung finden. Bei Durchfällen sollte man das Durchfall(ei)-Pulver (s. »Rheuma-Therapien«, S. 134) und eine Dinkelmehl-Suppe geben.

Am entzündeten Gelenk sollte man eventuell nur kühlen und versuchen, mit *Quark-Packungen* (s. »Quark-Wickel«, S. 171), *Kohl-Umschlägen* (s. »Rheuma-Therapien«, S. 159) oder ähnlichem der entzündeten Partie die Hitze zu nehmen und die Schadstoffe dadurch herauszuziehen.

Wenn in der entzündlichen Phase die nötige Ruhe eingehalten und zum richtigen Zeitpunkt wieder mit der Bewegung begonnen wird – ohne aber das betroffene Gelenk überzubeanspruchen –, kann diese Art der rheumatischen Gelenk-Entzündung ohne Gelenk-Veränderung ausheilen.

Kollagenosen (Kollagen-Krankheiten)

Hier sollen kurz verschiedene Krankheiten aufgeführt werden, die relativ selten sind und deren entzündliche Veränderungen im kollagenen Gewebe vor sich gehen. Die Ursache liegt vermutlich im Auto-Immungeschehen, d. h. es kommt

Dazu erst eine Worterklärung:

Kolla	=	Leim
Kollagen	=	»die leimgebende Substanz«, also ein Gerüst-Eiweißkörper
Kollagene Fasern	=	Dies sind die charakteristischen Fasern des Bindegewebes, die aus einzelnen allerfeinsten kollagenen Fibrillen aufgebaut sind.

Beim Knochen verquellen dann diese kollagenen Fasern und ergeben »Leim«, also Glutin.

hierbei zu übersteigerten, allergischen Abwehrreaktionen. Das auslösende Allergen ist meist unbekannt.

Kollagenosen sind nicht auf bestimmte Organe beschränkt, sondern sie treten im gesamten kollagenen Gewebe (Bindegewebe) auf.

Man unterscheidet verschiedene Kollagenosen-Erkrankungen:

Panarteritis nodosa

Die »Panarteritis nodosa« ist eine knötchenförmige Entzündung der arteriellen Gefäßwand durch Einlagerung von Immunkomplexen in die Innenhaut der Gefäßwand. Je nachdem, welche Gefäßabschnitte betroffen sind, treten unterschiedliche Erscheinungen auf.

Symptome

a) Bei Befall der Koronarien (Herzkranzgefäße) kommt es zu Angina pectoris-Anfällen und zum Herzinfarkt.

b) Bei Befall der Nierengefäße entsteht erst erhöhter Blutdruck, bei dem speziell der untere Blutdruckwert höher liegt, nämlich meist über 100 mm Quecksilbersäule, oftmals bis 150 mm. Bei fortschreitender Erkrankung kommt es später oft zu Nieren-Versagen.

c) Bei Befall der Hautgefäße treten lokale Durchblutungs-Störungen auf, die bei fortschreitender Erkrankung auch zu Nekrosen werden können. Das heißt, daß das Gewebe zum Teil regelrecht absterben kann.

d) Bei Befall der Magen-Darm-Gefäße kommt es am Anfang zu leichten bis starken Leibschmerzen, zu Schleimhaut-Geschwüren bis hin zum Darmverschluß. Die akute Form dieser Erkrankung gehört also *sofort* ins Krankenhaus.

Allgemeine Prognose

Wenn im akuten Fall nicht sofort operativ eingegriffen wird, führt diese Krankheit nach kurzem Verlauf zum Tod.

■ Vor einigen Jahren hatte ich eine solche Patientin in der Praxis. Sie hatte durch eine solche knötchenförmige Entzündung einen Infarkt, also einen Verschluß in Gefäßen des Dünndarms. Damit waren – ausgerechnet oder Gott sei Dank an einem Wochenende – alle Anzeichen eines Darmverschlusses gegeben. Sofort wurde im Krankenhaus notoperiert. Dabei stellte man fest, daß ca. 2 m Dünndarm durch diesen Verschluß der Gefäße schon ganz schwarz und abgestorben waren. Dieser Teil des Darmes mußte entfernt werden, und nach fast drei Monaten Krankenhaus wurde die Frau mit der Hälfte ihres vorherigen Gewichtes nach Hause entlassen.

Mit viel Fencheltee und Dinkelsuppen kam sie wieder auf den Weg der Besserung, blieb aber lange Zeit anfällig und schwächlich. Sie hat aber inzwischen wieder Normalgewicht und kann alles essen und trinken.

Ich kann Sie aber auch hier wieder beruhigen: Diese Krankheit kommt äußerst selten vor. Der oben beschriebene Fall ist der erste und einzige, den ich persönlich erlebt habe. Es soll hier nur mit aufgeführt werden, da diese Erkrankung nach der Nomenklatur der Rheuma-Liga zu der Gruppe mit dazu gehört.

Vorbeugende Maßnahmen

Hier kann man eigentlich nur durch Vorbeugung einiges dazu tun, daß so etwas nicht passiert. Vorrangig ist selbstverständlich eine »natürliche« Ernährung, d. h. Umsteigen auf Dinkel usw.

Die *Wermut-Frühjahrskur* (s. »Rheuma-Therapien«, S. 191) tut ein übriges dazu und eines ist eben auch sehr wichtig:

Man darf sogenannte »Banal-Infekte« nicht auf die leichte Schulter nehmen und möglichst bald etwas dagegen unternehmen, um sie wirklich auszuheilen.

Lupus erythematodes (LE)

Auch »Lupus erythematodes« ist eine sehr seltene Erkrankung im Gefäß-Bindegewebe, meist bei Frauen zwischen dem 20. und 30. Lebensjahr. Auch sie ist eine Auto-Immunerkrankung, die je nach Verlaufsform zu charakteristischen Veränderungen an der Haut, den Gelenken und den inneren Organen führt.

Charakteristisches Zeichen für die Erkrankung sind hohes Fieber und *schmetterlingsförmiger Hautausschlag* über Nase und Wange.

Sie kann innerhalb weniger Monate zum Tode führen und die Behandlung sollte daher unbedingt in einer Klinik erfolgen.

Auslösende Ursache für das Auto-Immungeschehen sind meistens Medikamente, die in zu hoher Dosis und zu lange eingenommen wurden. Hier wirken sich speziell Schmerzmittel, Schlafmittel und Antibiotica in Verbindung mit Infekten, zu starker Sonnen-Bestrahlung oder einer Schwangerschaft bei Frauen aus.

Therapie

Da die auslösenden Faktoren hierbei sehr oft Schmerz- und Schlafmittel sind, sollte man diese natürlich möglichst meiden.

Außerdem kann man alles, was bei den vorangegangenen Krankheitsbildern aufgeführt wurde, als Begleit-Therapie mit anwenden. Man darf sich aber dabei nicht zuviel versprechen, da in diesem Fall nicht immer der erwünschte Erfolg eintritt.

Sklerodermie (Darrsucht)

Bei Sklerodermie kommt es im Bindegewebe zu entzündlichen Veränderungen, dann zu Bindegewebe-Neubildungen und degenerativen Veränderungen. Die Erkrankung ist meist auf die Haut beschränkt und hat dann eine gute Prognose.

Wenn das gesamte Bindegewebe erkrankt, ist die Prognose etwas ungünstiger.

Meist betroffen sind Frauen zwischen dem 40. und 50. Lebensjahr. Die Krankheit beginnt mit teigigen Ödemen an den Fingerspitzen und den Raynaud-Symptomen, d. h. partiellen, schwersten Durchblutungs-Störungen, die bis zu abgestorbenen Fingern führen können (»Leichenfinger«).

Monate später kommt es zu fleckigen Verfärbungen bei glänzender, schwindender, unverschiebbarer Haut, und zu rattenbißartigen Nekrosen.

In Extrem-Fällen lösen sich die Knochen der Endglieder auf und die Finger werden in der Beuge-Stellung fixiert. Der Vorgang dehnt sich von den Händen auf die Unterarme, auf das Gesicht, den Hals und die Brust aus. Durch Verhärtungen werden die Gesichtszüge starr, die Nase springt spitz vor. Der Mund wird klein, mit straffer Faltenbildung an der Oberlippe. Eventuell kommt es auch zu Zungenband-Verkürzungen mit Sprach-Störungen.

Die Krankheit kommt in Schüben, dazwischen gibt es längere Ruhephasen. Es gibt aber auch mildere Verläufe, und es müssen nicht alle der aufgeführten Symptome dabei erscheinen.

Therapie

Vom Arzt wird in der akuten Phase mit Cortison und Zytostatika behandelt. Eine andere Möglichkeit hat er kaum.

Während der Latenz-Phasen sollte mit Haut-Pflegemitteln und mit intensiven Übungs-Behandlungen therapiert werden. Kälte ist zu absolut zu meiden.

Die Haut benötigt eine Unmenge an Fett und Öl. Mit Abstand am besten bekommen ihr dabei Hautpflege-Mittel, die auf Olivenöl-Basis aufgebaut sind. Eine Patientin mit dieser Erkrankung verwendet sehr oft reines Olivenöl gemischt mit etwas Rosenöl, also ganz im Sinne Hildegards.

Auch einen solchen Fall hatte ich *einmal* in der Praxis vor beinahe 20 Jahren. In diesem Fall war eine sehr junge Frau von ca. 20 Jahren betroffen, was an und für sich ungewöhnlich ist. Bei ihr hatte sich die Krankheit besonders auf das Gesicht konzentriert. Es sieht fast wie eine Maske aus, die Haut ist lederartig glatt und zusammengezogen. Der übrige Körper ist nur relativ wenig betroffen. Der Frau geht es heute relativ gut. Sie versucht, möglichst ohne Cortison auszukommen, und dies ist ihr bis heute recht gut gelungen.

Degenerative Rheuma-Erkrankungen (Arthrosen)

Das Bindegewebe unterliegt einem natürlichen Alterungs- und Verschleißprozeß ab dem 30. Lebensjahr, was im Röntgenbild als Abnutzungs-Erscheinungen an verschiedenen Gelenken erkennbar ist, aber normalerweise keine Schmerzen verursacht.

Eine Arthrose liegt erst vor, wenn es zu Knochen-Veränderungen kommt, die größer sind als die normale Alterung.

Ursachen

Bei Arthrosen kommt es zu einem Dünnerwerden des Gelenk-Knorpels im Innern der Gelenke, wobei auch gleichzeitig Knochen-Wucherungen an Gelenk-Rändern auftreten.

Durch Fehlbelastungen und unwillkürliche Schonhaltungen können dann zudem Schäden an Sehnen und Bändern auftreten. Die Muskulatur kann sich reflektorisch verkrampfen, und an den Gelenk-Schleimhäuten entstehen Reizungen oder sogar Entzündungen.

Verschiedene Faktoren begünstigen dann noch diese Fehlbildungen. Dies sind in erster Linie:

1. schwere Gelenk-Fehlbelastungen bedingt durch Übergewicht und/oder durch alte Verletzungen oder Operationen, durch die der Patient eine Schonhaltung einnimmt,
2. angeborene Fehlbildungen, die sich erst ab einem gewissen Alter bemerkbar machen und
3. Stoffwechsel- und/oder Hormon-Störungen, meist erst ab dem 50. Lebensjahr.

Symptome

Wichtigstes Symptom ist der Schmerz, der speziell morgens als sogenannter *Anlauf-Schmerz* auftritt, aber in der Regel nach einer gewissen *Einlauf-Zeit* verschwindet. Das Gelenk oder die Gelenke können dann wieder fast ganz normal bewegt werden.

Weiterer Verlauf

Nun treten schon bei einfachen Bewegungen Schmerzen auf, die sich bis hin zu Dauerschmerzen steigern können. Diese Schmerzen können ausstrahlen und starke reflektorische Muskel-Verspannungen auslösen, die dann weitere Bewegungs-Einschränkungen auslösen. Anfangs sind diese schmerzbedingt, später kommt es dann durch Umbauvorgänge im Gelenk zu einer echten Behinderung.

Wenn Arthrosen an der Wirbelsäule auftreten, nennt man sie Spondylosis, was auch oft mit sehr schmerzhaften Bandscheiben-Vorfällen verbunden ist. Hierbei kommt es dann meist zu einem Taubheitsgefühl z. B. im Arm oder im Bein. Ärztliche Hilfe und entsprechend entkrampfte Lagerung ist hierbei dringend angezeigt!

Alle diese Beschwerden werden durch Kälte, Nässe, Wetterwechsel und Überbeanspruchung enorm verschlimmert.

Therapie der »normalen« Medizin

Obwohl die Wiederherstellung eines einmal gestörten Gelenkes nicht möglich ist, gibt es eine Vielzahl von Möglichkeiten, die Schmerzen mit Medikamenten zu lindern – was aber meist mit vielen Nebenwirkungen verbunden ist.

Wobei man aber beim Schmerz immer wieder darauf hinweisen muß, daß er ja ein »Freund und Helfer« ist, weil er uns auf Gefahren aufmerksam macht, denen wir dann wirksam begegnen können. Wenn man allerdings *nur* die Schmerzen bekämpft, ist es in etwa genauso als würde man bei einem Brand die Alarmanlage ausschalten. Man muß versuchen, den Schmerz an der Wurzel zu packen, soweit dies überhaupt möglich ist, statt nur die Leitung zu kappen und die Ursache damit zu unterdrücken. Dadurch kann man vieles vertuschen, was dann natürlich später um so stärker auftritt.

In erster Linie muß eventuelles Übergewicht abgebaut werden, dann kann man durch durchblutungsfördernde Maßnahmen wie Salben, Enzympräparate und physikalische Therapien viel bewirken. Warme Bewegungsbäder, Fango, Moorpackungen und Massagen sind erfolgversprechend, und auch mit Baunscheidtieren, Schröpfen und Akupunktur, Homöopathie und Neuraltherapie ist einiges zu leisten. Pflanzliche Mittel führen vielfach eine Besserung herbei, und natürlich kann man auch mit allen schon aufgeführten Mitteln der Hildegard-Heilkunde sehr positiv eingreifen.

Grundsätzlich sollte jeder Patient ergänzend zu anderen Therapien bei allen Knochen-Deformationen oder -Abnützungen möglichst auch eine Suppe aus ausgekochten Kalbsfüßen öfters essen oder die Speisen damit zubereiten (s. »Kalbsfußsuppe«, S. 157).

Dies wäre das Allgemeine zur Arthrose. Im einzelnen möchte ich auf die verschiedenartigen Arthrosen jetzt etwas näher eingehen.

Hüft-Arthrose (Cox-Arthrose)

Die Hüft-Arthrose tritt meist erst nach dem 50. Lebensjahr als Folge angeborener Fehlbildung, Entwicklungsstörung am Gelenkkopf, einer früheren Entzündung des Hüftgelenkes oder einer Beschädigung des Gelenkes auf.

Stark verschlimmernd wirkt sich Übergewicht aus, aber auch Stoffwechselstörungen, Klimakterium – also die hormonelle Umstellungsphase v. a. der Frau – und Durchblutungsstörungen arterieller und venöser Art spielen dabei eine große Rolle.

Schmerzen und Steifheit des Gelenkes entwickeln sich sehr langsam. Meistens ist das »Nach-außen-drehen« des Beines behindert, nicht das »Nach-innen-drehen«. Der Schmerz strahlt in die Leiste aus, aber in schlimmen Fällen auch bis ins Knie hinein.

Oft wird schon sehr früh das betroffene Bein nachgezogen und dadurch ein Hinken verursacht. Das Hüftgelenk wird allmählich steif.

In der Diagnostik läßt man den Patienten auf dem Rücken liegend die Knie anziehen und nach außen fallen. Dabei sieht man den spitzen Winkel der Knie zueinander und das geringere »Nach-außen-bringen« eines Beines als sicheres Zeichen der Hüft-Arthrose an.

Therapie

Wichtig für den betroffenen Patienten ist, daß er ein gewisses Gleichgewicht zwischen Ruhe und Bewegung findet.

Das Gelenk kann durch die Verwendung eines Spazierstocks – natürlich möglichst aus Edelkastanienholz, das Stauungen in den Beinen beseitigt – geschont und entlastet und dadurch eine evtl. anfallende Operation um Jahre hinausgeschoben werden. Sehr unterstützend wirken hier auch Sohlen oder gar ganze Schuhe aus Dachsleder.

Radfahren und Schwimmen ist langem Gehen vorzuziehen, Sitzen ist immer besser als zu langes Stehen. Der Betroffene sollte aber darauf achten, daß er möglichst oft einen Wechsel zwischen Stehen, Gehen und Sitzen erreicht, auch und gerade im Beruf.

An Hildegard-Therapien kann man die schon erwähnte *Weizen-Packung* (s. »Rheuma-Therapien«, S. 190) mit sehr gutem Erfolg zur Linderung der akuten Schmerzen einsetzen, natürlich auch alle übrigen schon aufgeführten Bäder und Packungen.

Speziell sollte man die *Gold-Kur* (s. »Rheuma-Therapien«, S. 143) und auch die *Wermut-Frühjahrskur* (s. »Rheuma-Therapien«, S. 191) bei allen Arthrosen der Gelenke nicht vergessen.

Natürlich darf auch die schon erwähnte *Kalbsfußsuppe* (s. »Rheuma-Therapien«, S. 157), die hildegardische »Frischzellen-Therapie«, auf keinen Fall fehlen.

Von Seiten der Schulmedizin wird hier sehr oft ein künstliches Hüftgelenk eingesetzt und in fortgeschrittenen Stadien ist dies auch die einzige Möglichkeit, dem Patienten das Leben wieder erträglich zu gestalten.

Vor der Operation sollte man als Vorbereitung einige Zeit die Schafgarben-Blätter nehmen (s. »Rheuma-Therapien«, S. 169).

In der Nachsorge einer solchen Operation hilft dann die Hildegard-Heilkunde zusammen mit gezielter Krankengymnastik sehr viel und ermöglicht dem Patienten, daß er sich schneller wieder schneller ohne irgendwelche Hilfsmittel bewegen kann.

Arthrose der Ilio-sacral-Gelenke und Beckenschiefstand

Hier muß zunächst kurz auf die Volkskrankheit »Beckenschiefstand« eingegangen werden.

Viele Menschen leiden unter chronischen Rücken-Schmerzen. Eine der häufigsten, aber auch am wenigsten beachteten Ursachen dieser Schmerzen ist die Arthrose der Ilio-sacral-Gelenke mit Beckenschiefstand. Es gibt noch eine ganze Reihe verschiedener Ursachen, aber diese beiden zusammengehörigen Veränderungen in diesem Bereich sind mit weitem Abstand die häufigsten.

Allgemeine Ursachen

1. Rückenschmerzen durch Unterleibsprozesse, nicht nur bei Frauen, sondern auch bei Männern, durch Reizungen im Uro-Genital-Bereich. Nach Feststellung in der Anamnese muß hier an einen Facharzt überwiesen werden.
2. Rückenschmerzen durch Störungen im Verdauungstrakt. Sie sind oft Warnhinweise auf Leber, Galle, Bauchspeicheldrüse, Darm oder Nieren. Dies ist durch eine Laboruntersuchung in den meisten Fällen abzuklären, kann aber auch durch Schmerzen in bestimmten Rückenzonen, den sogenannten Head'schen Zonen, gut vor-diagnostiziert werden.
3. Rückenschmerzen im Brustbereich sind oft Hinweise auf unterschwellige Infekte oder Reizzustände im Bronchial- und Lungen-Bereich. Oft durch Röntgen nicht zu erfassen. Solche unterschwelligen Prozesse führen, wenn sie über einen längeren Zeitraum anhalten, oft zu Rundrücken und zur langsamen Versteifung der Brustwirbelsäule.
4. Rückenschmerzen bei chronischen Entzündungsherden im Kiefer-, Nebenhöhlen- und Rachen-Raum. Hier muß man besonders auf die Herdfunktion in diesem großen lymphatischem Gebiet hinweisen. Die Zusammenhänge zwischen kranken Zähnen und den Organen sind ja hinlänglich bekannt und

ebenso auch die Zusammenhänge zwischen der Schleimhaut in der Nase und deren Nebenhöhlen wie allen anderen Schleimhäuten im gesamten Körper. Diese Schmerzen sind meist durch die Nasale Reflexzonen-Therapie nach Niels-Krack gut zu therapieren, ergänzt durch Schnupfen von Bertram, dem Reinigungs-Gewürz der Hildegard-Heilkunde, natürlich eventuell neben einer anderen, organgezielten Therapie.

5. Rückenschmerzen bei psycho-physischer Überlastung. Die Spannungen der Seele projizieren sich auf die Wirbelsäule und führen dort zu massiven Veränderungen. Ich möchte hier nur auf den sogenannten »Witwenbuckel« hinweisen.
6. Rückenschmerzen bei ungesunder oder sogar gesundheitsschädigender Ernährung und Lebensweise. Hier möchte ich auf den riesigen Zuckerverbrauch hinweisen, der ja ein typischer Vitamin-B-Räuber ist, und den man bei allen großen Schmerzzuständen deshalb möglichst meiden sollte. Auch die moderne »Fast-Food-Ernährung« trägt wesentlich dazu bei.
7. Rückenschmerzen durch Verschleißerscheinungen im Laufe eines langen Lebens. Diese sind »fast« natürlich. Menschen, die aber lange Zeit bewußt gelebt haben und auch im hohen Alter wenig oder gar keine Beschwerden haben, beweisen uns allerdings, daß dies nicht unbedingt sein müßte.

Rückenschmerzen durch Beckenschiefstand und Arthrose der Ilio-sacral-Gelenke

Schmerzen im Rücken lenken uns hin zu gewissen Veränderungen oder Störungen, die direkt oder indirekt mit dem Rücken in Verbindung stehen.

Man muß dabei bedenken, daß die Reflexzonen am Rücken, die z. B. bei einer Organerkrankung massive Rückenschmerzen verursachen, nicht unbedingt nur Zeichen für eine Erkrankung »aussenden«. Es gibt eben auch die umgekehrte Richtung. Wie z. B. eine Nierenerkrankung sich zuerst durch einen Rückenschmerz bemerkbar machen kann, können anders verursachte andauernde Schmerzen im Rücken auch umgekehrt ein Organ beeinträchtigen. Dies kann langsam geschehen, aber auch ganz spontan.

Hierzu ein Beispiel:

■ Eine Patientin erzählte mir, daß sie sich beim Fensterputzen gebückt und beim Hochkommen die Ecke des offenen Fensterflügels in den Rücken gerammt hatte. Schlagartig wurde ihr übel, und sie mußte erbrechen. Wie ich an dem blauen Flecken, den sie am Rücken hatte, leicht feststellen konnte, hatte sie sich mit aller Gewalt die Ecke des Fensters in die Head'sche Zone des Magens gestoßen. Der Magen verkrampfte sich daraufhin schlagartig mit der eben erwähnten Reaktion.
Bei dieser Patientin funktionierte der Reflexweg sehr spontan, und man konnte den Zusammenhang zwischen Rücken und Organ ganz leicht erkennen. Oft stellt sich dies

aber bei Rückenschmerzen, die nicht ganz so heftig sind, erst sehr langsam und über einen großen Zeitraum hinweg heraus. Und manchmal wird dann das Organ behandelt, nicht aber die eigentliche Ursache, z. B. ein Beckenschiefstand.

Eine der häufigsten Grundursachen von Rückenschmerzen, aber auch von vielen anderen Beschwerden – sowohl im Rücken- und Extremitäten-Bereich als auch in den Organen – ist, wie schon gesagt, der Beckenschiefstand. Schätzungen aus meiner und aus anderen, ähnlich strukturierten Praxen, gehen für diese

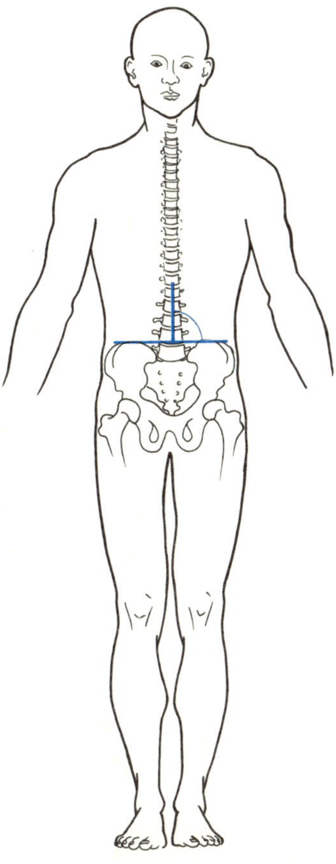

Abb. 3
Front-Ansicht.
Die Wirbelsäule steht genau im rechten Winkel auf dem Becken.

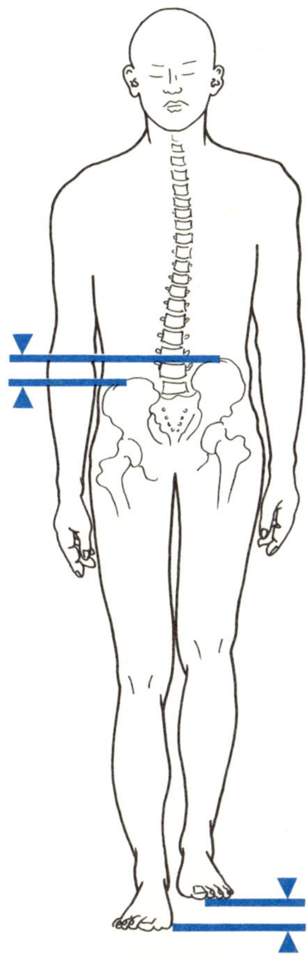

Abb. 4
Wirbelsäule mit massivem Beckenschiefstand. Das rechte Bein ist scheinbar »länger«.

Ursache auf bis zu 80 oder gar 90%. Die daher bedingten Beschwerden sprechen auch auf intensivste Behandlungen wenig oder gar nicht an, solange nicht die eigentliche Ursache erkannt und beseitigt wird.

Kleinste Verschiebungen im Beckengefüge führen zum sogenannten »short-leg-Syndrom«, einer geringen *scheinbaren* Längendifferenz der Beine (s. Abb. 3 und 4). Durch die gestörte Statik kommt es zu einer kompensatorischen Verkrümmung der Wirbelsäule, zu Verspannungen, Schmerzen und vorzeitigen Abnutzungserscheinungen.

Ursachen für Beckenschiefstand

Schon kleinste Unfälle oder sogar ein einfacher Fehltritt an der Bürgersteigkante können zu Beckenschiefstand führen. Oftmals ist dieser auch bedingt durch nicht körpergerechte Haltung und durch einseitige Belastung in Beruf, Hobby usw., durch falsche Büro-Sitze, minderwertige Autositze und hypermoderne, aber oft physiologisch unpassende Sitzmöbel im Wohnzimmer, aber auch durch falsches Schuhwerk.

Oftmals beginnt diese Fehlhaltung schon im Kindesalter, speziell auch bei Schülern, die ihre schweren Büchertaschen statt auf dem Rücken oft nur mit einer Hand tragen und dadurch die Wirbelsäule und das Becken total verschieben. Aber auch eine zur Schau gestellte lässige Haltung kann auf Dauer solche Verschiebungen verursachen. Sie können aber auch aus einer Schonhaltung kommen, die man sich angewöhnt hat, wenn man einmal eine Knie- oder Beinverletzung hatte, oder auch durch von anderen abgetragene Schuhe.

Aber auch schon unmittelbar nach der Geburt kann der Beckenschiefstand durch den Geburtshelfer oder die Hebamme hergestellt werden: Die Neugeborenen werden unmittelbar, nachdem sie das Licht der Welt erblickt haben, mit dem Kopf nach unten – damit der Schleim aus den Atemwegen fließen kann – hochgehoben. Es wird ihnen dabei auf den Rücken geklopft, bis der erste Schrei ertönt. Hierbei wird sehr oft der Fehler gemacht, daß das Kind nur an *einem* Bein hochgehoben wird. Durch die bei der Geburt noch weichen Knochen und Knochen-Verbindungen im Ilio-sacral-Bereich kann dadurch ein Beckenschiefstand gesetzt werden, den das Neugeborene sein ganzes Leben mit sich herumschleppen muß, bis er irgendwann von einem Kundigen behoben wird. Bis dahin hat er aber meist schon zu vielen Schäden geführt und große Beschwerden bereitet.

Wird das Neugeborene mit einer Hand aber an allen beiden Füßen nach oben gehoben, kann dies nicht passieren. Es gibt auch eine neuere Art, die heute nach den Erkenntnissen auf diesem Gebiet schon teilweise praktiziert wird. Dabei wird das Neugeborene über den Unterarm gelegt und der Arm so hochgehoben, daß das Kind vorne und hinten darüberhängt. Dadurch hat es eine Lage, in der Kopf und Oberkörper nach unten hängen; der Schleim kann abgehen, der

Rücken kann beklopft werden und der erste Schrei kann ertönen, ohne daß das Becken bei dieser ersten Lebenshilfe gleich geschädigt wird.

Eine weitere Ursache sollte man auch nicht vergessen, und zwar das sogenannte »Volker-Müller-Syndrom«, auch »Geldbeutel-Syndrom« genannt. Sie werden diesen Ausdruck sicher noch nie gehört haben, weil er kein offizieller Name in der Medizin ist, in Kreisen der Chiropraktiker aber teilweise schon zum stehenden Begriff geworden ist. Mein Kollege Volker Müller warnte und warnt noch immer davor, den Geldbeutel in der Gesäßtasche zu tragen. Dadurch wird beim Sitzen, speziell beim Autofahren, ein Druck auf die Gesäßbacke und die dort verlaufenden Nerven und Gefäße ausgeübt, sodaß es zu einer Dauerreizung und auch zu einer Schonhaltung kommt. Durch diese Schonhaltung wird gleichfalls das Becken schiefgestellt mit allen Folgen, die daraus resultieren.

Symptome

Durch diese verschiedenen Ursachen kommt es zu den drei typischen Wirbelsäulen-Veränderungen:

1. *Skoliose* = eine seitliche Rückgratverkrümmung (s. Abb. 5). Sie bedingt oftmals eine starke Einengung des ganzen Brustkorbs mit Herz- und Atembeschwerden. Hier möchte ich auf die besonders wirksame Methode von Lehnert-Schroth hinweisen. Hier werden durch systematische Bewegungsübungen, kombiniert mit der Atmung, diese »Rippenbuckel« regelrecht »weggeatmet«. Das dauert allerdings oft Monate und Jahre und geht auch nur unter aktivster Beteiligung der Patienten.

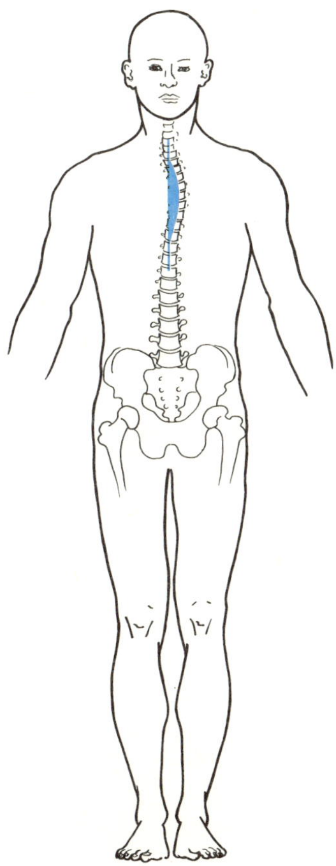

Abb. 5
Die Wirbelsäule ist seitlich und eventuell auch etwas nach hinten verschoben und bildet so eine Skoliose, einen Rippenbuckel.

2. *Kyphose* = Rückgratverkrümmung nach hinten = Buckelhaltung (s. Abb. 6).
3. *Lordose* = zu starke Verbiegung nach vorn im Lendenbereich. Oft hervorgerufen z. B. durch zu hohe Absätze bei Frauen (s. Abb. 6). Dadurch *muß* sich die Lendenwirbelsäule nach vorne durchbiegen. Gleichzeitig kommt es dabei nach längerer Zeit auch zu einer enormen Verkürzung der Wadenmuskulatur mit entsprechenden Störungen im Venen- und Lymph-Bereich der Beine. Man kann diese Verkürzung durch eine ganz einfache Übung feststellen:

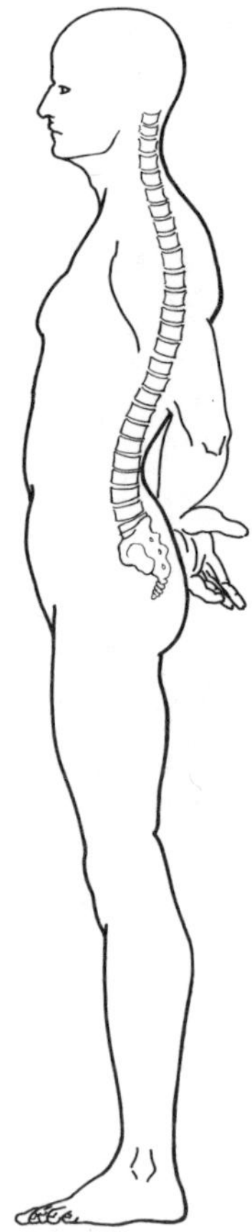

Abb. 6
Seiten-Ansicht. Natürliche Verbiegung
der Wirbelsäule in den verschiedenen Bereichen:
Lordose im HWS-Bereich, Kyphose im BWS-Bereich,
Lordose im LWS-Bereich

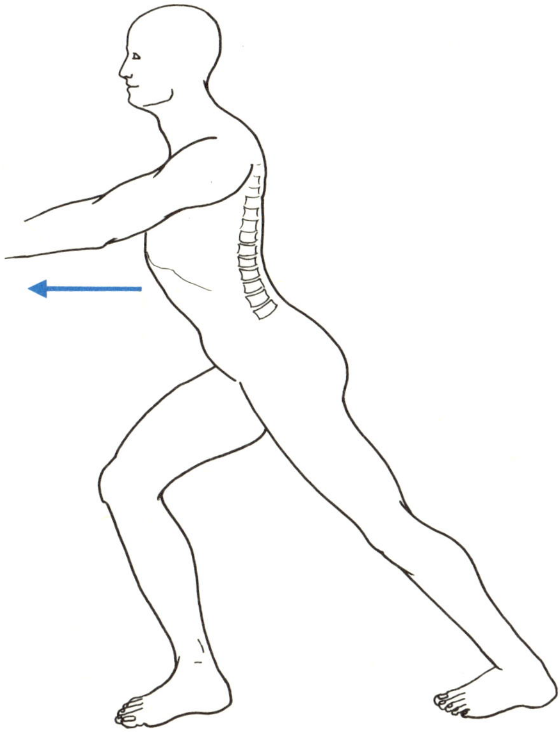

Abb. 7
Übung zur Wadendehnung, zur Steigerung der Elastizität der Wade und zur Anregung des venösen und des lymphatischen Rückflusses

Stellen Sie sich hin und machen Sie einen kleinen Schritt nach vorn. Dabei lassen Sie das hinten stehende Bein mit der ganzen Sohle auf dem Boden stehen. Dann bewegen Sie den Körper etwas nach vorne, ohne die Stellung der Füße auf dem Boden zu verändern. Je mehr jetzt die Wade schmerzt, desto verkürzter sind der Wadenmuskeln. Mit dieser Übung, täglich einige Male durchgeführt, können Sie diese Muskeln aber wieder strecken und dehnen und so nach einiger Zeit auch wieder normalisieren.

Bei all diesen Veränderungen im Rückenbereich wird leider sehr oft – m. E. viel zu oft – ein Korsett verordnet und/oder eine scheinbare Längendifferenz der Beine durch eine Schuh- oder Absatz-Erhöhung ausgeglichen. Das heißt auch, daß der Zustand unveränderlich in der verkehrten Lage festgehalten wird.

Skoliose und Lordose sind aber normalerweise auch ganz natürliche Biegungen der Wirbelsäule, durch die die federnde Wirkung der Wirbelsäule sichergestellt wird. Nur die *übertriebene* Verbiegung ist krankhaft und dann auch mit z. T. enormen Beschwerden verbunden.

Wenn man die Wirbelsäule betrachtet, haben wir im Halswirbelsäulen-Bereich normalerweise eine Lordose, die dann in die Kyphose der Brustwirbelsäule übergeht, und schließlich nach der Lordose der Lendenwirbelsäule im Becken mündet (s. Abb. 6).

Diese Verbiegungen der Wirbelsäule haben wir nicht von Beginn unseres Lebens an, sondern sie bilden sich erst im Laufe des ersten Jahres.

Wenn ein Kind auf die Welt kommt, dann ist die Wirbelsäule in der Regel noch gerade wie ein Stock. Wenn es in Bauchlage anfängt, den Kopf zu heben, bildet sich die Lordose der Halswirbelsäule durch die Krabbelhaltung. Wenn es anfängt, sich aufzusetzen, kommt die Kyphose der Brustwirbelsäule dazu – und wenn das Kind beginnt, zu laufen, bildet sich eine Lordose der Lendenwirbelsäule aus. Dadurch entsteht eine Federung in der Wirbelsäule, die wie eine gute Federung im Auto die meisten Stöße und Schläge abfängt und somit eine Verletzung des Rückenmarks in ihrem Inneren verhindert.

Durch eine Schiefstellung des Beckens, sehr oft noch kombiniert mit einer seitlichen Verdrehung, wird die gesamte Ordnung natürlich enorm gestört. Dadurch ist ja die Basis bzw. das Fundament der gesamten Wirbelsäule in Unordnung gebracht, was von ihr auf bestimmte Weise wieder ausgeglichen werden muß.

Wenn man sich die Wirbelsäule mit Becken am unteren Ende und Kopf am oberen Ende einmal anschaut, stellt man fest, daß der Kopf immer das Bestreben hat, genau senkrecht über dem Becken zu stehen (s. Abb. 3). Wenn nun das Becken verschoben und verkantet ist, dann *muß* die Wirbelsäule dies einfach ausgleichen, indem sie sich entgegengesetzt verschiebt und verwindet und dadurch garantiert, daß der Kopf zum Schluß wieder senkrecht über dem Becken steht (s. Abb. 4).

An all diesen Stellen, wo es zu besagten Verdrehungen und Verschiebungen kommt, wird nun auf einer Seite der Wirbelsäule das Zwischenwirbelloch eingeengt, und die austretenden Nerven werden zumindest gereizt. Dies verursacht natürlich Schmerzen, die z.T. direkt am Rücken an der Wirbelsäule auftreten, aber auch oft dort, wo der Nerv, der an seiner Wurzel mehr oder weniger gereizt wird, hinführt. Das kann eine Extremität wie Arm oder Bein sein, kann aber auch scheinbare oder wirkliche Organ-Beschwerden verursachen.

So kann ein kleiner Stolperer oder Fehltritt die Ursache von mannigfachen Beschwerden sein. Wenn lediglich diese Beschwerden behandelt werden, wird gar nichts erreicht, solange nicht die Wirbelsäule und das Becken korrigiert und »ins rechte Lot gerückt« werden. Dieses »ins-Lot-rücken« ist also wirklich wörtlich zu verstehen, da eben der Kopf immer senkrecht, also »im Lot« über dem Becken stehen muß.

Therapie

1. Sollte ein manueller Therapeut dieses »ins-rechte-Lot-rücken« durch eine sanfte Chiropraktik, kombiniert mit einleitenden, manuellen und anderen Therapien, und auch durch eine entsprechende Weiterbehandlung, beginnen.

Es sind also Blockaden zu lösen, in diesem Fall speziell eine Verklebung oder sogar Veränderung der Ilio-sacral-Gelenke und auch der Hüftgelenke. Wenn diese Blockaden sich nicht mehr von alleine aufheben, muß ein Therapeut versuchen, sie zu lösen, damit die Selbstheilungskräfte einsetzen können.

2. Sollte der Patient eine begleitende Therapie durchführen, die er zum größten Teil selbst machen kann. Hierbei spielt die Hildegard-Heilkunde eine sehr große Rolle, wenn nicht die größte.
3. Sollte der Patient vom Therapeuten entsprechende Anweisungen bekommen, welche Übungen er in seinem speziellen Fall machen sollte.

Diese Übungen helfen immer am besten, wenn sie morgens unmittelbar nach – oder wie Sie später noch hören werden – sogar vor dem Aufstehen durchgeführt werden, weil dabei der Körper durch die Bettwärme in der Regel noch elastisch und beweglich ist. Verschiebungen in der Nacht können so vom Patienten ohne fremde Hilfe selbst wieder korrigiert werden.

Das heißt, zusätzlich zu den Behandlungen durch einen Wirbelsäulen-Therapeuten, den Hildegard-Mitteln und den physikalischen Therapien aus dem Bereichen der Hildegard-Heilkunde und der übrigen Naturheilkunde, sollten unbedingt bestimmte Übungen gemacht werden.

Übung 1:

Bei einem echten Beckenschiefstand wäre die allerwichtigste Übung der Kniehebel (s. Abb. 8), der – je nachdem, auf welcher Seite das Becken nach unten hängt, das Bein also scheinbar »länger« ist – rechts oder links durchgeführt wird:

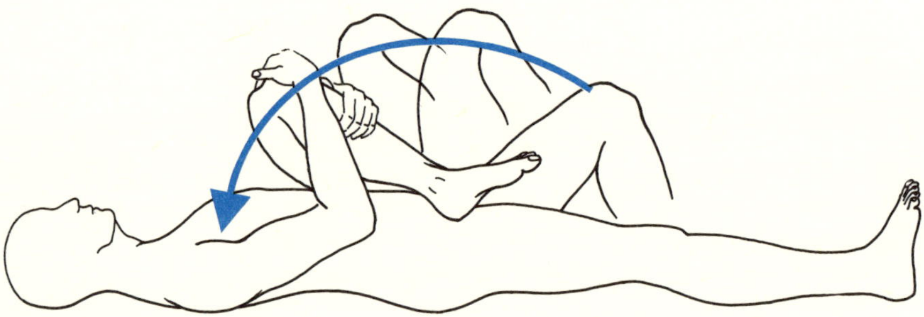

Abb. 8
Kniehebel

Noch vor dem Aufstehen am Morgen wird im Bett das abgewinkelte »scheinbar« längere Bein mit beiden Händen umfaßt und zwei- bis dreimal zur gegenüberliegenden Schulter gezogen. Diese Übung auch nach einem Vollbad oder vor dem Verlassen der Sauna machen, da dann alles optimal entspannt ist.

Dies alles gilt natürlich nur beim *echten* Beckenschiefstand und nicht bei einer *wirklichen* Beinlängen-Verkürzung, wie sie natürlich auch vorkommt, aber sehr viel seltener als allgemein angenommen. Bei einem Beckenschiefstand durch eine echte Beinlängen-Verkürzung *muß* die Differenz durch eine Schuherhöhung oder eine Einlage ausgeglichen werden.

Ich habe – oder besser gesagt hatte – Patienten in der Praxis, die seit 10 oder auch mehr Jahren diesen Kniehebel wegen ihres Beckenschiefstandes wirklich jeden Morgen machen und allein dadurch – ohne weitere Behandlungen oder Medikamente – ihre Beschwerden im Lendenwirbel-Becken-Hüftgelenk-Bereich beheben konnten.

Eine weitere Maßnahme bei Beckenschiefstand ist die sogenannte »Paradoxe Erhöhung« (s. Abb. 9):

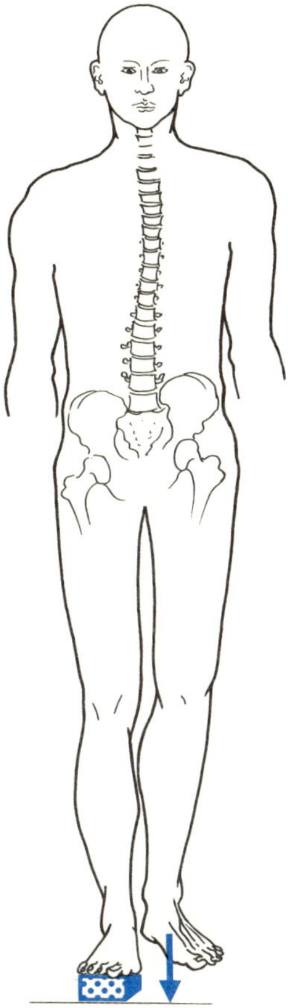

Abb. 9
Paradoxe Erhöhung

Dadurch, daß für kurze Zeit auf der »scheinbar« längeren Seite der ganze Schuh erhöht wird, kommt es zwangsweise zu einem Ausgleich des Beckenschiefstandes, weil die dadurch extrem verkürzte Seite nach unten gehen *muß*.

Man gleicht nicht die Differenz der scheinbaren Verkürzung aus, sondern erhöht sogar das scheinbar längere Bein. Dadurch wird das Becken in die richtige Ebene gezwungen.

Allerdings ist darauf zu achten, daß es nicht zu lange bei einer Erhöhung auf dem scheinbar längeren Bein kommt. Man muß also in ganz regelmäßigen Abständen nachkontrollieren lassen, ob die Maßnahme noch notwendig ist.

Auch beim Sitzen sollte man auf einen Ausgleich achten. Beim Beinüberschlagen immer nur das scheinbar längere über das scheinbar kürzere Bein schlagen und nie umgekehrt. Dabei kommt es zum selben Effekt wie am Morgen mit dem Kniehebel. Sollte man es umgekehrt machen, verstärkt man dadurch die Schiefstellung.

Übung 2:

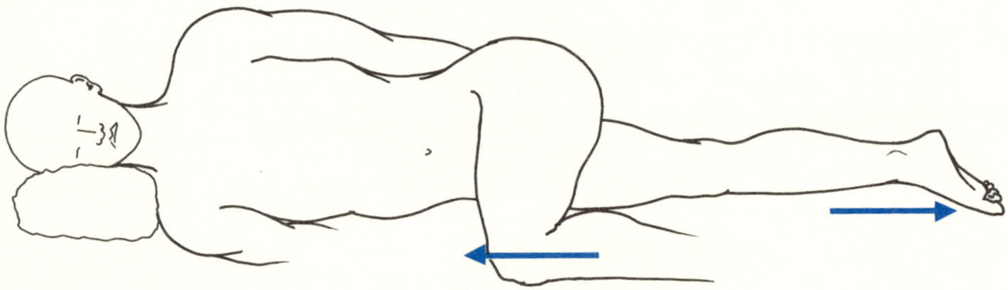

Abb. 10
Seitenlage im Bett. Das scheinbar »längere« Bein wird immer beim Schlafen auf der Seite angewinkelt, das scheinbar »kürzere« Bein immer ausgestreckt.

Bei Seitenlage im Schlaf sollte das Bein auf der Schmerzseite (das »scheinbar« längere Bein) stark angewinkelt werden. Schmerzt z. B. das rechte Bein und man liegt auf der rechten Seite, dann dieses einfach so hoch wie möglich beim Schlafen anwinkeln, und der Schmerz wird sich bessern, zumindest erträglicher werden. Das »kürzere« Bein wird lang ausgestreckt.

Bei nächtlichen Rückenschmerzen kann man auch folgendes zur Selbstdiagnose dienen: Wenn man sich auf die Seite gelegt hat und das Bein auf der Schmerzseite sehr hoch angezogen hat, das andere Bein gestreckt hat und der Schmerz unmittelbar danach aufhört oder sich zumindest stark bessert, dann ist dies die Seite, auf der das Bein »scheinbar« länger ist. Durch diese Haltung werden die Zwischenwirbelräume frei, und der Schmerz hört auf, weil die Wurzelreizung aufhört.

Hört der Schmerz dadurch nicht auf, muß man sich auf die andere Seite legen und dort dasselbe probieren. Verschwindet der Schmerz auf keiner Seite, muß er eine andere Ursache haben.

Legt man sich dann aber auf die andere, nicht schmerzende Seite, sollte man ein zusammengefaltetes Badetuch oder ähnliches, das man sich schon vorher zurechtgelegt hat, unter das Knie des angewinkelten Beines legen. Dadurch wird verhindert, daß eine zu große Spannung in den Rückenbereich übertragen wird.

Übung 3:

In Rückenlage kann man die Schmerzen folgendermaßen etwas lindern:

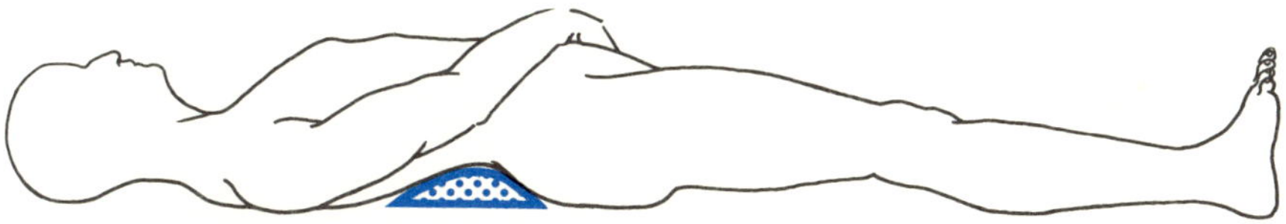

Abb. 11
Der Patient liegt auf dem Rücken, hat unter der LWS ein weiches Kissen, das dort entspannt und entkrampft und die Schmerzen nimmt. Mit einer Rolle unter den Knien kann der Rücken noch zusätzlich entkrampft werden.

Beide Beine anwinkeln und Decke unter die Füße ziehen, damit diese einen Halt haben. Eventuell am Fußende etwas gegenstellen, z. B. einen Kasten oder ähnliches, damit die Füße abgestützt werden, nicht wegrutschen und so einen besseren Halt finden. Lendenwirbelsäule und Becken werden gerade, der Schmerz nimmt ab (s. Abb. 12).

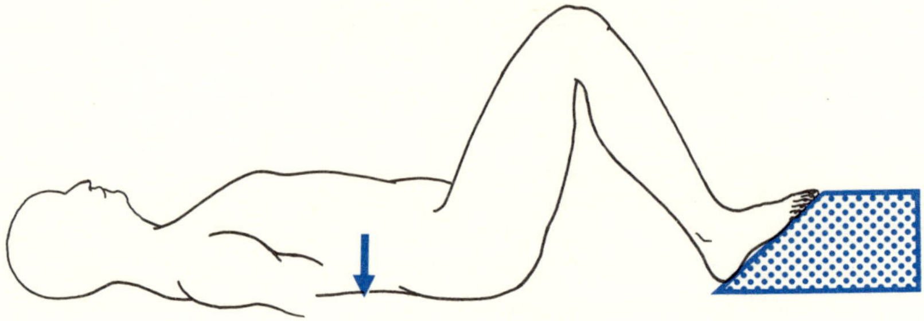

Abb. 12
Der Patient liegt auf dem Rücken und hat die abgewinkelten Beine gegen einen gepolsterten Gegenstand am Bettende gestellt. Dadurch erreicht er eine optimale Entspannung im Bereich der Lendenwirbel und des Beckens.

Bei ganz starken Schmerzen muß man auch vielleicht auch eine abgepolsterte Kiste oder dergleichen ins Bett geben und in abgewinkeltem Zustand in Rückenlage schlafen. Dadurch wird der Rücken total entspannt und der Schmerz verschwindet in den meisten Fällen (s. Abb. 13).

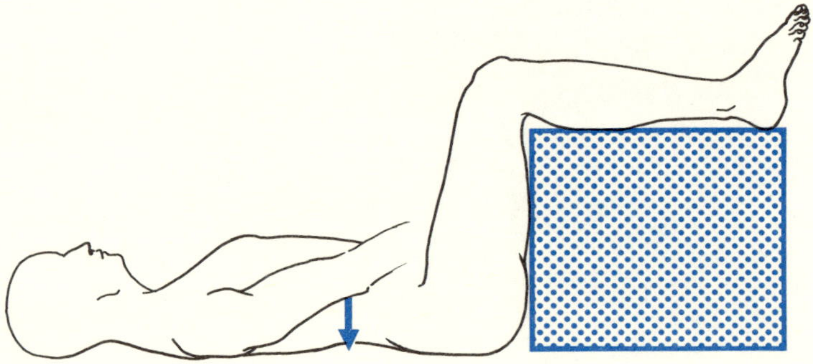

Abb. 13
Stufenbett. Der Patient liegt auf dem Rücken, beide Beine sind im rechten Winkel abgewinkelt, die Unterschenkel ruhen auf einem gut abgepolsterten Kasten. Dadurch kommt es zu einer optimalen Entspannung und Entkrampfung im LWS-Bereich.

Eine solche Anordnung entspricht dem Stufenbett, wie es oftmals in Krankenhäusern bei einer konventionellen Behandlung des Rückens gemacht wird, wenn ein Bandscheibenvorfall noch nicht operiert werden kann oder noch konventionelle Methoden angewandt werden sollen, bevor man operiert.

Bei akuten Beschwerden ist dies oftmals die einzige Lage, in der der Patient schmerzfrei ist. Sie muß dann in schlimmsten Fällen 4 bis 6 Wochen beibehalten werden. Man darf sich einige Zeit nicht normal hinsetzen. Das Essen muß entweder im Liegen oder im Stehen eingenommen werden. Stehen und Gehen ist allerdings in beschränktem Maße möglich.

Durch diese Regulatorien wird die Fehlspannung so gut wie möglich in diesem schmerzhaft-verspannten Gebiet gemieden, und so der Heilungsprozeß enorm unterstützt. Wenn dazu dann noch konventionelle Therapien wie Bäder und Massagen durchgeführt werden, kann damit oftmals sogar eine drohende Operation abgewandt werden.

Alle Schmerzen im Rückenbereich gehören natürlich zum Komplex »Rheuma«, und hier muß immer auch der Punkt »Regeneration durch richtiges Ausscheiden und Absondern« beachtet werden.

Knie-Arthrose (Gon-Arthrose)

Knie-Arthrosen treten bei Frauen wesentlich häufiger auf als bei Männern. Der Grund dafür sind in der Regel Überbelastungen, wobei angeborene Anomalien, Verletzungen oder Infekte sich verstärkend auswirken.

Daß sie bei Frauen häufiger auftreten als bei Männern, kann auch noch eine andere Ursache haben:

In der Naturheilkunde sagt man immer, daß man *nie* eine Knie-Behandlung machen darf, ohne die Nieren mit zu behandeln. Es besteht also hier ein unmittelbarer Zusammenhang, den man bei *jeder* Knie-Behandlung mit einbeziehen muß.

Erfahrungsgemäß trinken aber Frauen im Schnitt viel weniger als die Männer, und dies könnte eine der Ursachen sein, daß Frauen davon häufiger betroffen sind.

Dies sollte unbedingt neben den schon aufgeführten Therapien mit berücksichtigt werden. Deshalb auch hier wieder der Hinweis auf den »Flüssigkeits-Haushalt« des menschlichen Körpers, der immer von maßgeblicher Bedeutung ist. Auch sollte immer eine Nieren-Basistherapie mit einbezogen werden, und auch die Psyche darf gerade hier nicht vergessen werden.

Knieschmerzen treten vor allem als Anlauf- und Belastungs-Schmerz auf. Daneben sind die betroffenen Knie auch sehr kälteempfindlich, und oft kommt es zu wäßrig-ödematösen Schwellungen oder Verquellungen des Gelenks.

Therapie

1. Als Therapie sollte – neben den anderen hildegardischen Therapien – unbedingt eine *Knie-Schleuder-Übung* nach vorn und nach hinten öfters tagsüber gemacht werden, die im Anhang aufgeführt wird (s. »Rheuma-Therapien«, S. 159).
2. Auch die *Wermut-Rheuma-Salbe* (s. »Rheuma-Therapien«, S. 174) hat sich bei den Knien bestens bewährt. Das betroffene Gelenk wird ca. 10 Minuten mit einer Rotlicht-Lampe bestrahlt, dann unter weiterer Bestrahlung die Salbe eingerieben und noch etwas weiter bestrahlt.

Bei dieser Behandlung kann es in schweren Fällen zu einer schmerzhaften Reizung des Knies kommen. Dies ist eine positive Reaktion und zeigt uns, daß der Körper auf die Behandlung eine erste Wirkung zeigt. Sehr oft wird dann die Behandlung abgebrochen. Wenn man aber gerade in dieser Phase weitermacht, wird man nach einiger Zeit dafür belohnt.

3. Natürlich darf auch hier die *Kalbsfußsuppe* (s. »Rheuma-Therapien«, S. 157), die hildegardische Frischzellen-Therapie, nicht fehlen.

Von Seiten der Schulmedizin wird hier in diesem Fall bereits des öfteren operiert.

Wichtig ist hier bei der Nachsorge, daß nicht zu früh, aber auch nicht zu spät mit einer gezielten Bewegungs-Therapie begonnen wird. Hierbei bestimmt die/der erfahrene Krankengymnast(in) zusammen mit dem Behandler oder Operateur die Dosierung der Bewegung. Ein-Hand-in-Hand-arbeiten ist hier zum Wohle des Patienten von größter Wichtigkeit.

Auch sollte der Patient in dieser Phase nicht eigenmächtig noch weitere Bewegungen nach dem Motto: »Viel hilft viel!« durchführen. Dies ist grundverkehrt und kann in diesem Fall mehr Schaden als Nutzen bringen.

Enorm unterstützt wird hier wiederum der Knorpelaufbau durch die »Frischzellen-Therapie der Hildegard-Heilkunde«, der Suppe aus ausgekochten Kalbsfüßen.

Wirbelsäulen-Arthrose

Wirbelsäulen-Arthrosen machen sich hauptsächlich durch Überlastung in der Lenden-Wirbelsäule bemerkbar und können dort zu massiven Veränderungen führen. Hiervon sind Männer und Frauen gleichmäßig betroffen.

Bei älteren Frauen kommt es sehr oft auch zu Arthrosen in der Hals-Wirbelsäule – verstärkt durch hormonelle Fehlsteuerungen nach dem Klimakterium.

Hier finden wir als typisches Symptom bei allen hormonellen Störungen der Frauen eine starke Verdickung des Gewebes, die manchmal wie ein Brötchen oben auf dem 7. Halswirbelkörper sitzt. Dies ist eine teigig-ödematöse Verquellung. In der Naturheilkunde wertet man dies als ein sicheres Zeichen für eine hormonelle Störung. Man spricht dann vom sogenannten »Hormonbuckel«.

Dieser macht sich mit einem dumpfen Schmerz im Hinterkopf und im Hals bemerkbar, da es meist zu reflektorischen Muskelverspannungen in dieser Partie kommt. Daneben kann der Schmerz auch in einen Arm ausstrahlen. Man spricht dann von einer Brachialgie.

Da diese Stelle auch eine Zone ist, wo sich psychische Belastungen niederschlagen, kommt es z. B. beim plötzlichen Tod des Ehemannes in diesem Bereich zusammen mit dem »Hormon- Buckel« sehr oft zu einer massiven Verspannung und einer »Nach-vorne-Neigung« der betroffenen Frau. Dies ist der sogenannte »Witwen-Buckel« oder auch »Kummer-Buckel«.

In den volkstümlichen Redensarten kann man auch dies sehr schön nachvollziehen. Man spricht davon,
- daß sie einen »Nackenschlag bekommen hat«,
- daß sie »die Last darniederdrückt« oder
- daß »die Schultern die Last nicht mehr tragen können«.

Diese physisch-psychischen Zusammenhänge sind hier ganz klar herausgestellt.

Therapie

Hier sollte unbedingt in der Gegend des 7. Halswirbels blutig geschröpft werden. Dadurch wird die sulzige Verquellung in diesem Bereich herausgezogen, wodurch die Durchblutung und die gesamte Regeneration sich verbessert und auch die Psyche spürbar entlastet wird.

Vor einer *trockenen Schröpfung* in dieser Zone muß ich *warnen,* da es dadurch im Kopf zu einem Überdruck kommen kann, der sogar zu einer akuten

Lebensgefahr führen könnte, wenn z.B. der Patient schon an Bluthochdruck leidet.

Auch die hildegardische Weizen-Packung (s. »Rheuma-Therapien«, S. 190) bewirkt, wie schon besprochen, sehr viel in Verbindung mit dem Galgant-Wurzel-Wein (s. »Galgant«, S. 140).

Frauen sollten unbedingt in solchen Fällen noch die Weinrauten-Blätter beim Essen mit verwenden oder Weinrauten-Tabletten nehmen (s. »Rheuma-Therapien«, S. 189), evtl. noch zusammen mit Kubeben-Pfeffer (s. »Rheuma-Therapien«, S. 161), weil dadurch auch die hormonellen Störungen etwas ins Gleichgewicht gebracht und Stauungen um den 7. Halswirbel herum abgebaut werden können.

Finger-Polyarthrose

Auch Finger-Polyarthrosen treten hauptsächlich bei Frauen im oder nach dem Klimakterium auf. Sie betreffen meist die Finger-Endgelenke durch Knorpel-Knochen-Wucherungen, und man spricht dann von den typischen »Heberden-Knötchen«. Aber auch Mittelgelenke (»Bouchard-Knoten«) oder das Daumen-Wurzelgelenk (»Rhiz-Arthrose«) sind öfters betroffen. Manchmal verbilden sich alle drei Gelenkgruppen zur gleichen Zeit.

Der Beginn der Krankheit ist schleichend. Kraftlosigkeit, Steifheits-Gefühl und Anlaufschmerz sind Anzeichen dafür. Durch den folgenden Gelenkumbau kommt es zu seitlichen Abknickungen der Endglieder in Beuge-Stellung.

Tritt dies schon in relativ jungen Jahren bei Frauen oder gar schon Mädchen an den Kleinfingern auf, sodaß diese sich säbelförmig nach innen biegen, kann man mit einem Blick auf die Hände schon eine gewisse Unterleibsschwäche erkennen. Diese Schwäche wird sich dann später im Klimakterium und danach besonders stark bemerkbar machen.

Hier haben wir aber dann schon eine Vorwarnung und können die Patientinnen entsprechend aufklären bzw. dafür sorgen, daß sie schon frühzeitig Gegenmaßnahmen ergreifen können.

Therapie

Diese Mädchen sollten sich schon in jungen Jahren mit einer gewissen Regelmäßigkeit den hildegardischen Aderlaß (s. »Aderlaß«, S. 195 ff.) machen lassen, sollten Beckenboden-Gymnastik zur Stärkung der Unterleibs- und Becken-Muskulatur machen (s. »Rheuma-Therapien«, S. 129) und evtl. auch schon einmal etwas dagegen einnehmen, z.B. die Weinrauten-Blätter (s. »Weinraute«, S. 189) beim Essen mit verwenden.

Ansonsten hat sich bei Finger-Polyarthrosen besonders gut das Sellerie-Rheuma-Mischpulver bewährt, das man bei allen kleinen Gelenken zur Einnahme bevorzugen sollte (s. »Rheuma-Therapien«, S. 182).

Als Übung sollten mehrmals täglich Hand-Salzbäder im Handwaschbecken aktiv und passiv durchgeführt werden (s. »Rheuma-Therapien«, S. 148).

Weichteil-Rheumatismus

Muskel-Rheumatismus

Die Symptome des Weichteil-Rheumatismus sind hauptsächlich Schmerzen in Muskeln, Sehnen, Bändern, Schleimbeuteln oder Unterhautgewebe.

Diese treten besonders nach Ruhepausen verstärkt auf, werden aber von vielen Rheumatikern in wechselnder Intensität auch dauernd gespürt. Oft sind Schmerzregionen, an denen der Patient häufiger Schmerzen verspürt, als Gewebe-Verdickungen ertastbar. Manchmal sind auch benachbarte Gelenke betroffen, meist durch die Schonhaltung des Patienten wegen seiner Schmerzen oder auch durch Funktionsausfall von Muskeln und Sehnen wegen der Gewebe-Veränderung.

Therapie

Die typische Rheuma-Therapie besteht hier aus diätetischen Maßnahmen, durchblutungsfördernden und entspannend-entkrampfenden Therapien.

Auch greifen natürlich die schon oben erwähnten hildegardischen Rheuma-Therapien inklusive der Ernährung nach Hildegard sehr.

Alle Bäder und Packungen können mit bestem Erfolg angewandt werden, auch wenn sie »nur« eine gewisse Besserung bringen und lediglich in Ausnahmefällen eine regelrechte Heilung.

Sehr förderlich sind alle Ausleitungs-Verfahren, angefangen beim hildegardischen Heilfasten (s. »Rheuma-Therapien«, S. 149), über den Aderlaß nach Hildegard (s. »Aderlaß«, S. 195 ff.) und auch das gezielte trockene und blutige Schröpfen (s. »Schröpfen«, S. 207 ff.).

Rheumatische Myocarditis

Ursache hierfür ist das rheumatische Fieber (s. S. 45 ff.). Oft sind Endocard (Herz-Innenhaut) und Pericard (Herz-Beutel) mitbetroffen.

Die Symptome reichen je nach Grad vom unangenehmen Herzklopfen mit Unruhe und Mattigkeit über Herzrasen und Rhythmus-Störungen bis zum Herzkammer-Flimmern mit Todesfolge im schlimmsten Fall.

Allerdings tritt dieser schlimmste Fall nur bei 2% der von rheumatischem Fieber Betroffenen auf. Auch das Fieber selbst ist relativ selten.

Therapie

Man sollte hier die ganze Palette der hildegardischen Grippe- und Erkältungs-Mittel einsetzen und kann damit meist schon im Vorfeld das Schlimmste vermeiden.

Vorrangig sollte man hier natürlich den Meisterwurz-Wein (s. »Rheuma-Therapien«, S. 165) im Fieberfall anwenden.

Aber auch das Lorbeer-Mischpulver sollte bei rheumatischem Fieber mit eingesetzt werden (s. »Rheuma-Therapien«, S. 164).

Akelei-Blätter und -Pulver sollten bei allen Lymphatikern mit Rheuma-Veranlagung, auch wenn (noch) keine direkte Erkrankung vorliegt, eingesetzt werden. Den Akelei-Saft (s. »Rheuma-Therapien«, S. 124) sollte man dann auch bei der fieberhaften, rheumatischen Erkrankung miteinbeziehen.

Besonders jüngere Menschen sollten Bäder aus einer Abkochung aus Rinde, Zweigen und Blättern der Kornelkirsche machen.

Tennis-Ellbogen (Epicondylitis)

Eine sehr häufig vorkommende Erkrankung, die auch zum rheumatischen Formenkreis zählt, ist der sogenannte Tennis-Ellbogen. Durch ständige Überlastung des Ellbogen-Gelenks kommt es zu Mikro-Traumen, also kleinsten Verletzungen im Gewebe. Diese können sich zu Einrissen an den betroffenen Sehnen ausweiten, was dann zu einem lokalen Druckschmerz führt, der bei Muskelanspannung auch ausstrahlen kann.

Der Tennis-Ellbogen tritt beileibe nicht nur bei Tennis- Spielern auf, sondern auch sehr häufig bei Büro-Leuten, die immer dieselbe Arbeit in derselben falschen Stellung machen oder auch bei Personen, die am Fließband arbeiten und immer dieselbe Bewegung mit einer gewissen Anstrengung machen müssen. Sehr oft wird die Erkrankung auch bei Reinigungs-Kräften beobachtet, die immer Lappen mit beiden Händen auswringen müssen.

Ich hatte einmal in der Praxis einen Meister-Koch eines Fünf-Sterne-Hotels, der durch das ständige Heben und Schwenken der Töpfe und Pfannen diesen Tennis-Ellbogen bekam, zusammen mit einer Sehnenscheiden-Entzündung und einem Überbein.

Therapie

Die Therapie besteht normalerweise aus Ruhigstellung und einer anti-entzündlichen Behandlung, wobei Schonung und Ruhigstellung besonders wichtig sind. Oftmals muß man den Arm sogar einige Wochen lang eingipsen, wenn eine Ruhigstellung anders nicht möglich ist.

Zusätzlich müssen auch falsche Bewegungsmuster korrigiert werden, d. h. ganzheitliche Bewegungen eingeübt werden, um flüssigere Bewegungsabläufe zu erreichen und muskuläre Verspannungen abzubauen. Dabei soll auch auf die Sitzgelegenheiten bei der Arbeit besonders geachtet werden. Stühle oder Hocker, die in der Höhe genau auf den Patienten einstellbar sind und auch der Lenden-Wirbelsäule einen gewissen Halt geben, sind besonders wichtig, weil dadurch schon im Grundansatz jede Bewegung besser abläuft.

Auch haben sich zwei Edelsteine für diesen Fall besonders bewährt:

Akuten Schmerz behebt man oft sehr schnell, wenn man einen *Amethyst* mit dem eigenen Speichel befeuchtet und dann mit dem befeuchteten Stein die gereizten Stellen bestreicht.

Sehr gut haben sich aber auch die *Jaspis-Scheiben* bewährt, wenn man sie über Nacht (und evtl. auch am Tag) an den schmerzenden Stellen mit einem nicht-reizenden Seiden-Pflaster befestigt. Man sollte dies allerdings einige Tage lang machen.

Stein-Therapien können z. T. aber auch sehr erfolgreich bei den nächsten beiden Erkrankungen angewandt werden.

Schleimbeutel-Entzündung (Bursitis)

Beim sogenannten »Pastorenknie«, in anderen Gegenden »Katholisches Knie« genannt, ist der Schleimbeutel vor der Kniescheibe (Fachausdruck: Bursa praepatellaris) entzündet.

Beim »Studenten-Ellbogen« ist es der Schleimbeutel zwischen Spitze des Ellbogens und der Haut (Fachausdruck: Bursa olecrani).

Ein weiterer wichtiger Schleimbeutel, der sich noch entzünden kann, sitzt zwischen Deltamuskel und der Schultergelenk-Kapsel (Bursa sub-acromialis).

Auch hier sind die gerade aufgeführten, ergonometrisch korrekten Arbeitsmöbel besonders wichtig. Dauerreize und Überbeanspruchung bestimmter Körperstellen können nämlich auch zu Schleimbeutel-Entzündungen führen.

Therapie

Die Therapie besteht wie beim Tennis-Ellbogen und der noch folgenden Sehnenscheiden-Entzündung in konsequenter Ruhigstellung und anti-entzündlicher Behandlung.

Oftmals muß man den Arm sogar einige Wochen lang eingipsen, damit der Patient die Partie nicht bewegt und es somit in dieser Ruhephase zu einer Ausheilung kommen kann. Anschließend muß dann allerdings mit gezielter Krankengymnastik die alte Beweglichkeit wieder hergestellt werden.

Verkürzen kann man die Rekonvaleszenz, indem man schon in der Zeit, in der der Gips angelegt ist, ständig mit dem gesunden, nicht eingegipsten Arm Bewegungs-Übungen macht und diesen Arm auch schon massieren läßt, speziell die Stellen, die am kranken Arm schmerzen.

Dadurch, daß die Arme parallel reagieren, wird der kranke Arm durch die Behandlung des gesunden Armes schon während der Gipsphase indirekt mitbehandelt, und somit ist oftmals mehr als die Hälfte schon getan, wenn der Gips dann entfernt wird. Wenn dies konsequent durchgeführt würde, könnten die Patienten sich viele Schmerzen und Behinderungen ersparen.

Da der Körper auch gleichseitig reagiert, kann man außerdem das Knie auf der gleichen Seite behandeln, wenn z. B. der Ellbogen in Gips ist. Es funktioniert beides, egal ob man den Ellbogen auf der Gegenseite oder das Knie auf der gleichen Seite behandelt. Natürlich könnte man auch beides machen.

Außerdem ist eine Stein-Therapie mit Amethyst und Jaspis-Scheibe sehr empfehlenswert.

Sehnenscheiden-Entzündung (Tendovaginitis)

Als Folge einer ständigen einseitigen Überanstrengung bei vielen Berufen – z. B. Stenotypistinnen, Maurer, Tischler, Masseure, Reinigungs-Kräfte, Klavier-Spieler – kommt es im Unterarm oft zu heftigsten Schmerzen.

Bei Bewegung der Sehne fühlt und hört man auch ein »Knirschen«, wenn man das Stetoskop benutzt. Man kann es aber auch schon gut hören, wenn man mit dem Ohr direkt auf die schmerzende Stelle geht und die Hand und die Finger bewegt. Es hört sich an, als ob ein alter Lederriemen bewegt und gedehnt wird. Damit ist diese typische, knarrende Geräusch am besten zu vergleichen.

Nach langen und beschwerlichen Märschen kann eine Sehnenscheiden-Entzündung auch an den Füßen vorkommen.

Sie ist aber auch als eine typische Berufskrankheit bei Ballett-Tänzerinnen und -Tänzern zu finden, meist in den ersten Lehrjahren. Wer dies nicht abstellen kann, sollte den Beruf unbedingt an den Nagel hängen, um nicht auch sich auf Dauer zu schädigen.

Die Behandlung besteht auch hier aus konsequenter Ruhigstellung und einer anti-entzündlichen Therapie. Außerdem Stein-Therapie mit dem Amethyst und der Jaspis-Scheibe.

Überbein (Ganglion)

Überbeine können sich an den Streckseiten der Handgelenke, in den Kniekehlen und am Fußrücken bilden. Die Ursache ist bisher unbekannt, man zählt Ganglien aber zum rheumatischen Formenkreis mit dazu.

Beim Überbein bildet sich ein Kapsel-Geschwulst, eine sogenannte Degenerations-Zyste von Erbsen- bis Kartoffelgröße. Mit dem Wort »Degenerations-Zyste« habe ich Schwierigkeiten, da ich Überbeine in der Praxis bisher sehr viel öfter bei jungen Leuten und Kindern angetroffen habe als bei älteren Patienten.

Diese Kapsel ist mit einer gelblich-sämigen Flüssigkeit gefüllt, die man kurz nach der Entstehung gut mit einer dicken Injektions-Nadel abziehen kann. Dieses Abziehen muß eventuell einige Male hintereinander gemacht werden. Wenn ein solches Überbein aber schon älter ist, wird es hart und kann nur noch operativ entfernt werden.

Nach operativer Entfernung bildet sich das Überbein häufig neu.

Man sollte aber vor einem solchen Eingriff, egal welcher Art er ist, unbedingt differential-diagnostisch von einem bösartigen Tumor abgrenzen lassen.

In einem alten Naturheilkunde-Buch habe ich einmal eine sehr einfache Therapie dagegen gelesen:

Über mehrere Wochen lang solle der Patient sein Überbein öfters tagsüber mit warmem Speiseöl, am besten Olivenöl, einreiben. Dieses Öl solle man in einem kleinen Gefäß am besten auf einen Heizkörper stellen, damit es ständig greifbar sei und damit das Öl immer die richtige Temperatur habe. In vielen Fällen stellt sich ein Erfolg ein und das Überbein verschwindet, wie es gekommen ist. In anderen Fällen hilft dies nicht, und man muß eine andere Therapie wählen.

Meine Großmutter behandelte Überbeine etwas anders:

Der Patient bekam genau auf das Überbein einen kleinen harten Gegenstand gelegt, am besten ein größeres Geldstück, darüber wurde ein Wolltuch gelegt. Dann wurde mit einem harten, aber genau gezielten Schlag mit einem Holzhammer auf die Münze unter dem Wolltuch die weiche Haut darunter aufgebrochen.

Man legte einen Verband mit Salben oder mit Blättern des Breitwegerich oder Beinwell an, und der Patient mußte diesen Verband einige Tage tragen.
In 90 von 100 Fällen hatte sie damit Erfolg; ich selbst habe diese Methode allerdings, obwohl ich sie öfters von meiner Großmutter gesehen habe, noch nie angewandt, weil ich immer etwas Angst hatte, dabei eventuell den Knochen zu verletzen. Bei meiner Großmutter ist dies allerdings nie vorgekommen. Meine Patienten ziehen die Ölkur oder, wenn diese nichts gebracht hat, die Injektions-Nadel vor.

Mit dem Amethyst aus der Hildegard-Heilkunde hat man auch hier recht oft, wenn auch nicht immer, guten Erfolg.

Rheumatische Erkrankungen nach Hildegard von Bingen

Die vierte große Gruppe sind Erkrankungen, die offiziell nicht immer zum rheumatischen Formenkreis zählen, die man aber nach der heiligen Hildegard von Bingen mit dazu rechnen sollte. Dies sind die Gicht oder Podagra, die Parkinson'sche Krankheit, Lähmungen aller Art und auch Knochen-Erkrankungen.

Gicht (Arthritis urica)

An dieser Stelle muß m. E. auch unbedingt die Gicht, die Podagra oder Arthritis urica mit aufgeführt werden, die auf einer Störung des Harnsäure-Haushalts beruht.

Ursachen

Bei Gicht sind die Harnsäure-Werte aus Gründen, die bisher nur teilweise erforscht sind, zeitweise stark erhöht, was sehr schmerzhafte Folgen haben kann.

Erst einmal die »normalen« Harnsäure-Werte:

Männer: 2,6–6,5 mg/100 ml Blut
Frauen: 2,0–6,3 mg/100 ml Blut

Es gibt allerdings auch Patienten, die ständig oder immer wieder einmal erhöhte Harnsäure-Werte im Blut haben, *ohne* daß ein Gichtanfall eintritt, sodaß diese Erhöhung *alleine* also nicht dafür verantwortlich gemacht werden kann.

In der Praxis reagieren viele dafür anfällige Patienten nach meinen Beobachtungen auf Diätfehler:

Einige reagieren auf die Küchengifte Lauch und auch auf Heidelbeeren mit einem akuten Gichtanfall, andere auf Schweinefleisch und dritte auf starke alkoholische Getränke, wie Schnaps oder Wein ab einem gewissen Quantum.

Aber auch hier ist die Anfälligkeit sehr unterschiedlich: Manche Gicht-Patienten reagieren in allen Fällen, andere nur in ganz bestimmten, dritte – wie schon gesagt – gar nicht.

Symptome

Die Neigung zur Gicht kann man am einfachsten im Ohrknorpel feststellen: Tastet man das Ohrläppchen und auch die Ohrmuschel ab, kann man an manchen Stellen kleine, knorpelige bis sogar knirschende Ablagerungen erfühlen. Dann weiß man auch sofort, daß die Harnsäure-Werte bei diesem Patienten erhöht sind und er bei Diät-Fehlern viel eher einen Gicht-Anfall bekommen kann als ein anderer Patient, dem diese Ablagerungen fehlen.

Typisch für den Gicht-Anfall ist die plötzliche, schmerzhafte Anschwellung des Grundgelenks der großen Zehe – was als Podagra bezeichnet wird –, die mit starker Schwellung, Rötung, Hitze und sehr starken Schmerzen einhergeht. Dies kommt meist aus bestem Wohlbefinden heraus, oft nach einer starken Abkühlung, nach reichlich Alkoholgenuß oder nach einer großen Fleischmahlzeit, speziell nach Schweinefleisch – also nach einer totalen Übersäuerung des Körpers.

Gicht wurde früher auch die »Königliche Krankheit« genannt, weil eben meist Könige und deren Gefolge betroffen waren. Dies ist aber kein Hinweis auf das »blaue Blut«, sondern auf deren übermäßigen Fleisch- und Alkoholgenuß über einen langen Zeitraum bei gleichzeitigem Bewegungsmangel. Das darbende Volk konnte sich dies eben nicht leisten und blieb demzufolge auch weitgehend von dieser Krankheit verschont. In den modernen Industriestaaten, in denen sich der einzelne eigentlich fast alles leisten kann und sich gleichzeitig auch immer weniger bewegt, ist diese Krankheit keine Domäne der High Society mehr, sondern zur Volkskrankheit geworden. In den Entwicklungsländern ist

Gicht bei der breiten Bevölkerung unbekannt. Dort ist sie noch den »oberen Zehntausend« vorbehalten.

Therapie

Wir können daraus also messerscharf schließen, daß man sich durch richtige, überwiegend basische Ernährung und ausreichende Bewegung vor dieser Krankheit auch *ohne* Pillen und Spritzen bewahren kann.

Moderne Forschungen in letzter Zeit haben ergeben, daß Menschen mit erhöhten Harnsäure-Werten zu Aggressivität und Zorn eher neigen als diejenigen mit niedrigen.

Als Beweis dafür wurden großen Politiker und Feldherren von Caesar über Wallenstein, Napoleon, Blücher, Churchill bis zu Franz Josef Strauß aufgezählt, die alle am »Zipperlein« – also an der Gicht – litten und demzufolge erhöhte Harnsäure-Werte gehabt haben müssen.

Auch Hildegard sagt uns bereits: *»Wenn jemand unter Gicht leidet und deshalb jähzornig ist . . . !«* Betroffen sind also die Personen, die einen erhöhten Harnsäure-Wert im Blut haben. Diese Personen sollten einen *Edelkastanien-Sauna-Aufguß* machen (s. »Rheuma-Therapien«, S. 135).

Weiter heißt es in der Studie: Wenn jemand niedrige Harnsäure-Werte hat, wie es z. B. bei fast allen Vegetariern der Fall ist, neige er zu Friedfertigkeit.

Weiter in der Studie: Bei *zu* niedrigen Harnsäure-Werten komme es aber zu allgemeiner körperlicher und geistiger Müdigkeit, Antriebsschwäche, Lustlosigkeit und zu stärkerer Anfälligkeit für Krankheiten.

Unter dem Kapitel »Schwein« sagt uns die heilige Hildegard in ihrer Heilkunde:

»Wenn jemand krank und schwach ist, dann esse er vom jungen Schweinchen, bis er wieder zu Kräften gekommen ist. Dann sollte er aber sofort damit aufhören!«

Sie sagt uns also – wenn man diese Aussage von ihr mit der modernen Labortechnik vergleicht – daß jemand, der krank und schwach ist und demzufolge einen zu niedrigen Harnsäure-Spiegel im Blut hat, diesen durch Schweinefleisch – was ja bekanntlich den Harnsäure-Wert hochtreibt – wieder normalisieren kann, um zu Kräften zu kommen.

Man kann nur noch staunen, wie Hildegard von Bingen die modernsten Forschungs-Ergebnisse vorweggenommen hat, und das schon vor über 800 Jahren.

Auch Wut spielt bei Gicht eine gewisse Rolle. Man muß ihr ein Ventil geben, durch das sie den Körper verlassen kann; dann schadet sie ihm auch nicht so sehr. Andere Therapien gehen das mit dem »Urschrei« an.

■ Ein alter Herr sagte mir einmal auf meine Frage, worauf er es zurückführe, daß er trotz seines hohen Alters noch so gesund sei: »Immer, wenn ich Wut hatte, bin ich in den Schuppen gegangen und habe Holz gehackt. Damit habe ich mir die Wut aus dem Körper gearbeitet und sie konnte mich nicht schädigen!« Eine sehr vernünftige Methode, die auch heute noch nützlich ist.

Sie entspricht genau dem, was heute wissenschaftlich untersucht ist und früher intuitiv bekannt war: Körperliche Arbeit baut Harnsäure ab. Unsere Vorfahren wußten wohl früher nichts von der Harnsäure und deren Wirkungen im Körper, sie wußten aber ganz genau, daß der Mensch essen und trinken kann, was er will, wenn er sich ausreichend körperlich betätigt.

Parkinson'sche Krankheit

Diese Krankheit wurde nach ihrem Erforscher und Beschreiber Parkinson (1755–1824) benannt. Sie geht mit einer langsam fortschreitenden Starre der gesamten Körpermuskulatur und Zittern einher und wird deshalb auch »Schüttellähmung« genannt. Unter diesem Namen ist sie in der breiten Bevölkerung besser bekannt.

Symptome

Im fortgeschrittenen Stadium der Parkinson'schen Krankheit kann es auch zu einer Störung der Mimik-Muskulatur kommen. Dadurch entsteht das sogenannte »Maskengesicht«, das typische Erkennungszeichen der fortgeschrittenen Krankheit.

Da auch die anderen Muskeln im Gesichts- und Kiefer-Bereich mitbetroffen sind, wird die Sprache meist leise und monoton, alle Bewegungen werden langsamer und bedächtiger, die Schritte des Erkrankten werden kleiner, es kommt zu sogenannten Trippelschritten. Meist muß ein Stock zuhilfe genommen werden.

Bei Aufregungen, großem Schreck oder dergleichen kann es bei Parkinson-Patienten zu so starker Verkrampfung des ganzen Körpers kommen, daß sie sich fast nicht mehr bewegen können, dafür aber um so stärker zittern und fast kein Wort herausbringen.

Ursache

Die Ursache dieser Erkrankung liegt im Dunkeln, doch soll sie aus heutiger Sicht eventuell die Folge einer epidemischen Gehirn-Entzündung sein. Nach der Nomenklatur kann man sie zu den hildegardischen Rheuma-Erkrankungen zählen, da alle Medikamente, die hier eine gewisse Wirkung ausüben, auch bei allen anderen Erkrankungen des rheumatischen Formenkreises mit eingesetzt werden können.

Hildegard gebraucht in ihren Anweisungen natürlich nicht das Wort »Parkinson«, sondern reiht auch diese Erkrankung unter dem Begriff »Gicht«, also unter dem heutigen Oberbegriff »Rheuma« ein. Aus den näheren Angaben zu dieser Erkrankung ist aber zu ersehen, daß sie dabei die Parkinson'sche Krankheit meint.

Therapie

Die Grundbehandlung mit der Hildegard-Heilkunde muß in einer völligen Umstellung der gesamten Ernährung bestehen, die ganz *schweinefleischfrei* sein muß und hauptsächlich Dinkel, Fenchel und Kastanien als Basis verwendet – natürlich neben der gesamten Palette der Hildegard-Gewürze.

Als Basis-Behandlung sollten hier folgenden Hildegard-Medikamente eingesetzt werden (nähere Beschreibung im Anhang unter »Rheuma- Therapien«):

1. Bohnenkraut-Mischpulver und
2. Zittwer-Wein

Weitere Zusatz-Behandlungen bei der Parkinson'schen Krankheit, die auch in der allgemeinen Rheuma-Therapie angewandt werden können, sind:

1. Gersten-Voll- und Gersten-Kopf-Bäder machen,
2. Gundelrebe als Tee oder am Essen mitgekocht nehmen,
3. Sellerie-Rheuma-Mischpulver einnehmen,
4. Tausendgülden-Kraut-Törtchen essen und Tausendgülden-Kraut-Tee trinken
5. Quitten in jeder Form und Verarbeitung essen.

Mit diesen Therapien kann man bei den an Parkinson Erkrankten manchmal eine Heilung erreichen, meist aber »nur« eine Besserung der vorhandenen Beschwerden erzielen, für die diese Patienten trotzdem äußerst dankbar sind.

In den meisten Fällen kann man durch eine konsequente Therapie mit Kostumstellung auch erreichen, daß die Krankheit nicht weiter fortschreitet, sondern in einer gewissen Phase festgeschrieben wird.

Lähmungen

Immer wieder einmal verwendet Hildegard in ihren Krankheits-Beschreibungen die Worte »Lähmung«, »Paralysis« u. ä.

Wenn man die näheren Beschreibungen bei ihr weiterliest, kommt man zu dem Schluß, daß sie dies oftmals in Verbindung mit einer nach heutigem Sprachgebrauch »rheumatischen Erkrankung« tut. Ebenso oft aber könnte sie wohl auch eine arterio-sklerotische Behinderung, die vom Gehirn ausgeht – z. B. einen Schlaganfall – meinen, sowie Krankheiten, die mit dem heutigen Krankheitsbild der »Multiplen Sklerose« (MS) einhergehen. Manchmal steht aber das Wort »Lähmung« für sich alleine, ohne daß man einen Zusammenhang zu den eben aufgezählten Verbindungen sieht.

Im einzelnen sind folgende Hildegard-Heilmittel und Therapien bei Lähmungen helfend einzusetzen:

- die heiße Ahornholz-Auflage,
- der Schlehdorn-Aschen-Wein (s. »Schlehen«, S. 179),
- der Galgant-Wein (s. »Galgant«, S. 140),
- das Salbei-Pulver und der Salbei-Tee (s. »Salbei«, S. 176),
- die Veilchen-Salbe (s. »Veilchen«, S. 187),
- die Wermut-Salbe und die Wermut-Frühjahrskur (s. »Rheuma-Therapie«, S. 174/191),
- das Schlüsselblumen-Getränk (s. »Schlüsselblume«, S. 181),
- den Pfingstrosen-Wein (s. »Pfingstrose«, S. 171),
- Hirsch-Fleisch in jeder Form, aber auch die Leber (s. »Hirsch«, S. 151),
- Schweinefett-Salbe (s. »Schwein«, S. 181) mit Gundelrebe und Haferstroh-Asche,
- das Dachsfell als Gürtel, Einlegesohle oder als Schuh,
- der Kupfer-Wein,
- die Suppe mit dem Muskatnuß-Mischpulver (s. »Muskatnuß«, S. 166) usw.

Genauere Beschreibungen können Sie im Anhang unter »Rheuma-Therapien« nachlesen.

Natürlich greifen bei allen Lähmungserscheinungen auch viele physikalische Maßnahmen – sowohl aus dem Bereich der Hildegard-Heilkunde als auch solche aus der »normalen« Naturheilkunde, wie z. B.

die Sauna mit Edelkastanien-Aufguß (s. »Edelkastanien-Sauna-Bad«, S. 135),
die Weizen-Packung (s. »Rheuma-Therapien«, S. 190) usw.

Knochen-Erkrankungen

Hier sollte man in erster Linie die Osteoporose aufführen, die die heilige Hildegard von Bingen natürlich mit diesem Namen noch nicht erwähnt hat, die aber bei vielen von ihr beschriebenen Krankheitsbildern im Hintergrund steht, sowie die Osteomalazie. Diese beiden Erkrankungen sind die häufigsten und wichtigsten Knochen-Erkrankungen.

Osteoporose

Die Osteoporose, auch Knochenschwund genannt, ist eine der häufigsten Knochen-Erkrankungen und befällt in erster Linie Frauen nach dem 40. Lebensjahr, aber auch Männer eher ab dem 50. Lebensjahr. Sie ist eine Krankheit des vorgerückten Alters, in der die Abbau-Prozesse durch die Osteoklasten gegenüber dem Neuaufbau der Knochen durch die Osteoplasten abnehmen. Dadurch kommt es zu einer gewissen Verminderung des Knochengewebes. Es gibt aber auch sehr alte Leute, die damit keinerlei Schwierigkeiten haben.

Anfangs geht die Osteoporose schmerzlos vonstatten, und die Schmerzen kommen erst später durch eine größere Muskelspannung. Dies, weil der Körper versucht, den Knochenschwund durch die Spannung auszugleichen. Weil sich diese Spannungen bei den Mageren durch Schmerzen früher bemerkbar machen, sind bei dieser Erkrankung magere Menschen im Nachteil gegenüber den etwas dickeren. Bei den Dicken wird dies von der größeren Masse besser kompensiert und gleichmäßiger verteilt, sodaß diese oft erst im weit fortgeschrittenen Stadium davon etwas merken.

Am stärksten wirkt sich die Erkrankung auf die Wirbelsäule aus, deren Wirbelkörper im Laufe der Jahre etwas an Masse verlieren, zusammensinken und wo oftmals auch die Deckenplatten einbrechen können. Durch das langsame Schrumpfen der Knochenmasse – nicht nur an der Wirbelsäule, sondern auch an allen anderen Knochen – wird die Gefahr der spontanen Knochenbrüche ohne große, äußere Einwirkung im fortgeschrittenen Stadium sehr groß. Deshalb ist von einer chiropraktischen Behandlung im fortgeschrittenen Stadium dringend abzuraten. Im Anfangsstadium kann ein sehr erfahrener Chirotherapeut mit einer behutsamen und auf keinen Fall ruckartigen Behandlung aber noch geringfügig eingreifen, wenn es unbedingt nötig sein sollte.

Symptome

Die Größenabnahme der Patienten ist augenfällig. Sie werden ja nicht nur durch das »Zusammenschrumpfen« der Knochen, sondern gerade im vorgeschrittenen Alter auch durch das Austrocknen der Bandscheiben etwas kleiner. Wenn diesen knorpeligen »Beilagscheiben« zwischen den Wirbelkörpern zu wenig

Flüssigkeit zugeführt wird, weil die Patienten über Jahre hinweg zu wenig getrunken haben, kann es hier zu einem Schrumpfungsprozeß zwischen 1/2 und 2 mm pro Bandscheibe kommen. Wenn man im Durchschnitt nur ca. 1 mm rechnet, sind das bei 23 Bandscheiben, die der Mensch in seiner Wirbelsäule hat, schon ca. 2 1/2 cm. Wenn dann noch das Zusammengehen der Wirbelkörper an sich dazukommt, kann das Kleinerwerden in extremen Fällen bis zu 10 cm betragen. Die Patienten sagen dann oftmals lächelnd in der Praxis: »Wir wachsen schon wieder in den Boden!«.

An diesen Aussagen kann man vielleicht schon erkennen, daß es sich hier um Osteoporose handeln könnte und an der Strecke, die die Betroffenen kleiner geworden sind, kann man ermessen, wie weit sie fortgeschritten ist. In der Schulmedizin wird heute eine Knochendichtemessung vorgenommen. Wenn man über Jahre hinweg diese Messung wiederholt, kann man ersehen, wie stark die Krankheit fortschreitet.

Man kann Osteoporose aber auch schon äußerlich erkennen. Der Betroffene geht leicht nach vorn gebeugt, und die Hände sind den Knien dadurch etwas näher als dies bei anderen Menschen der Fall ist. Wenn man den nackten Rücken von hinten betrachtet, sieht man, daß sich »tannenbaumartige« Falten von der Wirbelsäule als Mittelachse zu beiden Seiten gebildet haben. Diese Falten entstehen, weil die Wirbelkörper in der Masse geringer geworden und dadurch zusammengesunken sind. Die Haut ist aber gleich geblieben, und dadurch bilden sich diese typischen Falten am Rücken.

Ursachen

Die Ursachen der Osteoporose sind nicht bekannt, aber gewisse hormonelle Zusammenhänge sind nicht auszuschließen, auch wenn sie Patienten befällt, deren Hormon-Haushalt vollkommen in Ordnung ist. Weiter wird ein Kalzium-Mangel angenommen, den man durch regelmäßige Zufuhr von Kalzium durch die Ernährung, z. B. durch Milch und Milch-Produkte, also mit Joghurt, Butter und Käse, ausgleichen sollte. Die eigentliche Ursache von Kalzium-Mangel in den Knochen wird aber schon in Kinder- und Jugendjahren gelegt, denn was die Knochen bis zum 25. Lebensjahr nicht richtig aufgebaut haben, können sie nach Meinung vieler Experten nicht mehr nachholen.

Andere Experten meinen wieder, daß der Kalzium-Haushalt bei der Osteoporose eigentlich eine untergeordnete Rolle spielt und daß Bewegung und Durchblutung viel wichtiger seien. In der Therapie steht daher auch systematische Bewegung im Vordergrund, unterstützt durch durchblutungsfördernde und Gewebe und Knochen aufbauende Maßnahmen.

Therapie

Das wichtigste hierbei ist in erster Linie eine systematisch angeleitete Krankengymnastik mit dem Auftrag, sie *regelmäßig* zu Hause selbst fortzuführen.

Dies sollte hierbei im Vordergrund stehen. Wobei am Anfang unbedingt eine individuell auf den Patienten abgestimmte Bewegungsfolge mit Anleitung (auch in Schweregrad und Dauer) von einer(m) erfahrenen Krankengymnasti(e)n durchgeführt werden muß.

Auch isometrische Übungen, die dem Patienten genau gezeigt werden, haben sich bei allen Knochen-Erkrankungen als »Hausaufgaben« bestens bewährt.

Dadurch wird nicht nur die Durchblutung und somit die Möglichkeit der Regeneration gefördert, sondern auch die Muskulatur gestärkt und stabilisiert. So kann der Patient die auftretenden Schmerzen besser kompensieren. Massage kann hier wohl auch etwas helfen, aber eine regelmäßige Gymnastik des Patienten ist viel wirkungsvoller.

Mit der Kalbsfußsuppe, der »Frischzellen-Therapie« der Hildegard-Heilkunde für Knochen und Knorpel, sollte der Osteoporose-Patient möglichst viele seiner Speisen zubereiten, damit eine kontinuierliche Aufbauarbeit stattfinden kann (s. »Rheuma-Therapien«, S. 157).

Zur besseren Durchblutung sollten intensiv alle Bäder und Packungen angewandt werden. In erster Linie wäre hier die Weizen-Packung zu nennen (s. »Rheuma-Therapien«, S. 190), aber auch die Bäder mit dem Edelkastanien-Sauna-Aufguß (s. »Edelkastanien-Sauna-Bad«, S. 135), die Gerstenkörner-Abkochung zur Stärkung des Gewebes (s. »Rheuma-Therapien«, S. 141) usw.

Osteomalazie

Eine weitere, sehr oft auftretende Knochen-Erkrankung ist die Osteomalazie oder »Knochen-Erweichung«. Hierbei kommt es nicht wie bei der Osteoporose zu einem Knochenschwund, sondern zu einer regelrechten Erweichung, weil aufgrund eines Vitamin-D-Mangels in den Knochen nicht ausreichend Kalk (Kalzium) eingelagert werden kann. Das Vorkommen bei Kindern und Jugendlichen ist vielen als »Rachitis« oder auch »Englische Krankheit« bekannt. »Englische Krankheit« deshalb, weil sie bei den unterernährten Arbeiter-Kindern in den englischen Industriegebieten im vorigen Jahrhundert und auch noch zur Jahrhundertwende besonders häufig auftrat. Durch die intensive Rauchentwicklung über diesen Gebieten, der durch den berüchtigten englischen Nebel nicht abziehen konnte, sahen diese armen Kinder oft wochen- und monatelang keine Sonne und konnten dadurch auch über die Haut kein Vitamin D bilden.

Die Vorstufen zum Vitamin D werden durch die Nahrung, speziell durch Milch, Butter und Eigelb, dem Körper zugeführt, in der Haut durch ultraviolette Strahlen zu Vitamin D umgewandelt und erst in den Nieren zu einer wirksamen Substanz für die Knochen umgebaut.

Deshalb kann es nicht nur bei zu geringer Sonnen-Bestrahlung und bei Unterernährung, sondern auch bei Resorptions-Störungen im Magen-Darm-Bereich und bei Nieren-Erkrankungen zu Osteomalazie kommen.

Symptome

Vitamin D steuert die Kalzium-Aufnahme in den Knochen. Ist diese zu gering, wird der Knochen zu weich und verbiegt sich. Es kommt zu ziehenden »rheumatischen« Schmerzen nicht nur an der Wirbelsäule, sondern auch im Brustkorb beim Husten und Nießen. »Alle Knochen tun weh!« Dies ist eine der typischen Aussagen von Betroffenen. Die Knochen schmerzen überall dort, wo sie Druck ausgesetzt sind, also in der Wirbelsäule, im Becken, in den Oberschenkeln und nach unten dann in den Fersen.

Schmerzbedingtes »Watscheln« ist der typische Bewegungsablauf bei dieser Erkrankung. Man hat manchmal das Gefühl, als ob »Onkel Donald« oder »Tante Daisy« von Walt Disney persönlich in die Praxis kommen. Dadurch steht oft schon beim Hereinkommen die Diagnose (fast) fest.

Wenn die Erkrankung schon im Säuglings- oder Kleinkindalter auftritt, kommt es sehr oft zu Verbiegungen der Knochen, die sich dann später in dieser falschen Lage festigen und noch im Erwachsenenalter auffallen.

O- oder X-Beine sind oftmals die Folge davon, aber auch eine eingefallene Brust, »Trichter-Brust« oder auch »Hühner-Brust« genannte. Dabei hat der Brustkorb vorne in der Mitte eine Eindellung nach innen, die in späteren Jahren sowohl die Lunge, als auch das Herz einengen kann und dort oftmals massive Beschwerden auslöst. In vielen Fällen kann dies nur durch eine Operation behoben werden, in der der Brustkorb in der Mitte herausgezogen wird.

Aber auch eine Skoliose der Wirbelsäule, also eine seitliche Verbiegung, bleibt sehr oft zurück. In extremen Fällen sieht man dann einen sogenanten »Rippenbuckel«. Auch er engt die Lunge und das Herz ein und kann – vor allem wenn im vorgerücktem Alter durch eine Versteifung der kleinen Rippen- und Wirbel-Gelenke die Beweglichkeit der Wirbelsäule nachläßt – ganz enorme Beschwerden auslösen.

Dieser »Rippenbuckel« kann durch eine Spezial-Methode nach Lehnert-Schroth – einer Kombination zwischen Atemübungen und ganz gezielter Bewegung mit teilweiser Unterstützung durch Polster – im Laufe einer sehr langen Behandlungsphase etwas reduziert werden. In jungen Jahren, wenn noch alles elastisch ist, führt dies erhebliche Besserung herbei, manchmal auch noch bei Patienten mit über 60 Jahren. Es funktioniert aber auch hier nur, wenn der Patient äußerst intensiv mitarbeitet und immer seine »Hausaufgaben« macht.

Junge Frauen im gebärfähigen Alter, die von dieser Krankheit betroffen werden, sollten nach Möglichkeit kein Kind mehr bekommen, da jede Schwangerschaft dem Körper der Frau enorme Mengen an Kalzium entzieht. »Eine Schwangerschaft kostet der Frau einen Zahn!« sagt der Volksmund. Sie kostet aber in diesem Fall noch etwas mehr.

Therapie

Auch hier muß man in der Therapie erst einmal den Magen-Darm-Trakt und die Nieren in Ordnung bringen, was am besten mit einer gesunden Hildegard-Ernährung gelingt. Damit hat man dann auch die Kalzium-Zufuhr und die Ergänzung durch Vitamin D im Griff. Zur Verarbeitung braucht es jetzt Ruhe und gezielte Licht- und Sonnen-Bäder, die durch kein Medikament zu ersetzen sind.

Zusammenfassung der rheumatischen Erkrankungen

Zusammenfassend darf man für alle genannten rheumatischen Erkrankungen sagen:

1. Man sollte ganz im Sinne Hildegards versuchen, die eigentlichen Ursachen zu behandeln, gerade bei Rheuma auch die psychischen Ursachen. Den Krankheiten wird damit der Nährboden entzogen, und sie sind auch bis zu einem bestimmten Grad – soweit sich noch keine direkten Veränderungen oder Zerstörungen von Geweben ergeben haben – heilbar.
2. Selbstverständlich darf eine Umstellung von schulmedizinischen Medikamenten auf Naturheilkunde oder Hildegard-Heilkunde nie rigoros und plötzlich geschehen. Das wäre ein sehr großer Fehler, den der Patient mit schwersten Schmerzen und evtl. noch mit Schlimmerem bezahlen müßte.
3. Man muß aber auch dabei immer versuchen, die Grenzen, die einem gesetzt sind, zu erkennen und auch einzuhalten. Das ist das Wichtigste überhaupt! Man darf vor lauter Übereifer nicht über das Ziel hinwegschießen. Weniger ist oftmals mehr! Man muß sich immer die »Discretio« der heiligen Hildegard vor Augen halten.

Wenn z. B. ein Gelenk schon durch knöcherne Verwachsungen versteift ist, kann man natürlich auch mit den Hildegard-Therapien nicht mehr allzu viel ausrichten. Man kann aber die Umgebung des Gelenks so gut behandeln, daß der Patient die großen Spannungen verliert und damit auch die großen Schmerzen. Dadurch wird er natürlich auch von der Psyche her stabilisiert. Wenn man erst einmal merkt, daß Hilfe – und wenn auch nur ein klein wenig – möglich ist, ist man motiviert, und alles geht besser.

4. Man muß dann durch gezielte Behandlungen den Körper des Patienten bereit machen für mildere Medikamente, die dann erst wirken können, wenn der »Acker richtig bestellt ist«.

Viele Menschen nehmen ja schon vor der Umstellung auf Naturheilkunde jede Menge Medikamente, z. T. mit schwersten Nebenwirkungen, und müssen diese oft auch noch eine Weile – eventuell langsam ausschleichend – weiter einnehmen.

In manchen Fällen darf man sie auch gar nicht absetzen oder reduzieren. Hier muß man eben versuchen, diese Medikamente harmonisch mit denen aus der Naturheilkunde und speziell mit den Mitteln aus der Hildegard-Heilkunde zu verbinden.

Es wäre *sehr* unrealistisch, wenn man gerade dem *nicht* Rechnung tragen würde. Man muß eben ganz langsam eine Umstellung bewirken.

Also muß auch bei der Umstellung die »Discretio« der heiligen Hildegard von Bingen im Vordergrund stehen!

Diese Umstellung ist am besten einzuleiten mit

1. dem Versuch der Umstellung der ganzen Ernährung, was erfahrungsgemäß oft sehr sehr schwer ist;
2. der Vermeidung möglichst aller Küchengifte und
3. verschiedenen Ausleitungs-Verfahren wie Fasten, hildegardischer Aderlaß und gezieltes Schröpfen.
4. Müssen dazu noch einige mild wirkende Medikamente kommen, die allerding – wenn die ersten drei Punkte nicht wenigstens in Teilen eingehalten werden – noch nicht so recht wirken können.
5. Wir müssen aber auch eingefahrene, z. T. falsche Gewohnheiten ablegen und versuchen, vieles anders, richtiger zu machen. Die Behandlung der Krankheit beginnt im Kopf des Patienten. Nur die geistige Umstellung kann auch soviel bringen, daß man versucht, aus der eventuellen körperlichen Behinderung noch das Beste zu machen.

Es muß außerdem eben auch eine Umstellung von den nebenwirkungsreichen Medikamenten auf die mildere Art der Therapie versucht werden.

Dies klingt hier sehr gut und sehr leicht, ist aber in der Praxis sehr oft nur äußerst schwer zu erzielen, weil es eben zwischendurch immer wieder zu Rückschlägen kommt.

Der Patient hat z. B. einen akuten Rheuma-Anfall, weil er vielleicht unbewußt oder bewußt wieder ein Küchengift zu sich genommen hat. Tante Emma hatte

Geburtstag und er wollte eben nicht als Außenseiter dastehen und aß alles, was auf den Tisch kam, oder ähnliches.

Das ist menschlich, allzu menschlich. In solchen Situationen muß nun das »Medikament Mensch« oder »Medikament Behandler« wirken. Hat der Behandler die nötige Kraft und Bindung zum Patienten, daß dieser sich trotzdem weiter therapieren läßt oder reißt der Faden, und er kehrt resigniert zu Cortison und starken Schmerzmitteln zurück? Dies ist immer ein Wendepunkt bei einer solchen langandauernden Therapie.

Wenn man, wie ich, Patienten in der Praxis hat, die z. T. 150 km und weiter entfernt wohnen, können diese natürlich nicht immer und sofort einmal kurz um die Ecke in die Praxis schauen. Da muß nun der Patient an der »langen Leine« geführt werden und lernen, gewisse Entscheidungen für sich selbst zu treffen. Das sollte er sonst ja auch.

Er muß also wieder lernen, selbst die Verantwortung für sich zu übernehmen, auch wenn ihm dies durch ein teilweise übersoziales Krankheits-System aberzogen worden ist.

Dies ist für den Betroffenen nicht immer einfach, weil es am bequemsten ist, immer jemanden zu haben, der die Entscheidungen trifft und dann auch für die Fehlschläge verantwortlich gemacht werden kann.

Wenn man dann einmal soweit ist, daß man sich Rückschläge selbst zuschreibt und nicht die Schuld auf irgendeinen sogenannten Verantwortlichen schiebt, ist ein großer Kampf gewonnen, und von dem Augenblick an geht es aufwärts.

Rheuma-Therapie ist mit Sicherheit nicht immer und nicht ausschließlich mit der Hildegard-Heilkunde möglich, aber einen Großteil der Fälle können wir damit richtig therapieren und sehr sehr viel können wir schon im Vorfeld durch eine gute Vorsorge – sprich: gesunde Ernährungsweise und richtiges Verhalten gegenüber dem Körper – tun.

Teil 3

Goldene Regeln der Rheuma-Therapie nach Hildegard

Rheuma-Kuren nach der heiligen Hildegard basieren auf uralten, »goldenen« Lebensregeln, die dem Rheumatiker seine verlorengegangene Harmonie zurückgeben und dabei helfen sollen, sein ganzes Leben neu gestalten zu können. Diese Regeln sind:

1. Selbstheilung durch richtiges Essen und Trinken und Meiden von schädigenden Nahrungsmitteln.
2. Neue Lebenskraft durch den richtigen Rhythmus von Bewegung und Ruhe.
3. Wiederherstellung der Gesundheit durch Schlafen und Wachen, gleichfalls im richtigen Rhythmus.
4. Regeneration durch richtiges Ausscheiden und Absondern.
5. Durch die richtige Einstellung zu sich, seiner Umwelt und seiner Krankheit den Körper in eine gewisse Harmonie bringen, um damit die inneren Selbstheilungskräfte zu motivieren. Am besten gelingt das mit einer gewissen christlichen Grundeinstellung.

Heilen durch richtiges Essen und Trinken

Bei Heilung durch richtiges Essen und Trinken muß für den Patienten individuell das Richtige zu essen und zu trinken ausgewählt werden. Was dem einen gut tut, schadet dem anderen Patienten. Die heilige Hildegard von Bingen bezeichnet dies als die »Subtilität« der einzelnen Lebensmittel, die eben auch Heilmittel sein können. Die Subtilität spielt hier eine große Rolle.

Gesundheitsfördernde Lebensmittel

Die Basis des ganzen Essens sollte natürlich auf *Dinkel* aufgebaut sein, also Dinkel in seinen verschiedenen Verarbeitungsformen als Grieß, Mehl, Flocken, Schrot usw. und natürlich auch in Form ganzer Körner. Er ist in jeder Zubereitungsart gut und schmackhaft, und der Phantasie der Hausfrau oder des Hausmannes sind hierbei keinerlei Grenzen gesetzt. Man braucht eigentlich nur auszutauschen: Alles, was man üblicherweise mit normalem Mehl zubereitet hätte, wird jetzt mit Dinkelmehl gemacht. Wo man normalen Grieß nimmt, nehme man nun Dinkelgrieß usw. Wenn die ganzen Körner in einer Gemüsebrühe gekocht werden, sind sie schmackhafter und besser als Reis, weil auch Dinkel einen sehr guten Eigengeschmack hat. Er schmeckt leicht nußartig, Reis schmeckt dagegen – wenn man erst einmal auf den »Dinkelgeschmack« gekommen ist – fad und leer. Hiermit ist eigentlich schon die erste Hürde zu einer gesunden Rheuma-Ernährung genommen.

Auch *Quitten* sollten in jeder Form und jeder Zubereitungsart verwendet werden. Im Herbst, wenn die Quitten richtig reif sind und überall zum Verkauf angeboten werden, kann man eventuell auch eine richtige Quitten-Kur machen (s. »Rheuma-Therapien«, S. 172). Die Quitten saugen im Darm alle Darmgifte auf und sorgen für eine gute Ausscheidung.

Rheumatikern sind auch *Äpfel* sehr zu raten, da sie den Körper über den Darm entgiften und auch für uns Mitteleuropäer viel besser zu verarbeiten sind als z. B. Südfrüchte jeder Art. Außerdem ist der natürlich gewachsene Apfel – möglichst alte Sorten und ohne Dünger- und Spritzmittel – in unseren Breiten der größte Vitamin-C-Lieferant, was die allgemeine Abwehrkraft enorm stärkt.

Die heilige Hildegard empfiehlt uns alte, etwas angerunzelte Äpfel oder gekochtes Kompott – natürlich ohne künstliche Süßen und verbessert mit einem Teelöffel Zimt, da dieser das Blut reinigt, wie sie uns sagt.

Fenchel ist in jeder Form – sowohl als Tee als auch als Salat oder Gemüse – gut und bekömmlich. Gemüse-Fenchel kann also auch ausnahmsweise in rohem Zustand, d. h. nicht angemacht, gegessen werden. Dies ist eine der wenigen Ausnahmen, in denen Hildegard es uns erlaubt, auch Rohes zu essen, ohne daß es uns schadet.

Fencheltee sollte immer nur aus ganzen Körnern hergestellt werden. Die Körner *nicht* vermahlen, wie es immer wieder einmal gemacht wird, sondern nur mit kochendem Wasser überbrühen, dann 2–3 Minuten leicht köcheln lassen und danach noch 10 Minuten ziehen lassen. Die Stärke des Tees richtet sich nach dem individuellen Geschmack.

Hildegard sagt über den Fenchel, daß er *»wie immer er gegessen wird, gut und gesund für den Menschen ist!«* Deshalb kann man ihn auch beim Fasten oder in der Krankenkost vom ersten Tag an mitverwenden, anfangs nur als Tee, später in der Aufbauphase natürlich auch als Gemüse. Da der Fenchel, wie

Dinkel und Edelkastanie, im Körper basisch reagiert, ist er ein ideales Lebensmittel für den übersäuerten Rheumatiker.

Für den *Kürbis* gilt dasselbe. Auch er ist in jeder Form und Zubereitungsart gut und bekömmlich.

Kopfsalat ist nur angemacht verträglich und dann noch möglichst »hildegardisiert«. Das heißt, daß man ihn etwas zerdrückt und mit gekochten Dinkelkörnern vermischt. Dann etwas durchziehen lassen. Dadurch wird der Darm gereinigt und entgiftet, was für jeden Rheumatiker von größter Wichtigkeit ist.

Birnen sollten Patienten, die unter Migräne und/oder Lungen-Erkrankungen leiden, in rohem Zustand meiden. Für den Rheumatiker sind sie eigentlich nur als Kompott und als Birnhonig gut und bekömmlich. In Form von Kompott reinigen sie den Darm von schädigenden Giften. Wenn man Birnenkompott mit Zimt noch etwas geschmacklich verbessert, ist der Reinigungseffekt wiederum größer. Aber auch der Birnhonig hat eine allgemein reinigende Wirkung auf den Körper und ist deshalb zu empfehlen.

Jeder Rheumatiker sollte viel trinken, mindestens 35 g Flüssigkeit pro kg Körpergewicht und Tag. Dabei aber möglichst wenig »rohes« ungekochtes Wasser. Also mehr Kräutertees, warm und kalt. Mehr dazu im Kapitel »Flüssigkeits-Haushalt« (s. S. 15ff.). Bei zu geringer Flüssigkeitszufuhr kann es zu Kreislaufstörungen, Gallen- und Nierensteinen, Stuhlverstopfung, welker und schlaffer Haut, aber auch zu Schrumpfungsprozessen in den Bandscheiben und den Gelenkknorpeln kommen. Sie trocknen aus.

Oftmals bestehen Flüssigkeitsdefizite über Jahre hinweg und dadurch, daß dann zu wenig ausgeschieden wird, kommt es zu Ablagerungen von harnpflichtigen Stoffen im Gewebe. Diese stören natürlich die normalen Körperfunktionen und rufen dadurch die mannigfaltigsten Beschwerden hervor. Deshalb ist es am Anfang so wichtig, daß man erst einmal sein Trinkmaß findet. Wenn man sich einmal daran gewöhnt hat, fordert der Körper von ganz alleine sein Recht und verlangt nach mehr Flüssigkeit.

Die *Suppe aus gekochten Kalbsfüßen* ist die »Frischzellen-Therapie der Hildegard-Heilkunde«. Um dem Schrumpfungsprozeß der Knorpel entgegenzuwirken und auch um die Abnutzungen wieder teilweise rückgängig zu machen, sollte man neben der ausreichenden Flüssigkeitszufuhr auch diese Suppe oft essen. Sie hilft, die Knorpelschicht wieder aufzubauen und stärkt das Bindegewebe, die Bänder und die Gelenke (s. »Rheuma-Therapien«, S. 157).

Morgens sollte der Rheumatiker nüchtern immer ein wenig warmen Wein, Weizen- oder Gerstenbier trinken oder etwas selbstgekochten Brot-Trunk zu sich nehmen. Für diesen Brot-Trunk kocht man einfach etwas Dinkelbrot in Wasser, seiht es durch ein Tuch ab und trinkt es lauwarm. Die Menge ist etwa 20 bis 40 ml, ein kleines Gläschen also.

Ingwer-Ausleitungskekse nach der heiligen Hildegard sollte der Rheumatiker ebenfalls ab und zu morgens nüchtern nehmen, speziell bei Störungen des

Darmes, da sie *»die schlechten Säfte aus dem Menschen ableiten, ohne die guten Säfte aus dem Gleichgewicht zu bringen«* (Näheres dazu s. »Rheuma-Therapien«, S. 153).

Auch die am Essen verwendeten Gewürze sind sehr wichtig, da sie eine Steuerungs-Funktion haben und oftmals wie gute Medikamente wirken.

Die Hildegard-Gewürze Galgant, Bertram, Quendel, Beifuß, frische Petersilie, Weinessig sollten in der Rheuma-Therapie unbedingt mitverwendet werden, da sie helfen, den Körper zu reinigen und zu entkrampfen.

Schädigende Nahrungsmittel

Schweinefleisch ist möglichst in jeder Form, also auch als Wurst oder Schinken, zu meiden, da es *»die üblen Schleime im Körper aufwühlt«* (s. »Gicht«, S. 94 ff.). Dafür kann man aber Lamm-Fleisch (*»ist gut gegen Rheuma«*), Ziegen-Fleisch, Reh- und Hirsch-Fleisch (*»gut für Gesunde und Kranke«*) und auch speziell die Hirschleber, *»da sie die Gicht (Rheuma) nimmt und den Magen reinigt«*, in jeder Form essen. Wobei Fleisch natürlich in gekochter Form immer besser bekömmlich ist, als in gebratenem Zustand.

Natürlich sollte man sich auch nie an Fleisch sattessen, sondern an den heute in den Gaststätten als »Beilagen« bezeichneten Nahrungsmitteln. Fleisch sollte immer – auch bei Nicht-Rheumatikern – nur der geschmacksverbessernde Zusatz sein.

Auch sollten alle Küchengifte, wie sie im Kapitel »Entgiftungen« (s. S. 13 ff.) genau aufgeführt sind, unbedingt gemieden werden.

Der Rheumatiker darf *keinerlei* Abführmittel nehmen, außer den oben aufgeführten Ingwer-Ausleitungskeksen, da diese die Säfte des Körpers aus dem Gleichgewicht bringen und eine Therapie dadurch enorm erschweren. Näheres dazu unter »Ausscheidungen über den Darm« (s. S. 29 ff.) und unter »Rheuma-Therapien« (s. S. 153).

Auch die Heidelbeere sollte bei einer Veranlagung zu Gicht unbedingt gemieden werden. Hildegard schreibt dazu:

»Das Kraut, an dem Waldbeeren entstehen, die auch Heidelbeeren genannt werden, hat größte Kälte in sich. Für Heilmittel taugt es nicht, die Frucht aber schadet dem, der sie ißt, so daß sie die Gicht hervorruft.«

Die Praxis hat dies bestätigt. Patienten, die Veranlagung zu Rheuma oder Gicht haben, sollten unbedingt Heidelbeeren, aber auch alle anderen Küchengifte meiden, da dadurch oftmals ein Rheuma- oder Gicht-Anfall erst ausgelöst wird.

Säure- und Basenverhältnis

Jede rheumatische Erkrankung beruht u. a. auch auf einer Übersäuerung des Körpers. Daher muß versucht werden, eine vorhandene Übersäuerung langsam abzubauen.

Um dies zu erreichen, muß die Zufuhr von basischen Nahrungsmitteln gefördert und die von sauer reagierenden gemindert werden. Dies ist von größter Wichtigkeit und deshalb kann man sich mit der Hildegard-Ernährung im wahrsten Sinne des Wortes »gesundessen«.

Mit den drei Grund-Lebensmitteln der Hildegard-Heilkunde – Dinkel, Fenchel und Edelkastanien – stehen uns drei basische Lebens- und Heilmittel von unschätzbarem Wert zur Verfügung.

Wenn man auf diese drei Lebensmittel als Kranker seine Ernährung aufbaut, bei den »Beilagen« und Gewürzen die richtige Wahl trifft und die Küchengifte wie andere schädigende Nahrungsmittel meidet, wird fast jeder Krankheit der Nährboden entzogen. Dann können alle anderen Mittel und Therapien richtig zur Wirkung kommen und die verlorengegangene Gesundheit kehrt langsam wieder zurück.

Dies geht natürlich nicht von heute auf morgen, und es wird auch immer wieder Rückschläge geben, aber es ist ein sehr vielversprechender Anfang.

Die Basis hierbei ist natürlich wieder einmal der *Dinkel* in allen Variationen, wie ihn uns Hildegard von Bingen empfiehlt. Da Dinkel das einzige Getreide ist, das im Körper *basisch* reagiert – alle anderen Getreidearten reagieren sauer – hat man hierdurch eine sehr gute Grundnahrung, mit der man Krankheiten einfach den Nährboden entzieht.

Außerdem sollten alle Küchengifte und andere Nahrungsmittel und Getränke gemieden werden, die im Körper sauer reagieren.
Solche Nahrung kann der kranke Organismus nicht richtig verarbeiten. Es bleiben zu viele Rückstände im Körper, die negative Reaktionen auslösen.

Zum Ausspülen der Gifte und Säuren aus dem Körper sollte ein möglichst basischer Tee getrunken werden. Bewährt hat sich hier vor allem der *Fencheltee,* von dem ein Erwachsener je nach Gewicht 1,5 bis 3 l pro Tag trinken sollte (35 ml Flüssigkeit pro Tag und pro kg Körpergewicht).

Bei allen Krankheiten kann eine enorme Entsäuerung und damit eine relativ schnelle Besserung erreicht werden, indem man nach altindischem Rezept aus der Ayurveda-Medizin morgens nur abgekochtes, warmes Wasser trinkt und erst gegen 10 Uhr frühstückt. Auch die heilige Hildegard spricht davon, daß man morgens nicht frühstücken, sondern erst gegen Mittag etwas essen solle.

Dazu kocht man am Abend vorher 15 Minuten lang ca. 2 l Wasser und läßt es auf normale Zimmer-Temperatur abkühlen. Morgens wird dann 1 l davon langsam getrunken, den Rest trinkt man dann schluckweise über den ganzen Tag verteilt.

Dies reinigt den Körper besser als alles andere. Da es »leeres« Wasser ist – Hildegard von Bingen spricht von *»sehnsüchtigem Wasser«* –, kann dieses Wasser auch viele Schlackenstoffe in sich aufnehmen und dadurch den Körper massiv reinigen.

Wer dies ab und zu einen ganzen Tag lang durchführt, erzielt einen enormen Reinigungseffekt. An diesem Tag sollte der Patient wirklich nichts anderes trinken als Wasser, das in der oben angegebenen Form abgekocht worden ist. Morgens gegen 10 Uhr und am Nachmittag gegen 16 Uhr sollte man dabei einen Schluck Herzwein nehmen, damit der Blutzucker nicht zu sehr abfällt und der Kreislauf stabilisiert wird.

Mittags oder nachmittags kommt es dann in der Regel zum Harnlassen. An der veränderten Farbe ist festzustellen, daß hier eine Durchspülung und Reinigung stattgefunden hat, wie man sie sonst in solch kurzer Zeit kaum erreicht.

Zur allgemeinen Reinigung und Entsäuerung kann man natürlich auch einmal einige Fastentage einlegen. Entweder nach den Richtlinien des Hildegard-Fastens (6 bis 10 Tage), oder auch durch einige Tage Tee- oder Wasser-Fasten (1 bis 3 Tage). Hierbei kann man statt Wasser auch Fencheltee trinken.

Tabelle der wichtigsten basisch wie sauer reagierenden Lebensmittel

Basisch	Sauer
Dinkel	Alle anderen Getreidearten
Teigwaren aus Dinkel	Teigwaren aus oben genannten
Brot aus Dinkel	Brot, außer Dinkelbrot
Edelkastanien	Fleisch und Wild
Fenchel	Bohnen, Erbsen, Linsen
fast alle Gemüse	Gehärtete Fette
Salate mit Weinessig	Kaffee
Zwiebeln	Schwarzer Tee
Milch und Milch-Produkte	Schokolade
Mandeln	Alkohol
Zitronen	Alle anderen Südfrüchte

Im Zusammenhang mit der Ernährung sollte man auch auf die heute weit verbreitete Überernährung hinweisen. Wenn man sich zu gut ernährt, ist die Möglichkeit einer Erkrankung natürlich viel größer als wenn man sich bescheiden ernährt. Auch hier sollte man die »Discretio« der heiligen Hildegard beachten.

Ein alter arabischer Spruch drückt dies so aus:

»Gott hat jedem Menschen bei der Geburt
ein bestimmtes Maß an Speise und Trank zugeteilt.
Wer nur wenig und zur rechten Zeit ißt, zehrt lange daran.
Wer aber viel verbraucht, kommt früh zu Ende damit.«

Bewegung und Ruhe, Schlafen und Wachen

Ein Leben im Rhythmus von Bewegung und Ruhe, Schlafen und Wachen bietet eine gewisse Garantie, daß die Funktionen im Körper bestens funktionieren. Der richtige Rhythmus wäre:

8 Stunden Arbeit,
8 Stunden Freizeit und
8 Stunden Schlaf

Je besser wir uns an diesen Rhythmus halten, desto stabiler ist unsere Gesundheit.

Zu den 8 Stunden Freizeit gehört auch das Essen und Trinken. Wie alle Hildegard-Freunde wissen ist die gesunde Hildegard-Küche auch sehr schmackhaft. Man sollte sie richtig genießen und das mit viel Zeit verbinden. Nur Politiker und Manager halten ein »Arbeitsessen« ab, was m. E. sehr ungesund ist, zumindest jedoch auf keinen Fall entspannend und bekömmlich.

Zum Schlaf schreibt Hildegard, und da sind modernen Schlafforscher seit kurzer Zeit mit ihr einer Meinung, daß der u n t e r b r o c h e n e Schlaf der gesündeste ist. Beim unterbrochenen Schlaf gibt es immer wieder sehr intensive Tiefschlafphasen und ebensoviele Traumphasen, in denen die Spannungen der vorangegangenen Tage abgebaut werden können.

Bei allen rheumatischen Erkrankungen stehen die Bewegungsübungen für Wirbelsäule und Becken wie auch für alle anderen befallenen Gelenke im Vordergrund, solange diese Gelenke nicht akut entzündet sind.

Bewegung steht für alle großen Naturheiler schon immer im Vordergrund. Man sagt in der Naturheilkunde: »Der kürzeste Weg zur Gesundheit ist der Fußweg!«, und jeder kennt das Sprichwort: »Wer rastet, der rostet!«

Ich sage deshalb oftmals zu meinen Patienten, die unter Bewegungsmangel leiden – und das Wort »leiden« habe ich hier mit Absicht verwendet –: »Ich verordne Ihnen einen Hund!« Das wäre für jeden genau das Richtige. Hunde müssen regelmäßig spazierengehen – auch deshalb, weil sonst die Darmentleerung nicht richtig funktioniert. Sie »müssen« bei jedem Wetter, und die Besitzer sind dadurch zu regelmäßiger Bewegung gezwungen.

Regeneration durch richtiges Ausscheiden

Laut Hildegard ist Rheuma eine Krankheit der Über- bzw. falschen Ernährung. Daher ist es das wichtigste, daß der Körper entgiftet wird und daß durch verkehrtes Essen und Trinken so wenig wie möglich Gifte nachfließen. Rheuma ist kein lokales Geschehen, sondern eine Reaktion des gesamten Körpers, die sich eben nur an besonderen Schwachpunkten bemerkbar macht.

Dreh- und Angelpunkt der Entgiftung ist die Leber und hier vor allem die Galle, die man immer zum Fließen bringen muß, da sie die »Kloake« der Leber ist. Hierzu benötigt auch sie eine ausreichende Menge an Flüssigkeit. Sollte die Zufuhr nicht genügen, neigen die Patienten nach Jahren auch zu Gallensteinen.

Deshalb noch einige Grundanweisungen zu Reinigung und Entgiftung:

Zur Einleitung einer intensiven Behandlung wäre zur General-Reinigung immer erst einmal eine Zeit des Fastens angezeigt und dann eine langsame Einleitung in die Rheuma-Diät. Vor Beginn des Fastens sollte auch noch ein hildegardischer Aderlaß gemacht werden.

Ebenso wichtig ist das Schröpfen vor und oftmals auch während einer solchen Rheuma-Therapie, weil man hiermit nicht allgemein – wie beim Aderlaß – das Gift und die Schlackenstoffe dem Körper entzieht, sondern direkt am Schmerzort, ohne damit die Nieren zu belasten.

Richtige Einstellung

Durch die richtige Einstellung zu sich selbst, aber auch zu seiner Umwelt und seiner Krankheit kann man den Körper in eine gewisse Harmonie bringen. Dadurch werden die inneren Selbstheilungskräfte enorm angeregt und motiviert.

Gesundheit ist nicht etwas Selbstverständliches, sondern muß jeden Tag neu »verdient« werden. Sie zu besitzen ist Grund genug zu Dankbarkeit und Zufriedenheit. Aus tiefstem Herzen dafür »Danke« sagen zu können, gibt einem sehr viel. Aber auch das ist etwas, was man nicht einfach geschenkt bekommt, sondern sich erarbeiten muß.

Innere Ausgeglichenheit und Harmonie

Ich rate jedem Kranken, aber auch jedem Gesunden – unabhängig von der Religions-Zugehörigkeit – einmal eine Reise oder eine Wallfahrt nach Lourdes in Südfrankreich zu unternehmen. Dort finden sich täglich Tausende von Kranken ein, und man bekommt ein Gefühl dafür, wie kostbar die Gesundheit ist. Durch das viele Elend, das man dort sieht, fühlt man sich selbst recht gesund und zufrieden und fährt mit einer inneren Selbstzufriedenheit nach Hause, die einem Kraft für die kleineren Erkrankungen und Leiden gibt.

Zufriedenheit, Einklang mit sich selbst und seiner Situation – auch der jeweiligen Gesundheitssituation – sind von entscheidender Bedeutung. Daher ist es manchmal vielleicht ganz lehrreich, zu sehen und zu erkennen, daß es Menschen gibt, denen es weitaus schlechter geht als uns.

Ein Beispiel dazu:

■ Bei meinem Besuch in Lourdes beobachtete ich einen jungen Mann, der im Rollstuhl gefahren wurde. Beide Beine fehlten und ein Arm; der zweite Arm war nur noch als Stumpf unter dem Ellbogen vorhanden, das Gesicht war vollkommen zernarbt und verunstaltet.

Er wurde von einer hübschen jungen Frau mit langen, blonden Haaren gefahren, und die beiden unterhielten sich. Bei dieser Unterhaltung ging es recht munter zu, und an einer Stelle drehte der junge Mann seinen Kopf zu der Frau zurück; sie schauten sich dabei tief in die Augen und lachten beide so herzhaft, daß man das Gefühl hatte, beide Körper lachten mit; so intensiv war das.

Dabei wurde mir auf einmal klar, daß hier das Wunder der Heilung und Gesundheit liegt: In der geistigen Verfassung und Zufriedenheit, in innerer Stärke und Ausgeglichenheit des Menschen.

Deshalb sind auch psychische Betreuung und geistige Stärkung bei jeder Krankheit das beste und wichtigste Mittel zur Gesundung.

Man sollte versuchen, innere Ruhe zu finden, ab und zu einmal ein Gebet zu sprechen oder – wer das nicht mehr kann – einfach in einem stillen Kirchenraum zu sitzen und die Atmosphäre auf sich wirken zu lassen.

Auch Meditations-Kurse, ob christlichen Inhalts oder ganz frei geführt, sind eine gute Möglichkeit, Spannungen abzubauen und Ruhe zu »tanken«.

In Japan werden die Top-Manager großer Firmen ein- bis zweimal pro Jahr auf Kosten der Firma für jeweils eine Woche in ein Kloster geschickt, in dem sie meditieren können. In dieser Zeit sind sie vollkommen von der Außenwelt abgeschnitten, empfangen keine Post, lesen keine Zeitung und haben weder zu Radio, noch zu Fernsehen Zugang. Sie können also völlig ungestört »In-sich-gehen«. Danach stürmt wieder die Umwelt mit ihren Anforderungen, ihrer Hektik auf sie ein, aber gestärkt durch diese Phase der Ruhe und der Selbstfindung sind sie ihren Aufgaben wieder erheblich besser gewachsen.

Auch Hildegard von Bingen gibt uns diesbezüglich wertvolle Hinweise, die wir in unser Leben einbeziehen sollten.

Sie drückt das, was auch die moderne Psychologie vermittelt, mit »35 Lastern und Tugenden« aus: also Gegensätzen, zwischen denen der Mensch ständig hin- und hergerissen wird. Diese Laster und Tugenden könnten wir auch als YIN und YANG oder als Symphaticus und Para-Sympathicus bezeichen. Dies ist in etwa dasselbe, nur daß wir über die psychisch-seelisch-moralischen Zusammenhänge bei der heiligen Hildegard sehr viel mehr, präzisere und differenziertere Angaben bekommen als sonstwo.

Harmonie und Einheit sind das den Menschen Heilende, und daher ist auch für Leib und Seele die harmonische Zusammenarbeit nach Hildegard Grundvoraussetzung für allgemeines Wohlbefinden, für Gesundheit also und auch für die Heilung.

Sie sagt:

»Die Seele ist die Herrin, das Fleisch ist die Magd. Dadurch, daß die Seele ihrem Leib das Leben mitteilt, hat die Seele den Leib in der Gewalt und der Leib gibt sich der Herrschaft der Seele hin!«

Die Seele gibt durch den körperlichen Schmerz Alarm-Signale, die man unbedingt beachten sollte. Eine Krankheit will immer sagen, daß man sich zurückbesinnen sollte, wieder »zu sich« kommen muß. Und wenn wir diese Alarm-Signale mit Schmerzmitteln ausschalten, verpassen wir diese Chance und riskieren nur, daß die Krankheit sich im Untergrund so verschlimmert, daß wir sie zum Schluß nicht mehr in den Griff bekommen.

Die heilige Hildegard schreibt dazu:

»Wenn die Seele etwas spürt, was für sie und ihren Leib ungünstig ist, zieht sie das Herz, die Leber und die Gefäße zusammen! So wird der Mensch traurig. Nach der Traurigkeit aber bricht oft der Zorn aus und versetzt die Galle in Erregung. Aus der Bitterkeit der Galle entsteht wieder Zorn. Wenn der Mensch diesen Zorn nicht ausbrechen läßt, sondern ihn stillschweigend erträgt, steigen Nebel und Qualm zum Gehirn des Menschen und machen zuerst den Kopf krank, dann steigen sie in den Bauch hinab und erschüttern seine Blutgefäße und Eingeweide. Sehr oft wird der Mensch durch seinen Zorn schwer krank.«

Hier zeigt uns die heilige Hildegard genau auf, wie Leib und Seele miteinander verflochten sind und uns durch Krankheit zeigen, daß etwas nicht in Ordnung ist. Problemlos könnte man den Inhalt dieser Sätze in die Sprache der modernen Psychologie übertragen. Dies würde dann in etwa so lauten:

»Aus Frustration entstehen Depression und Aggression, und aus nicht ausgelebter Aggression entsteht dann Krankheit.«

Auch in den alten deutschen Sprichwörtern, die häufig tiefe Wahrheiten enthalten, werden diese Zusammenhänge klar herausgestellt:

Wir können dann alles – nicht nur Essen und Trinken – nur mehr »schwer verdauen«, uns »läuft die Galle über« und wir »können es auf einmal nicht mehr schlucken«.

Die heilige Hildegard sagt uns in diesem Zusammenhang auch, daß z. B. der Lärm, der über die Ohren in den Körper eindringt, diesen schwer erschüttern und Leber-Schaden auslösen kann.

Alles auf dieser Welt ist ja Schwingung und kann uns positiv oder negativ beeinflussen. Milchkühe geben z. B. bei Berieselung mit Mozart-Musik doppelt soviel Milch wie bei Rock-Musik.

Zu diesen Schwingungen ein Beispiel aus der Praxis:

■ Ich hatte einige Jahre lang den Ersten Geiger eines Theater- Orchesters in der Praxis, der immer dann eine Gastritis mit Geschwüren bekam, wenn er moderne und für sein Musikgehör disharmonische Musik spielen mußte. Sobald wieder etwas Klassisches auf dem Spielplan war, heilte sein Magen innerhalb kurzer Zeit aus, nur von wenigen homöopathischen Medikamenten unterstützt.
Seine Abneigung gegen diese ihm aufgezwungene Musik ging so weit, daß er sich bei einem großen Kaufhaus-Konzert aus dem Katalog eine billige Geige kaufte und nur mit dieser dann die für ihn disharmonische Musik spielte. Seiner guten Geige könne er dies nicht zumuten, meinte er. Die gehe bei dieser Musik genauso vor die Hunde wie er selbst.
Als dieser Mann dann in Pension ging und nur noch hobbymäßig etwas Kammermusik auf seiner guten Geige spielte – die Kataloggeige hatte er nach der Pensionierung mit dem Beil zerschlagen –, heilte sein Magen völlig aus, und er bekam seither nie wieder Magen-Darm-Beschwerden.

Reue

Bei Hildegard hat die Tugend der »tiefempfundenen Reue« die allergrößte Heilkraft für den Menschen, weil er dadurch seine eigenen Fehler sieht. Er erkennt, was er an sich und um sich herum falsch gemacht hat und sieht sich selbst in einem anderen Licht. Umkehr und Besserung werden so zur besten Voraussetzung für die Heilung. Es sollte aber nicht »selbstzerfleischend« sein, sondern ein Abschluß mit anschließendem Neubeginn. In gleichem Sinne sagt auch Shakespeare bezüglich des Wortes »Wenn« (»Wenn ich dieses oder jenes anders gemacht hätte, dann ...«): »Wenn ist wie eine Begnadigung nach der Hinrichtung!

»Discretio« (das rechte Maß)

ist einer der wichtigsten Begriffe in der gesamten Hildegard-Heilkunde. Hildegard schreibt dazu:

»Die Seele liebt in allen Dingen das diskrete Maß.

Wann auch immer der Körper des Menschen ohne Diskretion ißt und trinkt oder etwas anderes dieser Art verrichtet, werden die Kräfte der Seele verletzt.

In allen Dingen soll sich deshalb der Mensch selbst das rechte Maß auferlegen!«

Der große Arzt Paracelsus sagt dies später mit etwas anderen Worten. Er meint:

»All Thing seyn Gift, nur die Dosis macht's, ob Thing nicht Gift seyn!«

Diese »Discretio«, das »Maßhalten« also, bezeichnet Hildegard als die »Mutter aller Tugenden«, von der »Demut« spricht sie als »Königin der Tugenden« und die »Liebe« ist der Kern und die Triebfeder aller Tugenden.

Fehlt diese »Discretio«, wird der Mensch unweigerlich krank, weil er seine Grenzen nicht erkennt und sie daher häufig überschreitet. Dies ist nicht nur beim Essen und Trinken für Körper, Seele und Geist schädigend. Deshalb bezeichnet Hildegard das »Maßhalten in allen Dingen« als die »Mutter aller Tugenden«, aus der dann die anderen erwachsen können.

Teil 4

Rheuma-Therapien allgemein und nach Hildegard

Die hier aufgeführten Rezepturen, Übungen und Anweisungen habe ich im Laufe vieler Praxis-Jahre durch die Arbeit mit Patienten nach Anweisungen Hildegards zusammengestellt und entwickelt. Sie sind vielfach erprobt und haben sich bei den Patienten bewährt.

Die Rezepturen habe ich im Computer. Bei Bedarf werden sie dem Patienten als Verordnung auf das Rezept gedruckt. Dazu kommen dann noch verschiedene mündliche Ergänzungen und auch Übungsanleitungen direkt mit dem Patienten in der Praxis.

Diese Sammlung für den Rheuma-Kranken ist nun der erste Versuch, alles zusammenzufassen und ausführlich zu erklären. Bei den Übungen ist es manchmal etwas schwierig, sie ohne Demonstration am und mit dem Patienten zu erläutern. Deshalb waren ab und zu ergänzende Skizzen notwendig.

Übersicht

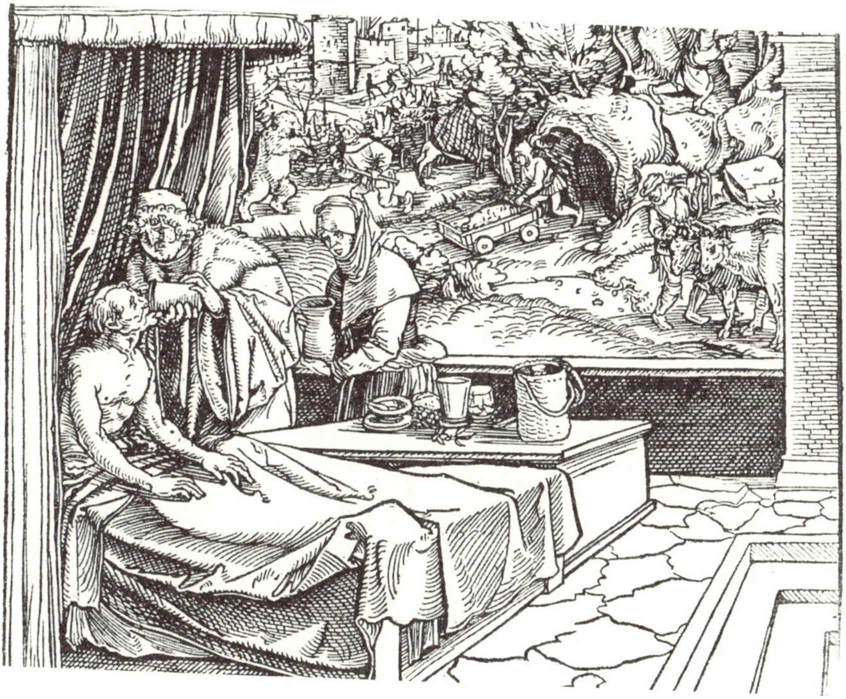

Abb. 14
Behandler mit einem Arzneibecher und Pflegerin am Krankenbett.
Augsburger Holzschnitt um 1531

Abwaschung nach Pfarrer Kneipp

Bei Schlaf-Störungen durch Schmerzen, die durch eine rheumatische Erkrankung auftreten, helfen sehr oft einfachste Mittel, z. B. die Kneipp'sche Abwaschung.

Abends oder auch nachts, wenn man nicht schlafen kann, geht man ins Bad, zieht sich ganz aus und wäscht den ganzen Körper mit einem Waschlappen kalt ab. Danach soll die Haut feucht sein, aber nicht tropfen. Ohne sich abzutrocknen zieht man jetzt Schlafanzug oder Nachthemd wieder über und geht sofort wieder zurück ins Bett.

Voraussetzung für diese Kneipp'sche Abwaschung ist, daß die Füße warm sind, dann kann sie erst richtig wirken. Sollten die Füße kalt sein, muß man vor der Abwaschung erst ca. 10 Minuten ein heißes Fußbad machen.

Durch das kalte Wasser auf der Haut wird der Körper angeregt, massiv Blut an die Körperoberfläche zu schicken. Dadurch entsteht dort eine Überwärmung: Die Oberfläche entspannt sich und damit natürlich auch der ganze Körper. Massive Entspannung und zusätzliche Blutzufuhr bewirken in gewissem Rahmen eine Schmerzlinderung.

Warnen muß man in diesem Zusammenhang vor dem abendlichen Duschen. Sollte jemand unter Schlafstörungen leiden, darf er dies auf keinen Fall machen. Durch den Duschstrahl werden die Nerven auf der Oberfläche regelrecht aufgewühlt, und der Patient kann dann erst recht nicht schlafen. Wer nicht mit Schlafstörungen kämpft, kann abends natürlich ruhig duschen, wenn ihm danach ist.

Afrikanischer Kalk

Bei echter Wasser-Sucht, also einer Stauung im Gewebe, die nicht durch Medikamente hervorgerufen worden ist, aber bei rheumatisch-entzündlichen Erkrankungen immer wieder einmal vorkommt – speziell wenn das Herz beteiligt ist – sollen nach Hildegard die Schalen des Vogels Strauß verwendet werden. Pulverisiert, oft vor und nach dem Essen einzunehmen, und *»er wird geheilt«,* schreibt sie dazu. In der Hildegard-Heilkunde heißt dies: Afrikanischer Kalk.

Hier bietet sich eine interessante Ergänzung an:

In Mesopotamien wurden schon vor ca. 4000 Jahren die weichen Steine im Niere und Blase, also die Harnsäuresteine (im Gegensatz zu den Oxalsteinen, die dort operiert wurden) durch alkalische und harntreibende Mittel »zerkleinert, aufgelöst bzw. ausgetrieben«. Eines der Hauptmittel dieser alten mesopotamischen Rezepte-Sammlung zur Harntreibung waren »die gepulverten Eierschalen, vor allem vom Ei des Straußes«.

In der *modernen* Medizin verwendet man in diesem Fall vor allem Kalzium-Karbonat. Die Schalen der Straußeneier, die damals von den Mesopotamiern und auch später von der heiligen Hildegard eingesetzt wurden, bestehen zu 97 % aus diesem Kalzium-Karbonat.

Die moderne Medizin kam erst in diesem Jahrhundert auf das Kalzium-Karbonat zur Behandlung.

Mit Hildegard haben wir hier ein im wahrsten Sinne »bio-logisches« Heilmittel, wobei sie in ihren Anweisungen noch weiter geht als die Mesopotamier. Sie sagt uns nämlich, daß nur die Schalen verwendet werden sollten, aus welchen Junge geschlüpft seien. Durch den Brutvorgang findet nämlich in den Eischalen noch eine zusätzliche Veränderung statt, sodaß das Kalzium-Karbonat noch wirksamer helfen kann als wenn nur ein ausgeblasenes oder zerschlagenes, nicht ausgebrütetes Ei verwendet würde. Außerdem ist natürlich Kalzium-Karbonat, das in einem lebenden Organismus erzeugt wurde – in diesem Fall im

Körper eines Straußes – für den Menschen viel wirksamer als chemisch reines Kalzium-Karbonat.

Zum Einnahmemodus des Kalks aus Straußeneierschalen:

Vor jedem Essen 1 Tafelmesserspitze voll Pulver in 1 EL Wasser (möglichst kein Mineralwasser) einnehmen. Nach dem Essen nochmals 3 Tafelmesserspitzen voll Pulver.

Man sollte das Pulver deswegen mit einem Löffel einnehmen, weil man es nur so ganz in den Mund bekommt. Wenn man es in einem Glas Wasser einnimmt, bleibt immer unten etwas sitzen, das man nicht in den Mund bekommt, denn die Eierschalen lösen sich im Wasser ja nicht auf. Es knirscht auch etwas zwischen den Zähnen, aber das kann man in Kauf nehmen, wenn man an die gute Wirkung denkt.

Die Einnahmedauer sollte nicht unter einem halben Jahr liegen, eventuell sogar etwas länger, auch wenn eine Besserung schon eingetreten sein sollte. Afrikanischer Kalk wirkt *nicht,* wenn die Wassersucht durch die Nebenwirkung eines Medikaments bedingt ist, d. h. automatisch auch der Magen-Darm-Trakt geschädigt ist und dieser Kalk nicht richtig verarbeitet werden kann.

Ahornholz-Auflage

Zum Ahorn schreibt Hildegard:

»Wenn jemand an irgendeiner Stelle von Lähmung geplagt wird, erwärme er Ahorn-Holz stark und lege es warm auf die schmerzende Stelle, und er wird sich besser fühlen.«

Bei Lähmungen also ein Stückchen Ahornholz-Brett am Feuer oder in der Backröhre stark erwärmen, aber nicht verbrennen, und auf die schmerzhaft-gelähmte Stelle auflegen.

Akelei

Die Akelei-Blätter bzw. das Pulver aus den getrockneten Blättern helfen speziell bei schmerzlosen Lymphdrüsen-Schwellungen, die oft als Folge einer Infektion im Kopfbereich auftreten, besonders nach Zahnvereiterungen, Mittelohrvereiterungen, Mandelentzündungen, aber auch nach der Gürtelrose oder dem einfachen Bläschen-Ausschlag der Lippen.

Hier sollte man den Patienten – ob Kindern oder Erwachsenen – im Sommer täglich 1 frisches Akelei-Blatt mit ins Essen mischen, z. B. in den Salat. Wer das nicht mag, oder wenn keine Akelei-Pflanzen zur Verfügung stehen (z. B. auch im Winter), kann man sich auch das Akelei-Pulver besorgen und davon täglich 1 TL voll mit im Essen verzehren. Achtung: *Nicht* mitkochen, sondern immer erst ans fertige Essen geben.

Dies sollte immer – ob man das frische Blatt nimmt oder das Pulver – ca. 1 Monat lang gemacht werden, danach wieder 2–3 Monate Pause usw.

Akelei-Honig

Bei Verschleimungen mit viel Auswurf nehme man den Akelei-Honig.

Wir nehmen dazu etwas Akelei-Pulver und rühren dies in den Honig hinein. Auf 100 g Honig mische man – je nach Geschmack des Patienten – zwischen 10 und 20 g Akelei-Pulver gut unter.

Solange der Auswurf akut und behindernd ist, alle 2 Stunden den ganzen Tag lang 1/2 bis 1 TL Honig im Mund zergehen lassen. Wenn die akute Phase vorbei ist, reicht es, wenn man nur noch 2–3 × am Tag 1/2 TL voll nimmt.

Akelei-Saft

1 TL Akelei-Saft in 1 Glas warmen Wein geben und jeden Abend einige Zeit davon 1 Gläschen trinken.

Dadurch werden diese sogenannten subfebrilen Temperaturen gemildert, man fühlt sich wohler, und auch nächtliches Schwitzen, das sehr oft damit verbunden und immer ein Zeichen von Schwäche ist, geht damit nach kurzer Zeit weg.

Akelei-Blätter und -Pulver helfen also bei allen Lymphatikern, auch wenn keine direkte Erkrankung vorliegt, der Akelei-Saft dann aber auch bei fieberhaften Erkrankungen.

Andorn

Die heilige Hildegard schreibt dazu u. a.:

»Wer in der Kehle krank ist, der koche Andorn in Wasser, seihe jenes gekochte Wasser durch ein Tuch und füge zweimal soviel Wein bei und lasse unter Beigabe von genügend Fett nochmals aufkochen und trinke es oft, und er wird in der Kehle geheilt werden.«

Diesen Andorn-Wein, der sich sehr bewährt hat bei allen Infekten im Hals-Bereich, kann man leicht selbst herstellen. Damit ist eine Weiterverbreitung der Infektion in den Körper verhindern bzw. einem Mitverursacher von rheumatischen Erkrankungen der Boden zu entziehen.

Rezept zum Selbermachen von Andorn-Wein:

geschnittenes Andorn-Kraut	1–2 EL
in	1/4 l Wasser
3–4 Minuten köcheln lassen, abseihen. Zu diesem Andorn-Tee	
Weißwein	1/2 l
Butter oder süße Sahne	1 EL

geben, nochmals aufkochen lassen.

2 × am Tag von diesem Andorn-Wein 1/2 Tasse *warm* (d. h. Zimmertemperatur) trinken.

Anzuwenden bei:

chronischen und akuten Rachen-Katarrhen
Mandel-Entzündungen (Tonsillitis)
Nebenhöhlen-Entzündungen
Kehlkopf-Erkrankungen aller Art
Erkrankungen im gesamten Kopf- und Hals-Bereich

Also bei allen »Kopf-Infekten«, die als Zweit-Erkrankung dann ein rheumatisches Fieber auslösen könnten.

Dieses bittere Getränk wirkt sich außerdem positiv auf

die Bronchien und
den gesamten Verdauungstrakt aus.

Weiter schreibt die heilige Hildegard beim Andorn:

»Wer gebrochene und kranke Eingeweide hat, koche Andorn mit Wein unter Beigabe von genügend Honig. Er trinke es oft abgekühlt, und die Eingeweide werden geheilt.«

Diese »kranken und gebrochenen Eingeweide« sind das, was man in der Medizin unter »gastrointestinalen Blutungen« versteht, wie es bei der über einen langen Zeitraum ausgedehnten Einnahme von starken Rheumamitteln mit erheblichen Nebenwirkungen vorkommen kann, z. B. bei der Einnahme von Cortison. Wenn solche Mittel über einen zu langen Zeitraum genommen werden, kann es zu Blutungen im gesamten Schleimhautbereich kommen, auch zu Darmblutungen.

Hier muß man aber auch betonen, daß oftmals eine kurzzeitige Einnahme solcher oder ähnlicher Mittel dringend notwendig erscheint, um dem geplagten Patienten eine vorübergehende Besserung seiner Leiden zu bringen. Steht im schlimmsten Fall der Tod eines Patienten bevor, kann der verantwortungsvolle Arzt diese letzte Phase des Lebens mit solchen Mitteln sogar für den Patienten noch einmal so beschwerdefrei gestalten, daß er menschlich sterben kann. Als Dauer-Medikament ist es allerdings strikt abzulehnen.

Bei solchen Blutungen greift der Andorn-Honig-Wein hilfreich ein.

Apfelknospen-Öl

Bei Kopfschmerzen, speziell solchen, die von den Nieren kommen, kann man dieses Apfelknospen-Öl sehr gut mit einsetzen. Man kann das Öl selbst herstellen oder auch über den Fachhandel beziehen.

Man nimmt im Frühjahr frische Apfenblüten-Knospen (möglichst vom eigenen Baum), gibt sie in eine Flasche mit weitem Hals oder in ein Glas und übergießt sie mit reinem Olivenöl so, daß alle Knospen damit bedeckt sind. Dieses Glas setzt man nun einige Zeit – ca. 3 bis 4 Wochen lang, je nach Sonnenintensität – der Sonne aus. Manche schwärzen die Flasche außen, weil dann der Auszug stärker würde. Ich bin der Meinung, daß – wenn Hildegard von »in die Sonne stellen« spricht – die direkte Sonneneinstrahlung gemeint ist. Deshalb sollte man dazu ein helles und durchsichtiges Glas nehmen und direkt den Strahlen aussetzen. Wenn wir das Öl mit den Knospen alle ein bis zwei Tage etwas verschütteln, wird der Auszug noch etwas kräftiger. Danach abseihen, aber auf keinen Fall auspressen.

Das Öl ist durch die intensive Sonnenbestrahlung ranzig geworden. Aber vielleicht beruht gerade darauf ein Teil der Heilwirkung. Man kann den Geschmack und Geruch verbessern, indem man 2 bis 4 Tropfen reines Rosenöl hinzufügt. Dadurch verbessert sich auch die Wirkung, da Rosenöl alle Arzneien in ihrer Wirkung verstärkt, wie wir bei Hildegard nachlesen können.

Man sollte das Öl dann kurmäßig 4–6 Wochen lang einnehmen und einreiben. Vor dem Schlafengehen sollte man damit die Stirn und die Schläfen leicht einmassieren, auch wenn gerade keine Kopfschmerzen vorhanden sind. Man sollte es aber auch – wenn möglich – einnehmen. Morgens 1 EL voll und abends unmittelbar vor dem Schlafengehen nochmals 1 EL voll davon.

Wenn wir aber Ekel davor empfinden, dann ist die Einnahme für uns nicht das Richtige, denn die heilige Hildegard von Bingen sagt uns immer wieder, daß wir *»auf die Stimme unserer Seele hören sollen, wenn wir gesunden wollen!«*

Diesen Ekel empfinden meist Personen, deren Galle etwas angestaut ist. In diesem Fall sollten sie das Öl auch nicht einnehmen, dann es ist dann nicht das richtige Medikament für sie. Mit der Einreibung können sie die anderen Maßnahmen aber trotzdem massiv unterstützen.

Aronstab-Wein

Mit dem Aronstab-Wein haben viele Menschen in der Praxis sehr gute Erfahrungen gemacht. Wenn jemandem seine Rheuma-Erkrankung richtig an die Nieren geht, er außerdem schwermütig oder sogar depressiv sein sollte, dann sollte er nicht nur viel trinken, sondern auch diesen Aronstab-Wein zu sich nehmen. Er wird also insbesondere eingesetzt, wenn zu den klimakterischen Beschwerden noch Gicht oder Rheuma und eine gewisse Melancholie dazukommen.

1–2 TL kleingeschnittene Aronstab-Wurzeln in 1 l Wein einige Minuten *kräftig* kochen und diese Menge im Laufe von 2 bis 3 Tagen trinken, mindestens 4–5 Wochen lang, wenn nötig auch länger.
Je schlimmer der Zustand ist, desto konzentrierter sollte man diesen Aronstabwurzel-Wein machen, also evtl. 1 TL Wurzeln auf 1/4 l Wein und diesen 1/4 l in 1 bis 2 Tagen trinken. 5 bis 6 Tage so fortfahren, dann 2 Tage Pause, dann wieder 5 bis 6 Tage lang usw., bis sich der Zustand bessert.

Sie brauchen keine Angst haben, daß Sie zum Alkoholiker damit werden. Durch den Kochvorgang ist wenig oder gar kein Alkohol mehr in diesem Elixier.

Ball-Übungen

Diese Ball-Übungen kommen aus der Eutonie. »Eu« kommt aus dem Griechischen und heißt »wohl« und »Tonus« ist die Spannung. Zusammen heißt dies also »Wohl-Spannung«.

So soll es ja sein. Man sollte weder eine übergroße Spannung im Gewebe, speziell in der Muskulatur haben, noch gar keine Spannung, sondern eben eine »Wohl-Spannung«, also eine Spannung, in der man sich so richtig wohl fühlt.

Bei allen Beschwerden in der Muskulatur, speziell im Rückenbereich gibt es hier einige phantastische Übungen mit zwei Tennisbällen, mit denen man die Überspannungen und Verkrampfungen in eine Wohlspannung überleiten kann. Alle drei aufgeführten Übungen werden in der Rückenlage gemacht.

1. Zwei Tennisbälle werden nebeneinander mit ca. 10 bis 15 cm Abstand unter das Kreuzbein gelegt, etwa dorthin, wo die kleinen Grübchen sind. Man läßt sie dort einige Zeit liegen und versucht, mit geschlossenen Augen den Rücken zu entkrampfen und dabei in Gedanken die Ausatemluft durch diese Punkte in den darunterliegenden Boden zu leiten, bis es nicht mehr weh tut und man die Bälle fast nicht mehr dort spürt. Dies dauert teilweise einige Minuten. Dann nimmt man die Bälle weg und bleibt auf derselben Stelle ohne sich zu bewegen noch einmal mindestens solange auf dem Rücken liegen, wie vorher mit Bällen vielleicht sogar noch etwas länger.

Man hat dann das Gefühl, als ob nach dem Wegnehmen der Bälle in diese Stellen das warme Blut hineinschießt und eine wohltuende Entspannung und Entkrampfung eintritt.

2. Nach einigen Minuten legt man beide Bälle unter die Schultern direkt über dem Schulterblatt. Dabei legt man sie zuerst soweit unter den oberen Rand der Schultern, wie man sie ohne Anstrengung, und ohne daß man sich verrenkt, bekommen kann und rollt dann – indem man den Körper auf den Bällen nach oben rollt – die Bälle etwas tiefer.

Dann bleibt man dort wieder liegen und vefährt dann weiter wie oben beschrieben: Also Augen schließen, ausatmend in Gedanken die Luft durch diese Stellen geben, bis man keinen Druck durch die Bälle mehr verspürt. Danach Bälle weglegen und nochmals einige Zeit ohne Bälle liegen bleiben.

3. Bei der dritten Übung legt man einen Ball genau ans Steißbein und den anderen Ball an die höchste Stelle des Kopfes. Man schließt wieder die Augen, entspannt ausatmend und läßt die Wirbelsäule nach unten soweit durchhängen, wie es die beiden Ballauflagen zulassen. Wenn man auch hier die Bälle kaum mehr spürt, wegnehmen und noch etwas liegen bleiben.

Diese Ball-Übungen sind jedem Patienten, der mit dem Rücken, mit dem Becken oder mit dem Beckenschiefstand Schwierigkeiten und Schmerzen hat,

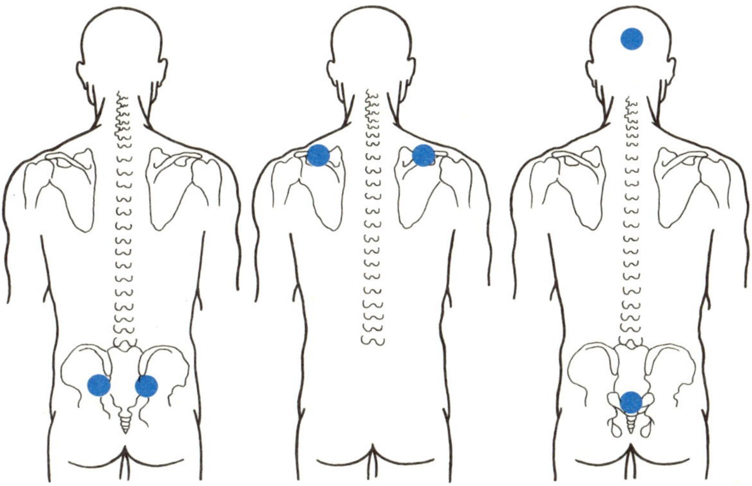

Abb. 15
Auflagestellen am Rücken für drei verschiedene Ball-Übungen

zu empfehlen. Ich selbst habe natürlich zu Hause meine Tennisbälle und auch auf Reisen sind die Bälle dabei. Sie sind mir selbst und vielen meiner Patienten unentbehrliche Helfer geworden.

Beckenboden-Gymnastik

Wenn speziell Frauen immer wieder Rückenschmerzen haben und trotz der Therapie in diesem Bereich sich wenig oder nichts ändert, sollte man unbedingt auch einmal an eine Erschlaffung der Beckenboden-Muskulatur denken.

Deutliches Zeichen für ein Erschlaffen der Beckenboden-Muskulatur ist es, wenn beim Husten, Lachen oder Nießen auch einmal unwillkürlich etwas Harn mit abgeht. Eventuell sind sogar die Mutterbänder mit betroffen, wodurch dann zusätzlich die herunterhängende Gebärmutter auf die Blase drückt. Hier ist die Beckenboden-Gymnastik das einfachste und beste Mittel der Wahl. Man beeinflußt damit nicht nur die Beckenboden-Muskulatur, sondern beseitigt auch gleichzeitig das unwillkürliche Wasserlassen und die Rückenschmerzen, soweit sie aus diesem Bereich kommen.

Die Beckenboden-Gymnastik ist eine systematische Schulung der gesamten Muskulatur des Unterleibs, wie sie z. B. auch in der Schwangerschafts-Gymnastik durchgeführt wird. Sie beeinflußt alle Muskeln in diesem Bereich, stärkt und strafft sie und trägt damit wesentlich dazu bei, daß die Blasen- und die Darm-Entleerungen normal funktionieren, d. h. daß nicht durch eine Erschlaffung irgendetwas unkontrolliert abgehen kann.

Natürlich kommt die ganze Straffung und Beweglichkeit der Muskulatur in diesem Bereich auch jungen Frauen im gebärfähigen Alter bei der Geburt zugute, da gerade jüngere Frauen durch einschnürende Kleidung im Bauchbereich sehr oft Störungen in der Darmentleerung durch eine dort total erschlaffte Muskulatur haben.

Der erste Weg zur Beckenboden-Gymnastik ist da die Darm-Gymnastik, aber auch eine Einübung der richtigen Bauch-Atmung. Ein typisches Zeichen für die Erschlaffung dieser Muskulatur ist, daß man (oder frau) nach der Gymnastik im Bauch regelrecht Muskelkater bekommt.

Es gibt eine etwas komplizierte Technik, die man besser unter Anleitung in der Krankengymnastik erlernen sollte, aber auch eine ganz einfache Art, die man problemlos überall durchführen kann und die sich bei meinen Patientinnen großer Beliebtheit erfreut, speziell wenn sie merken, wie solch eine einfache Übung ihnen helfen kann.

Man setzt sich auf einen Stuhl oder Hocker. Beim Ausatmen zieht man den Bauch ein, kneift gleichzeitig das Gesäß zusammen und versucht, das Becken vorne hochzuziehen. Beim Einatmen entspannt man dann wieder alles, um beim nächsten Ausatmen wieder dasselbe wie vorher zu machen.

Diese Übung sollte täglich 3 bis 4 × immer für ca. 2–3 Minuten durchgeführt werden.

Man kann – da die entsprechenden Muskeln erschlafft sind – am Anfang etwas ziehende Schmerzen bekommen, die aber bald wieder vergehen, wenn man weitermacht. Diese Schmerzen sind nichts anderes als ein ganz gewöhnlicher Muskelkater, da die durch die Übung beanspruchten Muskeln eben zu schlaff sind und durch diese Übung anfangs überbeansprucht werden. Aber gerade dies ist ja das Ziel: Daß dadurch natürlich die Muskeln wieder kräftiger werden, der Beckenboden sich hebt und die Blasenschwäche überwunden wird.

Massiv unterstützen kann man diese Gymnastik dann noch durch die sogenannten Kuhne'schen Reibe-Sitzbäder (s. S. 162), die heute leider fast in Vergessenheit geraten sind.

Birnhonig

Mit dem Birnhonig haben wir ein Hildegard-Mittel, das man fast zu den Universal-Mitteln rechnen kann, da es sehr vielseitig wirkt und vor allem den Körper enorm reinigt.

Einzusetzen ist er bei:

1. Migräne und auch Kopfschmerzen allgemein,
2. Atembeschwerden jeder Art,
3. Reinigung aller Körper-Säfte und damit des ganzen Körpers.

Rezept zur Erstellung:

Bärwurz-Pulver	28,0 g
Galgant-Pulver	26,0 g
Süßholz-Pulver	24,0 g
Mauerpfeffer-Pulver	22,0 g

Daraus eine Pulvermischung erstellen (die es aber natürlich auch schon fertig gibt) und dazu

große Birnen	5 Stück
reinen Honig vom Imker	250,0 g

verwenden.

Zubereitung:

Die Birnen werden zuerst entkernt, mit der Schale in Stücke geschnitten und in wenig Wasser weich gekocht. Das Wasser wird abgegossen und die Birnen im Mixer zerkleinert.
Der Honig wird dann im Wasserbad auf maximal 30 bis 32°C erhitzt. Er wird dadurch dünnflüssig und geschmeidig und man kann dann zuerst das Pulver und danach das Birnenmus einrühren. Am besten hebt man diesen nun fertigen Birnhonig in Schraubgläsern im Kühlschrank auf.
Den Birnhonig folgendermaßen einehmen:

Morgens nüchtern	1 TL
nach dem Mittagessen	2 TL
abends, schon im Bett	3 TL.

Es ist sehr wichtig, daß diese letzte Einnahme wirklich das *letzte* ist, was sie an diesem Tag machen.

Ich sage zu meinen Patienten: Auf dem Bettrand sitzend diese letzte Dosis einnehmen, umfallen lassen und schlafen!

Zur allgemeinen Reinigung reicht es, wenn man dies ca. 2–3 Wochen so einnimmt.

Bei migräneartigen Kopfschmerzen, aber auch bei allen Beschwerden im Atemwegsbereich, sollte man eine Kur zwischen 2 und 4 Monaten durchführen.

Diese lange Kur sollte logischerweise im Herbst beginnen, damit auch das nötige Roh-Material, d. h. möglichst ungespritzte, reife Birnen in ausreichender Menge vorhanden sind.

Bohnenkraut-Mischpulver

sollte als Basis-Therapeutikum bei der Parkinson'schen Erkrankung eingesetzt werden.

Rp. Hb. Saturejae pulv. (Bohnenkraut-Pulver)	50,0 g
Fol. Salviae pulv. (Salbei-Pulver)	30,0 g
Fruct. Cumini pulv. (Mutterkümmelpulver)	20,0 g
M. f. Pulv.	

1 × täglich sollte man nach dem Essen 1 TL dieses Mischpulvers in warmem Fencheltee, der mit Honig gesüßt wird, trinken. Diabetiker sollten vorsichtshalber mit Süßholzsaft süßen, nicht mit anderen künstlichen Süßen, weil dies vom Körper nicht so gut verarbeitet wird (ich zähle diese Süßen zu den modernen Küchengiften).

Die tägliche Einnahme dieses Pulvers in Fencheltee darf ca. 1 bis 1 1/2 Jahre nicht unterbrochen werden. Ergänzend sollte dazu bei Parkinson unbedingt noch der Zitwer-Wein (s. S. 193) genommen werden.

Cleopatra-Bad

Das »Cleopatra-Bad« sollte besonders bei der Reiter'schen-Krankheit für Hände und Füße und bei den Kollagenosen, speziell bei Sklerodermie und Lupus Erythematodes eingesetzt werden. Es hilft aber auch sehr gut bei allen Haut-Erkrankungen, wo die Haut schuppig und trocken ist, bzw. gegen Hautjucken.

Das Wort »Cleopatra-Bad« hat einmal ein Kollege geprägt, der dies auf einer Tagung vortrug. Er meinte, die ägyptische Königin Cleopatra habe nur dadurch eine so schöne und glatte Haut gehabt, da sie täglich in Eselsmilch badete. Zu diesem Zweck wurde immer eine ganze Eselherde auf ihren Reisen mitgeführt. Die Zusammensetzung des vorgestellten Bades habe im Fettgehalt etwa die Zusammensetzung dieser Eselsmilch.

Man nehme dafür

1/4 l (250 ml) Frischmilch und verquirle sie mit
3 EL reinen Olivenöls

Diese Mischung gebe man nun dem fließenden Badewasser zu und bade darin in der Temperatur, die einem am angenehmsten ist, und auch in der Dauer, in der man sich darin wohlfühlt. Bewährt hat sich dabei, wenn man jeden zweiten Tag ein solches Bad nimmt, die Temperatur sollte nicht zu hoch liegen, aber nicht unter ca. 35°C. Nach dem Bad sollte man sich mindestens 1/2 Stunde hinlegen.

Das Bad wirkt rückfettend auf die Haut und bei rauher und schuppiger Haut sehr angenehm. Insbesondere heilend ist es auch bei Haut-Rissen und -Schrunden.

Zur Hautpflege allgemein, speziell nach dem Bad, nehme man kaltgeschlagenes Olivenöl mit einigen Tropfen Zitrone vermischt, die man auch auf juckende Stellen einreiben kann. Olivenöl ist ja in der Hildegard-Heilkunde eines der großen Hautpflegemittel und auch die Basis für viele Hildegard-Medikamente zum äußeren Gebrauch. Zur inneren Anwendung lehnt die heilige Hildegard Olivenöl ab. Wenn man kranke Patienten betrachtet, sieht man auch immer wieder, daß sie es nicht so recht vertragen.

Dachsfell

Der Dachs, vor allem sein Fell, ist nach Hildegard bei Schmerzen aller Art ein phantastisches Mittel. Man bekommt das Fell im Fachhandel als Gürtel – der direkt auf der Haut getragen werden sollte –, als Einlegesohlen und als Pantoffeln. Die heilige Hildegard schreibt dazu »*... und alle Krankheit wird in dir aufhören ...*« und an anderer Stelle »*... wirst gesund sein an Füßen und Beinen*«.

Auf einer Fachfortbildung über Hildegard-Heilkunde erzählte ich dies einmal. Ein Kollege, der sehr schlechte und schmerzhafte Füße hatte und deswegen, wegen seiner Rheuma-Schmerzen und seiner Krampfadern fast nicht mehr laufen konnte, ließ sich daraufhin ein Paar Dachsfell-Schuhe anfertigen. Außerdem besorgte er sich einen Edelkastanien-Spazierstock. Nach einigen Wochen ließen die Schmerzen, die vorher auf keinerlei sonstige Therapie angesprochen hatten, nach, und er konnte wieder laufen wie früher.

Seither empfehle ich bei allen Bein- und Fuß-Beschwerden, zumindest Dachsfell-Einlegesohlen in den Schuhen zu tragen. Auch chronisch kalte Füße werden spürbar wärmer, wenn diese Sohlen getragen werden.

Diptam

Hierüber schreibt Hildegard:

»Der Diptam ist warm und trocken, und hat die Kräfte des Feuers und die des Steins in sich.

Wenn der Stein im Menschen zu wachsen beginnt, pulverisiere der Kranke Diptam und esse dieses Pulver oft mit Weizenbrot, und er hindert den Stein am Wachsen.

Und wenn der Stein schon wuchs, dann lege Diptam-Pulver in Essig, der mit Honig vermischt ist, und trinke dies oft nüchtern, und der Stein in ihm wird zerbrochen.«

Also bei allen Steinen im Körper einsetzen, egal ob Nieren- oder Gallen-Stein. Zu Beginn das Diptam-Pulver mit Brot essen. Wer aber bereits Steine hat oder hatte, der sollte Diptam-Pulver zusammen mit Weinessig und Honig mischen und dies in Wasser aufgelöst öfter trinken. Die Stärke der einzelnen Zutaten richtet sich nach dem Geschmack des Patienten. So, wie er es am angenehmsten empfindet, wird es bei ihm am allerbesten wirken.

Durchfall-Pulver

Dieses Durchfall-Pulver gehört eigentlich in jede Hausapotheke. Man kann es sich nach folgendem Rezept vom Apotheker mischen lassen:

Rp.	Fructus Cumini pulv. (Mutterkümmelpulver)	17,0
	Pulv. Piperis alb. (Weißer Pfeffer)	3,0
	M. f. pulv.	

Es ist auf verschiedene Art anwendbar. Als Durchfall-Ei, wie es Dr. Hertzka in seinem Buch »So heilt Gott« eingehend beschrieben hat, hilft es sehr gut bei schweren Durchfällen, ist aber etwas schwierig zuzubereiten. Man kann es natürlich auch als fertiges Durchfall-Ei über den Fachhandel beziehen. Dabei ist dieses Medikament natürlich nur eine begrenzte Zeit haltbar.

Einfacher ist es natürlich, wenn man das fertige Durchfall-Pulver jedem Essen, zu dem es geschmacklich paßt, beigibt. Es macht das Essen etwas schärfer im Geschmack, aber auch bekömmlicher. Bei einfacheren Durchfällen sollte man dies zur Unterstützung über einen längeren Zeitraum praktizieren. Bei schwereren Durchfällen ist aber das Durchfall-Ei unübertroffen.

Edelkastanien-Sauna-Bad

Das Edelkastanien-Sauna-Bad kann man als Badezusatz für Vollbäder oder als Sauna-Aufguß verwenden, wobei die Wirkung als Aufguß sehr viel stärker ist als der Badezusatz.

Sauna oder Bäder mit diesem Edelkastanienaufguß empfehlen sich besonders für eher korpulente Patienten, da es bei dünnen Leuten nicht ganz so gut wirkt.

Zur Entgiftung über die Haut ist die Sauna oder auch ein Dampfbad sehr gut. Man schwitzt richtig, die Poren öffnen sich und man scheidet dabei die Schlacken über die Haut aus. Hier hat sich der Edelkastanien-Sauna-Aufguß besonders bewährt, den die heilige Hildegard allen Rheumatikern und Gicht-Kranken sehr ans Herz legt, speziell, wenn sie auch noch jähzornig sind, da »die Gicht immer mit dem Zorn einhergeht«, wie sie uns wissen läßt.

Ich habe daraufhin meine Patienten etwas näher betrachtet und tatsächlich festgestellt, daß fast alle, die Gicht oder starkes Rheuma haben, sehr jähzornig sein können.

Wer die Sauna oder das Dampfbad nicht verträgt oder keine Gelegenheit dazu hat, der sollte diesen Sauna-Aufguß als Bad benutzen. Hierbei sollte man anfangs möglichst an drei aufeinanderfolgenden Tagen je einmal ein Bad von 1/2 Stunde Dauer machen. Die Temperatur sollte so sein, wie man es am angenehmsten empfindet, aber schon möglichst warm. Mit dem Zusatz sollte man nicht sehr sparsam umgehen. Mit einer Literflasche kann man ca. 5–6 Bäder machen. Bei einer Rheumakur mit diesem Zusatz sollten innerhalb von 4–6 Wochen ca. 15 Bäder gemacht werden.

Die Bettruhe oder das Ausruhen im Liegen (ohne Zeitung und ohne Fernsehen) von mindestens 1 Stunde ist sowohl nach der Sauna, dem Dampfbad, als auch bei den Bädern, dringend erforderlich.

In der Hildegard-Heilkunde wird nur die Edelkastanie, *nicht* aber die Roßkastanie für Heilzwecke verwendet.

Eisenkraut-Blätter

Bei Schwellungen im Kehlkopf-Hals-Bereich sollte man Eisenkraut-Blätter nehmen, eventuell auch das ganze Kraut (Hb. Verbenae contus), wenn man nicht genügend Blätter zur Verfügung hat. Diese Blätter oder das Kraut werden leicht angekocht und warm als Umschlag auf den Hals gelegt. Solange wiederholen, bis die Schwellung abklingt.

Diese feucht-warme Auflage sollte ca. 2 Stunden als Umschlag am Hals bleiben, um auch eine gewisse Tiefenwirkung zu erzielen.

Farn-Bad und -Packung

Hildegard schreibt zum Farn u. a.:

»Wer an Gicht leidet, nehme Farn, wenn er grün ist, koche ihn in Wasser und bade oft darin, und die Gicht wird weichen.«

Das Farn-Extrakt-Bad sollten speziell jüngere Patienten, die lymphatisch belastet sind, machen, und hier wieder mehr die schlankeren Personen, da es bei diesen viel besser wirkt als bei korpulenten.

Mit den heißen Blättern machen wir dann die Farn-Packungen, besonders im Frühjahr, da zu dieser Zeit der Farn noch die meiste Kraft hat. Die Bäder mit dem Extrakt (aus dem Frühjahrs-Farn) kann man dann das ganze Jahr hindurch anwenden.

Je stärker die Wirkung sein soll, desto mehr Extrakt sollte man für ein Bad verwenden, evtl. sogar 1 l pro Bad. Ist dies zu stark, kann man die Menge auch auch 3–4 Bäder verteilen.

Kurmäßig sollte man drei 3–4 Wochen lang pro Woche 2–3 Bäder machen. Die Wassertemperatur sollte sich nach dem Empfinden des Patienten richten, aber so warm wie möglich sein, wobei natürlich jüngere und magerere Personen es meist etwas wärmer vertragen als ältere und etwas beleibtere. Vorsicht bei zu hohem Blutdruck: Nicht zu heiß baden!

Wichtig hierbei ist natürlich auch, daß nach einem solchen Bad von 20–30 Minuten Dauer auch die Nachruhe richtig eingehalten wird, d. h., daß der Patient nach dem Bad wirklich nochmals 1–2 Stunden Bettruhe wahrt.

Wie bei allen biologischen Verfahren kann es am Anfang eine sogenannte Erstverschlimmerung geben. Die Schmerzen werden stärker und/oder Herde im Körper können reagieren und zum Teil unangenehme Begleiterscheinungen hervorrufen.

Sollte dies auftreten, auf keinen Fall die Behandlung abbrechen, sondern nur die Abstände der einzelnen Bäder für einige Zeit etwas vergrößern.

Beim Farn schreibt die heilige Hildegard noch etwas sehr interessantes, das besonders für Rheumatiker wichtig ist:

»Er enthält viel Kraft, und zwar solche Kraft, daß der Teufel ihn meidet!«

Dies klingt etwas mystisch, ist es aber wahrscheinlich gar nicht. Man hat festgestellt, daß Farn unter dem Bett sowohl Erdstrahlen als auch elektromagnetische Strahlen zumindest abschwächt, sehr oft sogar vollkommen isoliert. Das ist vielleicht gemeint, wenn Hildegard schreibt, »... *daß der Teufel ihn meidet!«*

Fenchel

Fenchel ist neben Dinkel und Edelkastanien *das* Universalmittel in der Hildegard-Heilkunde. Da Fenchel im Körper basisch reagiert, kann man er bei allen Übersäuerungen mit eingesetzt werden. Da Rheuma ja eine Krankheit der Übersäuerung des ganzen Körpers ist, ist Fenchel also hier auch mit bestem Erfolg anzuwenden.

Bei einer Übersäuerung des Verdauungstraktes verordne ich in der Regel die Fencheltabletten:

Rezept:

500 Stück Fenchel-Tabletten. Davon
4–5 × tgl. je 3 Tabletten
lutschen, erstmals morgens nüchtern.

Dadurch wird der gesamte Magen-Darm-Trakt des Patienten entsäuert, er fühlt sich allgemein wohler, und auch manche Schmerzen, die von rheumatischen Beschwerden herrühren, verschwinden langsam, ohne daß man zusätzlich noch irgendetwas unternehmen muß.

Fencheltee

Der Fencheltee gehört auch zu jeder Hildegard-Therapie. Er entsäuert und harmonisiert den Magen-Darm-Trakt.

Bei Übergewicht wird Patienten immer 1/4 l Fencheltee vor *jedem* Essen verordnet; dann sollen sie mit dem Essen aufhören, wenn sie keinen Hunger mehr verspüren. Damit kann man im Laufe kurzer Zeit einige Kilogramm abnehmen, ohne zu hungern.

Für den Tee sollten man die *ganzen* Fenchelkörner – nicht kleingemahlen, wie es manchmal gemacht wird – ca. 3 Minuten aufkochen und dann noch 10 Minuten ziehen lassen.

Sivesan

Eines der wirksamsten und auf breiter Basis heilsamen Mittel der Hildegard-Heilkunde ist das Universalmittel Sivesan, ein Fenchel-Misch-Pulver, das man bei allen Erkrankungen auch des rheumatischen Formenkreises als Basismittel sehr gut zusammen mit dem Herzwein einsetzen kann.

Hildegard schreibt dazu in ihren »Heilmitteln«:

»Der Mensch nehme auch Fenchelsamen und zur Hälfte davon Galgant und zur Hälfte von Galgant Diptam und zur Hälfte von Diptam Habichtskraut, und dies

pulverisiere er gleichzeitig und seihe es durch ein Tuch, und nach einer mäßigen Stunde des Mittagessens schütte er dieses Pulver in warmen Wein, nicht heiß, und er trinke. Und dieses Pulver hält den Menschen, der gesund ist, gesund, den Kranken aber stärkt es und verschafft dem Menschen Verdauung und verleiht ihm Kräfte und er vermittelt eine gute und schöne Gesichtsfarbe, und jedem Menschen, ob er gesund oder krank ist, nützt es, wenn es nach dem Essen gegessen wird.«

Hier also das Rezept zu diesem »Wunderpulver«:

Fenchelsamen, pulverisiert	8 Teile
Galgant, pulverisiert	4 Teile
Diptam-Kraut, pulverisiert	2 Teile
Habichtskraut, pulverisiert	1 Teil

Man sollte ca. eine Stunde nach dem Mittagessen ungefähr 1 Likörglas voll Wein – ich empfehle meinen Patienten sogar Herzwein zu nehmen – erwärmen, eine gute Messerspitze voll Pulver hineingeben und dies warm trinken.

Danach hat man ein angenehm warmes und leicht brennendes Gefühl im Magen und im Mund. Wer die Möglichkeit zu einem kleinen Mittagsschläfchen hat, sollte dies machen und danach das Pulver in (Herz-)Wein einnehmen.

Man muß also nicht unbedingt krank sein, wenn man dieses Pulver zu sich nimmt, aber gerade kranken und schwachen Patienten tut dies sehr gut. Es wird sowohl der Kreislauf als auch das gesamte Allgemeinbefinden gestärkt und stabilisiert, und alle notwendigen Medikamente helfen sehr viel besser, wenn dies einmal täglich mitgemacht wird.

Zusammenfassend kann man sagen:

Sivesan ist ein Hildegard-Universalmittel, das man bei Angina pectoris, Infarktpatienten, gegen Thrombose, Bluthochdruck, »Managerleiden«, Nierenleiden und Abwehrschwäche besonders gut einsetzen kann.

Zur Stoffwechsel- und Kreislauf-Verbesserung, besonders in der Rekonvaleszenz nach Krankheiten und Operationen, besonders gut geeignet. Auch bei häufigen Schweißausbrüchen ohne erkennbare Ursache, was ja ein massives Zeichen von Schwäche ist.

Fenchel-Saft

Der Fenchel-Saft hat eine sehr gute, unterstützende Wirkung bei allen psychischen Belastungen bis hin zu Depressionen.

Man sollte damit 1–3 × pro Tag die Stirn, die Schläfen, die Brust (oder besser gesagt das Brustbein) und den Magen im Bereich des Solar plexus einreiben.

Die Anwendungsdauer sollte nicht unter 4 Wochen liegen, eher etwas länger. Viele Patienten reagieren sehr positiv darauf.

Beim Thema Fenchel darf man auch den Gemüse-Fenchel nicht vergessen, den man ganz roh ohne alles, kleingeschnitten und als Salat angemacht oder auch gekocht als Gemüse essen kann. Er ist in jeder Form ». . . *wie auch immer er gegessen wird, gut und bekömmlich*«.

Gemüse-Fenchel ist aus einer hildegardischen Rheuma-Kost eigentlich gar nicht wegzudenken.

Flohsamen (Semen Psyllii)

Der Flohsamen, Semen Psyllii, ist ein wunderbares Mittel, um den Darm zu entgiften und zu sanieren.

Jeder, der unter Darmbeschwerden leidet, sollte natürlich in erster Linie ausreichend trinken – mindestens 35 g Flüssigkeit pro kg Körpergewicht und pro Tag. Dann sollte er mit diesem Flohsamen dem kranken Darm noch den entsprechenden Füllstoff geben.

In der Praxis verordne ich in solchen Fällen 3 x täglich 1 TL Flohsamen – mit je ca. 200 ml Tee oder Wasser eingenommen. Diese Flüssigkeit sollte nicht auf die normale Trinkmenge mit angerechnet werden.

Bei der Einnahme den Flohsamen in den Mund nehmen und so schnell wie möglich hinunterspülen, da er sonst überall im Mund, wo es feucht ist, hängenbleibt. Gebißträgern wird empfohlen, vor der Einnahme des Flohsamens das Gebiß herauszunehmen.

Flohsamen quillt sehr stark im Darm, weil er bis zu 40-fachem Volumen Wasser in sich aufnehmen kann. Er bewirkt so einen lockeren und weichen Stuhlgang, der dann Richtung Ausgang drängt und für eine gute Entleerung sorgt.

Dadurch, daß er zusammen mit der Flüssigkeit sehr viel Schleim produziert, entleert er den Darm sehr schonend, ohne ihn zu reizen und auch ohne die für den Körper kostbaren Mineral-Stoffe zu entziehen, wie es viele andere Abführmittel machen.

Fußbad

Bei Schlafstörungen durch rheumatische Schmerzen, aber auch bei allen Störungen im Abwehr-System des Körpers und bei Nieren-Erkrankungen, darf man die Füße nicht vergessen. Sind nämlich die Füße ständig kalt, kann eine sonstige Behandlung nur sehr wenig oder oft auch gar nicht helfen. Deshalb sollte man in solchen Fällen öfter ein heißes Fußbad machen.

Bei Schlafstörungen und bei rheumatischen Schmerzen in der nicht-entzündlichen Phase sollte man prinzipiell jeden Abend vor dem Schlafengehen ein heißes Fußbad machen, damit die Füße gut warm sind. Dadurch entspannt sich der Körper, die Schmerzen lassen durch die sich verbessernde Durchblutung etwas nach, und man kann besser einschlafen.

Heißes Fußbad heißt nicht, die Füße einmal kurz in warmes oder heißes Wasser tauchen, herausziehen und abtrocknen, sondern wirklich 10 Minuten in heißem Wasser lassen, dem man als Badezusatz eine Handvoll Kochsalz zugeben kann. Man sollte sogar ab und zu einmal während des Fußbades etwas heißes Wasser nachgießen, bis man – von den Füßen ausgehend – das Gefühl hat, daß richtige Wärmewellen durch den Körper gehen. Dann kann man mit dem Fußbad aufhören.

Nun noch ganz kurz kalt abgespült und abgetrocknet, und man fühlt sich wieder wohl. Bei Einschlafstörungen am Abend bringt diese kleine und einfache Therapie sehr viel, vorausgesetzt es liegt keine Überfunktion der Schilddrüse vor. Sollte dies der Fall sein, muß das heiße Fußbad schon mindestens 2–3 Stunden vor dem Schlafengehen erfolgen. Der Körper wird durch das Fußbad entspannt, gut durchblutet, und eine wohlige Müdigkeit breitet sich aus: Man schläft ein.

Nicht umsonst gibt es bei uns das Sprichwort:

»Kühl der Kopf, die Füße warm,
macht den besten Doktor arm!«

Galgant

als Pulver, Tabletten, Granulat und in Wein gekocht.

In der ersten Phase aller rheumatischen Erkrankungen, die mit Fieber oder auch nur mit erhöhter Temperatur einhergehen, sollte man stets Galgant in Wasser gelöst einsetzen. Dadurch wird eine Entzündung schon zu Beginn zurückgenommen, das Fieber nicht verdrängt, sondern nur erträglicher gemacht und eine schnellere und bessere Ausheilung gewährleistet.

Galgant wirkt entzündungshemmend, ausheilend auf Entzündungen und krampflösend auf alle Organe und Gefäße. Daher kann er auch bei Fieberzuständen sehr gut eingesetzt werden.

Man löst dabei eine Galgant-Tablette oder Galgant-Honig in frischem Wasser auf und trinkt dies. Kinder bekommen den Galgant-Honig in nicht zu kaltem – aber auch nicht warmem – Himbeerwasser gelöst zum Trinken.

Bei äußeren Erscheinungen einer Erkrankung mit Fieber – z. B. bei einer Gürtelrose – kann man an den betroffenen Stellen auch noch einen kalten Umschlag mit in Wasser gelöstem Galgant machen. Die unangenehmen Nachwirkungen einer Virus-Infektion werden abgeschwächt und die Zeit der Rekonvaleszenz abgekürzt. Nach der Ausheilung – und mit Galgant geht dies viel schneller als mit anderen Mitteln – ist der Patient körperlich wie geistig sofort wieder einsatzfähig.

Speziell bei Rückenschmerzen, die natürlich auch durch die Ausstrahlung innerer Organe – z. B. von den Nieren – kommen können, sollte man vor dem Frühstück 1/2 TL Galgant-Granulat einnehmen.

Man kann aber auch Galgant-Wein trinken. Dazu nimmt man:

1 TL geschnittene Galgant-Wurzeln (hier kein Pulver verwenden!) und kocht diese Wurzeln
in 1/4 l Wein. Abseihen und tagsüber schluckweise warm trinken.

Wenn man sich einen gewissen Vorrat in einer kleinen Thermos-Kanne warm hält, kann man sich die Arbeit etwas erleichtern.

Diese Galgant-Therapie wirkt besonders gut in Verbindung mit der Weizen-Packung (s. S. 190) bei allen Rückenschmerzen. Von außen hilft die Weizen-Packung und von innen der warme Galgant-Wein.

Galgant-Wein entspannt und entkrampft nicht nur die Muskulatur, sondern auch die inneren Organe. Sollte allerdings ein Wirbelkörper verschoben sein, dann muß dieser chiropraktisch behandelt werden. Da wirkt der Galgant-Wein nur in eingeschränktem Maße.

Geier-Salbe

Sowohl Geier-Salbe als auch Walfisch-Fleisch hat die heilige Hildegard in ihren Schriften unter Rheuma und Lähmungen als Therapien mit aufgeführt.

Ich halte es heutzutage aus Naturschutz-Gründen für *nicht* angebracht, diese mit zu verwenden, auch wenn andere Hildegard-Anhänger darauf beharren, weil es eben Hildegard empfohlen hat. Sie hat uns eigentlich genügend andere Mittel zur Verfügung gestellt, sodaß wir nicht unbedingt die Jagd auf diese Tiere durch unsere Nachfrage noch unterstützen müssen.

Gerstenkörner-Bad

Das Gersten-Vollbad und das Gersten-Kopfbad sind Zusatz-Therapien bei der Parkinson'schen Krankheit, die auch in der allgemeinen Rheuma-Therapie mit eingesetzt werden können, z. B. auch beim Morbus Bechterew. Sie sind auch weiterhin anzuwenden bei allgemeiner Muskelschwäche und beim Muskelschwund, aber auch bei allgemeiner, körperlicher Schwäche und Abmagerung durch Krankheit oder Alter.

Von der Gersten-Abkochung für Vollbäder sagt die heilige Hildegard: Es »... *heilt das Fleisch des Körpers«*. Sie werden in der Hildegard-Heilkunde für jede Form der Muskel-Schwäche benutzt, und auch die Parkinson'sche Erkrankung gehört ja dazu.

Für 1 Vollbad werden ca. 1 kg Gerstenkörner in 8 bis 10 l Wasser kräftig abgekocht, bis die Körner weich werden und beginnen, sich langsam aufzulösen. Diese Abkochung wird abgeseiht und dem Bad zugefügt. Das Badewasser sollte so warm wie möglich, ca. 38–39°C sein, aber immer nur so, daß der Patient sich darin noch wohl fühlt. Wenn diese Temperatur aus irgendwelchen Gründen zu hoch ist, kann sie auch etwas niedriger gewählt werden. Die Badedauer sollte ca. 1/2 Stunde betragen.
Nach dem Bad sofort ohne Abtrocknen in ein großes Badetuch einwickeln und mindestens noch 1 Stunde Bettruhe halten. Diese Ruhe muß im Liegen erfolgen. Ich betone hier das »Liegen« besonders, weil Patienten immer wieder meinen, ein Sitzen im Sessel und Fernsehen oder Lesen sei ausreichend. Das ist es nicht. Man sollte sich hinlegen, die Augen schließen und vollkommen entspannen, also auch nicht dabei lesen. Nur so ist eine optimale Wirkung zu erzielen. Wenn man bei dieser Nachruhe einschläft und etwas länger als eine Stunde liegt, ist das sogar noch besser.

Am Anfang kann dieses Bad täglich gemacht werden, bei Besserung nur noch alle 2 bis 3 Tage. Zwei solcher Bäder an einem Tag, wie es teilweise gemacht wird, halte ich für *nicht* gut, da gerade bei schwächeren Patienten dabei der Reiz zu groß wäre und man dann mehr Schaden anrichtet als Nutzen.

Mit einer reduzierten Menge an Flüssigkeit kann man an den Tagen, an denen man kein Vollbad macht, auch Kopf-Bäder oder Kopf-Abwaschungen mit einer Gerstenabkochung machen. Die heilige Hildegard schreibt dazu: »*Wenn der Kopf des Menschen krank ist, wasche er ihn oft mit diesem Wasser, und er wird gesund werden!*« Also auch bei der Rheuma-Therapie mit anwendbar, weil es dabei eben auch sehr oft zu Kopfschmerzen oder Ziehen in diesem Bereich kommt.

Man kann den Gersten-Extrakt auch fertig kaufen. Wenn man ihn selbst herstellt, sollte man möglichst Gerstenkörner aus biologischem Anbau nehmen.

Gewürznelken

Die heilige Hildegard schreibt dazu u. a.:

»Wenn jemand Kopfschmerzen hat, daß ihm der Kopf brummt, wie wenn er taub wäre, esse oft Nelken, und das mindert das Brummen in seinem Kopf. Und wenn kranke Eingeweide im Menschen wiederholt anschwellen, und dadurch die Wassersucht in ihm wächst, esse jener oft Nelken, und sie unterdrücken die Krankheit.

Auch wenn man oft Nelken ißt, verhindern sie, daß die Fußgicht im Menschen wächst und weiter vorrückt, wenn sie am Anfang ist.«

In der Praxis hat sich gezeigt, daß die eben beschriebenen Patienten mit brummenden, auf die Ohren drückenden Kopfschmerzen mit Neigung zu Wasser-Stauungen im Gewebe und leichtem Ansatz zur Gicht, meist auch erhöhten Blutdruck haben.

Deshalb hier als Verordnung:

Morgens nüchtern 1/2 TL Gewürznelken-Pulver zusammen mit etwas Herzwein einnehmen. Natürlich könnte der Patient auch einfach 2 oder 3 Gewürznelken in den Mund nehmen und mit viel Speichel kauen und dann schlucken. Das gelingt aber nur wenigen, da der Geschmack zu intensiv ist.

Die Einnahme sollte mehrere Monate lang durchgeführt werden.

Wer weder den intensiven Geschmack des Pulvers, noch den der ganzen Nelken mag, sollte wenigstens abends 3 Gewürznelken in 1 Glas Wasser einweichen und morgens das Wasser auf nüchternen Magen trinken.

Es bringt langsam bei den obigen Beschwerden eine Besserung und senkt im gleichen Maße mit der Besserung auch den Blutdruck.

Gold-Kur

In der Schulmedizin setzt man mit sehr unterschiedlichem Erfolg Gold-Injektionen bei schwerem Rheuma ein. In manchen Fällen bringt dies viel, in anderen Fällen gar nichts. Wo es nicht wirkt, hat es dann aber einen riesigen Nachteil für den Patienten: Es kommt oft zu einer massiven Blockade gegen fast alle anderen Medikamente und Therapien, und somit muß von der Schulmedizin her dieser Patient dann massiv mit Cortison behandelt werden, was eben nur eine gewisse Zeit gutgehen kann.

Die Gold-Kur nach der heiligen Hildegard von Bingen wird anders angewandt und hat auch einen nachhaltigeren Effekt, *ohne* Nebenwirkungen und *ohne* die Therapie-Blockaden, die mit der Gold-Kur in Spritzenform gesetzt werden.

Die hildegardische Gold-Kur ist anzuwenden bei:

1. Rheuma, Arthritis und Gicht, also beim gesamten rheumatischen Formenkreis, aber auch
2. bei Magen-Beschwerden aller Art, bei Gastritis, d. h. Magenschleimhaut-Entzündung oder -Reizung (Hildegard bezeichnet dies als einen »kalten Magen«), und bei einer allgemeinen Überempfindlichkeit, aber auch Über- oder Unter-Säuerung des Magens (was auch bei Rheuma wieder eine gewisse Rolle spielt),
3. zur allgemeinen Stabilisierung der Gesundheit und
4. auch zur Vorbeugung gegen alle diese Krankheiten.

Die Therapie dieser Gold-Kur dauert nur zwei Tage, immer morgens nüchtern 1 × zu nehmen. Das notwendige »Rohmaterial«, also speziell das benötigte gepulverte Fein-Gold, bekommt man über die Hildegard-Vertriebe. Eine Kurpakkung besteht aus 2 × 0,6 g reinem Nugget-Goldpulver.

Am ersten Tag der Kur nimmt man ein Päckchen dieses Goldpulvers von 0,6 g, knetet es zusammen mit 2 EL Dinkelfeinmehl (Hildegard bezeichnet es als »Semmelmehl«) und 1 EL Wasser einen Teig und ißt diesen Teig morgens nüchtern roh.

Am zweiten Tag der Kur, also am unmittelbar darauf folgenden Tag, macht man aus denselben Zutaten wieder einen Teig, formt ein Plätzchen daraus und backt es bei ca. 180°C im Backofen ca. 10 Minuten. Nach dem Backen wird dieses frischgebackene Plätzchen dann ebenfalls morgens nüchtern gegessen.

Die Einnahme dieses Plätzchens sollte ungefähr 1/2 Stunde vor dem Frühstück geschehen.

Nach diesen zwei Kurtagen, die *immer* zwei aufeinander folgende Tage sein müssen – also keinen Tag Pause zwischen diesen beiden Tagen machen –, kann man dann bei leichteren Erkrankungen ein ganzes Jahr aussetzen und nur, wenn man nach einem Jahr wieder langsam Beschwerden bekommt, sollte man diese Kur wiederholen. Bei schwerem Rheuma kann man diese Kur aber schon nach ca. 6 Monaten wiederholen.

Nach 2 bis 3 solcher Gold-Kuren haben die Rheuma-Patienten meist nur noch einen Bruchteil der vorherigen Beschwerden, müssen allerdings weiterhin achtsam sein, immer wieder die anderen Anweisungen befolgen und sich mit Essen und Trinken an die Anweisungen der heiligen Hildegard halten.

Gold-Wein

Der Gold-Wein sollte als Ergänzung zur Gold-Kur eingesetzt werden, da er gegen Rheuma und Fieber wirkt, also bei den fieberhaften Formen des rheumatischen Formenkreises. Er hilft aber auch bei Rheuma allgemeiner Art den Patienten sehr gut, ebenso wie bei allen fieberhaften Zuständen, wo der Magen eine gewisse Rolle spielt. Dies ist bei akuten Virus-Infektionen sehr oft der Fall und bei allen Allergien (hier spricht die heilige Hildegard von »Fieber des Magens«).

Hildegard über Gold-Wein:

»Wer Fieber im Magen hat, erwärme mit erhitztem Gold reinen und guten Wein, und trinke ihn und das Fieber wird ihn verlassen, weil die gute Kraft dieses Goldes mit der durch Feuerkraft veränderten Wärme die schlimmen Magensäfte wegnimmt.«

Von diesem Gold-Wein sollte man 2–3 × täglich ca. 20 ml, also ein Likörglas voll, warm trinken.

Man kann diesen Gold-Wein entweder fertig kaufen oder selbst herstellen. Man muß sich dafür bei einem Goldschmied einen kleinen 1-Tassen-Tauchsieder unten an der Heizspirale in einem Elektrolyt-Bad vergolden lassen. Wenn man dann damit den Wein erhitzt, hat man sofort »seinen« Gold-Wein, den man immer bei Bedarf herstellen kann. Er erspart gerade dem Rheumatiker viele andere Medikamente.

Grippe-Kräuter

setzen sich aus Stimmkräutern und Riechkräutern zusammen.

Rezept:

Dill-Kraut	4 Teile
Fenchel-Kraut	2 Teile
Königskerzen-Blüten	1 Teil
Königskerzen-Blätter	1 Teil

getrocknet oder frisch.

4 EL dieser Kräutermischung in 3/4 l gutem Wein (am bestem einem Südwein) ca. 3–4 Minuten bei kleiner Hitze leicht köcheln lassen, abseihen und warmstellen.
Erwachsene sollten davon mehrmals täglich ca. 1/2 Tasse (70 bis 100 ml) *warm* trinken.
Kinder je nach Alter die Hälfte bis ein Viertel dieser Menge. Für die Kinder sollte man den Wein etwas länger kochen lassen oder kurz vor Gebrauch nochmals kurz aufkochen, damit er nicht mehr soviel Alkohol enthält.

Diese Grippe-Kräuter kann man überall dort einsetzen, wo das Grippe-Pulver alleine nicht mehr hilft. Es wirkt etwas stärker als dieses.

Grippe-Pulver

Rezept:

englische Edelgeranie	40,0 g
Bertram-Pulver	35,0 g
Muskatnuß-Pulver	25,0 g
M. f. Hildegard-Grippepulver	

Zur Grippe-*Vorbeugung* kann man u. a. im Herbst und im Frühjahr
jeden Tag 1/2 TL davon
mit dem Essen zu sich nehmen, also über Salate streuen, in Suppen mit einrühren oder über ein Gemüse geben, aber *nie* mitkochen, sondern erst kurz vor dem Essen dazugeben.

Das Pulver eignet sich auch vorzüglich als Mittel gegen Magenkatarrh, speziell bei älteren Leuten und magenempfindlichen Personen. Es wird dann in der eben beschriebenen Weise genommen.

Bei den ersten Anzeichen von Schnupfen oder Erkältung, also bei schwerem Kopf und Nießen oder Benommenheit, sollte man etwas von dem Pulver *riechen, nicht* schnupfen. Durch die feinen Duftstoffe, die über die Schleimhäute der Nase aufgenommen werden, wird ein ebenso feiner Reiz gegen die beginnende Erkältung gesetzt und diese damit bekämpft, wie bei der Homöopathie.

Bei *Kopfschmerzen* in Verbindung mit Grippe, aber auch durch Wetterwechsel, Föhn-Einfluß usw., sollte man jeden Tag 2–3 Tafelmesserspitzen dieses Pulvers zusammen mit etwas Salz auf Brot essen.

Und wer nach einer *überstandenen Grippe* Herzschmerzen haben sollte, der sollte dieses Pulver 3 bis 4 Wochen lang täglich zu sich nehmen, entweder pur von der Hand oder z. B. auf einem Brot mit Quittenmarmelade essen.

Zur allgemeinen Vorbeugung kann man aber auch von diesem Grippepulver 1–2 × pro Woche eine kleine Dosis in warmem Wein trinken. Dann ist man (fast) gefeit gegen Erkrankungen der Winterzeit.

Gundelrebe

Die Gundelrebe sollte in der Rheuma-Therapie, speziell auch bei der Parkinson'schen Krankheit mitverwendet werden. Man kann daraus einen Tee bereiten, sie aber auch in Gemüsen und in Suppen mitkochen, in Plätzchen oder in Brot mit verbacken und zum Fleisch essen, denn »*... sie vertreibt mit ihren guten Säften die Krankheit*«.

Als Abkochung kann man sie auch für Kopfwaschungen verwenden, denn: »*... sie vertreibt die Krankheiten vom Kopf*«.

Handtuch-Übung

Bei Bewegungs-Einschränkungen sowohl der Wirbelsäule als auch der Gelenke der Schultern und der Hüfte sollte man die Handtuch-Übung morgens und abends machen.

Nehmen Sie ein ganz normales Handtuch und machen Sie damit Rücken-Arm-Übungen, als ob Sie sich mit dem Handtuch den Rücken abtrocknen wollen. Einmal ist dabei z. B. die rechte Hand oben und die linke Hand unten. Sie halten das Handtuch mit beiden Händen hinten am Rücken und dann rubbeln Sie mit dem Handtuch den Rücken ab, wobei Sie mit der oberen Hand die untere Hand soweit wie möglich nach oben ziehen, um dann anschließend mit der unteren Hand die obere Hand so weit wie möglich nach unten zu ziehen.
Wenn Sie dies einige Male gemacht haben, wechseln sie die Hände und machen das Ganze nun umgekehrt, also die linke Hand oben und die rechte Hand unten.
Anschließend halten Sie das Handtuch mit beiden Händen vor sich fest, bücken sich und steigen mit den Beinen nacheinander darüber weg hinweg, sodaß nun die Hände mit dem Handtuch hinter ihrem Rücken sind. Dann steigen Sie wieder von hinten nach vorne und kommen wieder in die Ausgangsstellung.

Dies ist schon etwas schwieriger, aber mit einiger Übung geht es immer besser. Die Gelenke werden dadurch extrem bewegt und geschmiert. Beginnende Versteifungen lösen sich, die Bewegungen werden immer leichter und die Schmerzen weniger.

Die Steigerung dieser »Handtuch-Übung« ist dann die »Stock-Übung« (s. S. 183).

Hand-Salzbäder

Bei rheumatischen Veränderungen der Hände und der Finger mit den entsprechenden Schmerzen sollte man mehrmals täglich aktiv und passiv heiße Handsalzbäder im Waschbecken machen.

Dazu gibt man 2 bis 3 EL gewöhnliches Kochsalz in das Waschbecken, wobei das billigste Salz aus dem Supermarkt sich dafür genauso gut eignet wie das teuerste Salz aus der Apotheke. Man gibt heißes Wasser dazu und bewegt darin die Hände. Darin sollte man nun die Hände und die Finger erst einmal alleine mit der Kraft der Fingermuskeln – bewegen und anschließend noch alle Gelenke mit Hilfe der anderen Hand durchbewegen. Dabei werden hierbei alle Hand- und Finger-Gelenke in jeder Richtung soweit durchgedrückt werden, wie es die Beweglichkeit und die Schmerzgrenze zulassen.

Hasengalle

Die Hasengalle wird in der Rheuma-Therapie bei der recht seltenen Arthritis psoriatica, aber auch natürlich bei der Psoriasis selbst, also der Schuppenflechte, eingesetzt.

Da beide Krankheiten immer zusammen auftreten, muß man zuerst die Grundkrankheit, die Schuppenflechte, in den Griff bekommen, bevor man an die Arthritis psoriatica gehen kann.

Bei der Schuppenflechte kann man von der Hildegard-Heilkunde her mit sehr gutem Erfolg die Hasengalle mit einsetzen.

Die heilige Hildegard von Bingen schreibt dazu:

»Gieße die einfache Galle des Hasen über die Lepra des Menschen und salbe damit oft, und die Rinden dieser Lepra fallen und der Kranke wird geheilt werden, weil die Hasengalle hinreichend dafür nützt.«

Dr. Hertzka vermutete unter der Bezeichnung »Rauden« oder »Rinden« die Psoriasis. Ich griff die Idee auf und behandelte damit erstmals im Februar 1979 einen Patienten mit sagenhaftem Erfolg.

■ Nach drei Tagen Behandlung einiger Stellen mit frischer Hasengalle, war die gesamte Psoriasis, die dieser Mann seit seiner Kindheit fast 40 Jahre lang hatte, vollkommen verschwunden. Sie hat sich bis heute nicht wieder gezeigt.
Auch sind die häufigen Lumbalgien, Ischialgien und Gelenk-Entzündungen, die der Patient damals immer wieder hatte, mit einfachsten Mitteln verschwunden und auch bis heute, 14 1/2 Jahre später, nicht mehr wiedergekehrt. Der Mann hat lediglich berufsbedingte Verschleiß-Erscheinungen und hin und wieder einmal leichtere Beschwerden an der Wirbelsäule.

Heilfasten

Sehr hilfreich zu Beginn der Rheuma-Therapie ist das hildegardische Heilfasten. Es hilft dem Patienten zu entgiften, alle Medikamente sprechen danach sehr viel besser an, und man benötigt nur geringere Dosen, um dieselbe Wirkung zu erzielen. Es hilft auch bei der Umstellung auf eine Hildegard-Rheuma-Kost, die fleischarm und schweinefleischfrei sein soll, und in der alle Küchengifte unbedingt gemieden werden sollten.

Genauer nachzulesen ist dies in meinem Buch »Hl. Hildegard – Heilfasten. Gesundheit für Körper und Seele«, erschienen gleichfalls im Pattloch-Verlag.

Herzwein nach der heiligen Hildegard von Bingen V. petroselinum c. mel

Bei vielen rheumatischen Erkrankungen kommt es auch zu Herz- und Kreislauf-Störungen. Hierbei ist für den Hildegard-Freund das Mittel der Wahl eigentlich fast immer der Herzwein, den man sich selbst zubereiten kann, den man aber auch unter verschiedenen Namen in den Apotheken und über den Fachhandel beziehen kann. Die Selbstbereitung wird von den Patienten bevorzugt, da sie dadurch genau wissen, woraus sich ihr Medikament zusammensetzt, und das Gefühl haben, sich etwas Gutes getan zu haben. Durch die Zubereitung *seines* Medikamentes bekommt der Patient ein ganz anderes Verhältnis zu sich und seiner Erkrankung.

Rezept zum Selbermachen:

Rp. 8–10 große Stengel frische Petersilie mit allem Grün (aber nicht die Wurzeln mitverwenden!)
1 l guten, möglichst biologisch angebauten Weißwein
1–2 EL *reinen* Weinessig
100–150 g reinen Bienen-Honig vom Imker (die niedrigere Dosis besonders bei Diabetes verwenden!); Patienten mit Neigung zu Unterzucker können aber auch bedenkenlos bis zu 300 g reinen Bienen-Honig nehmen.

Die frische Petersilie wird grob zerkleinert und in den Wein gegeben, zusammen mit 1–2 EL reinem Weinessig (bei süßem Wein etwas mehr Weinessig, bei herbem Wein etwas weniger – je nach Geschmack). Diese Mischung 10 Minuten möglichst zugedeckt kräftig kochen, aber immer wieder einmal durchrühren, da es eventuell stark schäumt. Wenn man es ganz offen kocht, verdampft zu viel und man bekommt ein Konzentrat!

Danach den reinen Bienenhonig vom Imker zufügen und bei kleiner Flamme nochmals 4 bis 5 Minuten köcheln.

Sofort heiß und sorgfältig abseihen und noch heiß in gut gereinigte Flaschen mit Schraubverschluß abfüllen, in die man vorher zur Desinfektion und besseren Haltbarkeit noch je 1 TL reinen Alkohol gegeben hat. Diesen TL Alkohol in den Flaschen verschütteln und schwenken, damit das ganze Glas davon leicht benetzt wird, und so belassen. Dadurch sind die Flaschen optimal gereinigt und der Herzwein hat eine etwas längere Haltbarkeit.

Bei Beschwerden oder auch regelmäßig nimmt man davon 2 bis 3 × täglich, bei Bedarf öfters, 1 EL voll. Bei Neigung zu Unterzucker am Vormittag auch gegen 10 Uhr gesondert einnehmen!

Dieser Herzwein kann unbedenklich auch über längere Zeit oder auf Dauer eingenommen werden. Der Alkoholgehalt bei dieser Zubereitungsart beträgt ca. 2–3 %.

Bei trockenen Alkoholikern oder auch bei Kindern kann man immer eine kleine Menge des fertigen Herzweines nochmals für ca. 2 bis 3 Tage kräftig einige Minuten bei offenem Topf kochen, sodaß der Rest-Alkohol vollkommen verfliegt.

Diese abgekochte Menge ist natürlich dann nicht mehr allzu lange haltbar und sollte, ebenso wie eine angebrochene Flasche Herzwein, möglichst im Kühlschrank aufbewahrt und auch bald verwendet werden! Frisch zubereitet und noch heiß verschlossen ist er bei Kellerlagerung einige Monate haltbar.

Den Herzwein sollte man aber ebenso wie jeden anderen Medizin-Wein *nie kalt* trinken, sondern immer nur leicht erwärmt! Man kann dies auch dadurch machen, daß man ihn solange im Mund behält, bis er Körper-Temperatur angenommen hat. Die Wirkung ist dann sehr viel besser.

Die Wirkungen dieses Universalmittels, das »Herz, Nieren und Nerven« positiv beeinflußt, sind sehr vielseitig. Herzwein hilft bei:

Wetterfühligkeit bis hin zum Föhn
Blut-Hoch- und Niederdruck
unterstützend bei leichten Ödemen
ebenso stabilisierend bei Nierenschwäche
bei Schlaflosigkeit (abends nehmen) und nervösen Störungen
begleitend während der Schwangerschaft
bei allen Herz- und Kreislauf-Störungen
(eventuell zusammen mit einer Tablette Galgant)

Auch bei der Umstellung der Patienten auf ein normales Trinkvolumen zur Reinigung des Körpers leistet der Herzwein sehr gute Dienste. Nicht alle Patienten, speziell nicht die älteren, können sofort von 1/2 Flüssgkeit pro Tag auf 2 oder 3 l umstellen. Dies müssen sie in einer langsamen Gewöhnungsphase aufbauen, da sonst das Herz die großen Mengen Flüssigkeit nicht verkraften kann und deshalb natürlich auch in dieser Phase speziell gestützt und gestärkt werden sollte.

Hier wird er sehr oft alleine, aber ab und zu auch zusammen mit einem Weißdorn-Präparat aus der »normalen« Naturheilkunde mit bestem Erfolg eingesetzt.

Die mit den obigen Zutaten ausgekochte Petersilie kann man noch einmal oder zweimal mit etwas Wasser ansetzen, kurz aufkochen und den Absud trinken. Dies regt sehr stark die Ausscheidungen über die Nieren an und reinigt den Körper.

Hirsch

Vom Hirsch schreibt die heilige Hildegard:

»Sein Fleisch ist für Gesunde und Kranke gut zu essen.«

Deshalb wird in jeder hildegardischen Ernährungs-Empfehlung das Hirschfleisch als gut und für den Rheumatiker bekömmlich mit aufgeführt.

Hirschsalbe:

»Und wenn ein Mensch in einem Glied von der Lähmung geplagt wird, zerlasse er Hirschtalg, zerlasse es in einem Topf, gebe halb soviel Bockstalg dazu und etwas pulverisierte Myrrhe. Dann tauche er ein Hanftuch (also ein Leinen-Tuch) *hinein und binde es warm auf das Glied, in dem die Lähmung ist. Und er tue es oft, und die Lähmung wird weichen.«*

Hier wird es, vor allem für Städter, etwas schwierig sein, die Grundzutaten zu besorgen.

Man muß also mit einem Jäger sprechen und auch ausfindig machen, wo Schafe oder Schafböcke geschlachtet werden. Die pulverisierte Myrrhe bekommt man in der Apotheke.

Diese Salbe ist also etwas schwerer zu bereiten als eine andere Salbe, die man fertig bekommt, aber sie hilft auch besser.

Der Umschlag mit der heißen Myrrhen-Salbe bringt in der nichtentzündlichen Phase sehr große Erleichterung.

Hirschzungen-Elixier

Die Hirschzunge hat mit dem Hirsch nur den Namen gemeinsam. Es ist eine Farnart, die sehr lange, zungenförmige Blätter hat und im Wald wächst, daher der Name. Ein Jäger erzählte mir einmal, daß es auch von Hirschen besonders gerne gefressen werde. Tiere wissen aufgrund ihres Instinkts meist genau, was gut ist.

Als unterstützendes Hildegard-Heilmittel zur Entgiftung der Leber, bei schmerzhaften Nieren- oder Blasen-Entzündungen, bei Unterleibs-Beschwerden und Lungen-Schmerzen – das alles eventuell verbunden mit schmerzhaften Ausstrahlungen in den Rücken –, kann man sich das Hirschzungen-Elixier eigentlich gar nicht mehr wegdenken.

Hildegard schreibt dazu, daß es *»bei Schmerzen der Leber und Lunge und bei schmerzenden Eingeweiden«* helfe.

In der Rheuma-Therapie mit Schmerzen in den Organen ist es also gut einsetzbar.

Ich verordne es langsam einschleichend:

2 Wochen lang *nach* jedem Essen 1 kleines Gläschen, danach *vor* und *nach* jedem Essen 1 kleines Gläschen voll trinken.

Honig

Über den Honig schreibt die heilige Hildegard in ihrer Heilkunde:

»Ein Mensch, der fett ist und fettes Fleisch hat und der Honig ißt, bereitet Fäulnis in sich. Wer mager und trocken ist und ihn kocht, wird von ihm geschädigt.«

Das ist keine sehr positive Aussage über den Honig und entspricht nicht der üblichen Meinung der Naturheilkunde. Demnach wirkt er sowohl bei ganz Dicken als auch ganz Dünnen schädigend. Wenn aber jemand eine normale Figur hat, kann er bedenkenlos Honig essen, solange er die »Discretio«, also das rechte Maß einhält. In zu großen Mengen gegessen, übersäuert er den Magen-Darm-Trakt.

In diesem »rohen« Zustand ist Honig also nicht für jeden Menschen gesund. Aber in ihren Medikamenten verwendet die heilige Hildegard sehr oft Honig zur Zubereitung. Manchmal schreibt sie direkt: *»... füge er gekochten und reinen Honig hinzu ...«,* ein andermal schreibt sie nur einfach Honig, dann werden aber meist die Zutaten mit Wein und dem Honig zusammen gekocht.

In der Naturheilkunde verwendet man zur Zubereitung von Medikamenten in der Regel den sogenannten »abgeschäumten Honig (mel depuratum)«. Durch Kochen in einem Topf wird der Honig von Pollen und Wachs gereinigt. Diese Bestandteile setzen sich beim Erkalten oben auf dem Honig ab und werden entfernt. Wenn man diesen Kochvorgang zwei- bis dreimal wiederholt, erhält man den reinen, »abgeschäumten Honig«.

Dieser reine Honig ist Bestandteil vieler Medikamente. Er ist besonders wichtig bei Allergikern, die sehr oft auf die Pollen im Honig negativ reagieren. Den abgeschäumten Honig aber vertragen sie gut.

Ingwer-Ausleitungskekse

In der Hildegard-Heilkunde wird nicht mit Glauber- oder Bittersalzen abgeführt, auf die viele Menschen Brechreiz bekommen und vor denen sie oft Ekel empfinden, sondern mit den Ingwer-Ausleitungskeksen. Diese sind besonders für Rheumatiker wichtig, da diese Kekse nach Hildegard dem Körper nur die schlechten Säfte entziehen, die guten Säfte aber im Körper belassen.

Die Glauber- und Bittersalze räumen den Darm *zu* radikal aus, sodaß dem Körper kostbare Mineralstoffe entzogen werden und auch die Harmonie der Darmbakterien dadurch enorm gestört wird. Das muß nicht sein: Die heilige Hildegard weist uns hier den besseren Weg.

Man nimmt diese Ingwer-Ausleitungskekse morgens nüchtern im Bett, bleibt noch einige Zeit liegen und achtet darauf, daß man es dabei schön warm hat und es auch so bleibt. Man muß eventuell mit einer Wärmequelle nachhelfen. Deshalb gibt man eine Wärmflasche entweder an die Füße oder legt sie sich, wenn die Füße warm sind, auf den Bauch.
Hierbei sollte auf keinen Fall ein elektrisches Heizkissen benutzt werden, da durch das Magnetfeld des Heizkissens eine Störung der eigenen Schwingung erfolgen kann, die speziell beim rheumatischen Formenkreis – aber z. B. beim Fasten – etwas feiner sind als sonst. Eine solche Störung kann enorme Beschwerden auslösen.

Die heilige Hildegard schreibt dazu:

»Aber auch der Mensch, der Abführgetränke bereiten und einnehmen will, pulverisiere und seihe Ingwer und nur halb soviel Süßholz und zu einem dritten Teil vom Ingwer Zitwer; und dann wäge er dieses Pulver gleichzeitig, dann nehme er soviel Zucker, wie dieses Pulver wiegt. All dies wiege zusammen soviel wie dreißig Münzen. Dann nehme er von reinstem Semmelmehl soviel wie eine halbe Nußschale faßt und soviel Wolfsmilchsaft, wie eine eingeschnittene Schreibfeder im Einschnitt fassen kann, und so bereite er von dem vorgenannten Pulver und dem Mehl und dem Wolfsmilchsaft einen feinen Teig wie für Törtchen. Und diesen Teig teile er in vier Teile und trockne sie im März oder April an der Sonne, weil in diesen Monaten der Sonnenstrahl so mild ist, daß er weder zu warm noch zu kalt ist, und daher besondere Heilung bringt.

Wenn er aber in diesen Monaten die vorgenannte Wolfsmilch nicht haben kann, sodaß er (es) auf den Mai verschieben muß, dann soll er, nachdem er das vorgenannte Törtchen im Mai bereitet hat, (es) an der Maisonne trocknen und so für die geeignete Zeit aufbewahren. Und wer dann einen Abführtrank nehmen will, der nehme nüchtern den vierten Teil von der vorgenannten Menge. Wenn aber sein Magen so stark und fest ist, daß er die Berührung dieses Tranks nicht spürt, dann soll er wiederum die Hälfte des dritten Teils des vorgenannten Törtchens nehmen und bestreiche ihn von neuem ganz mit Wolfsmilchsaft; und so nehme er es wiederum an der Sonne getrocknet nüchtern.

Aber bevor jemand diesen Trank nimmt, wärme er sich, wenn er kalt ist, und so nehme er (ihn). Und wenn er ihn genommen hat, ruhe er ein wenig wach im Bett, und wenn er dann aufsteht, gehe er ein wenig hin und her, jedoch so, daß er keine Kälte leidet.«

Die Ingwer-Ausleitungskekse nach der heiligen Hildegard bestehen also aus Ingwer, Süßholz, Zittwer, einem Feinmehl (reinstes Semmelmehl sagt die heilige Hildegard dazu in ihren Texten)) und Wolfsmilchsaft. Sie sind, wie Sie eben lesen konnten, etwas kompliziert in der Herstellung, und deshalb ist es sehr schwierig, sie selbst zu machen. Man kann sie deshalb über die Hildegard-Vertriebe fertig beziehen.

Man sollte die Kekse, speziell beim Fasten in der ersten Phase – morgens nehmen, besonders bei Störungen des Darmes und allgemeinen Stoffwechsel-Störungen, da sie – wie schon gesagt – die schlechten Säfte aus dem Menschen ableiten, ohne die guten Säfte aus dem Gleichgewicht zu bringen.

Jeder Rheumatiker sollte sie, auch wenn nicht gefastet wird, zwischendurch in der oben beschriebenen Weise immer wieder einmal nehmen.

Jaspis

»Und wem im Herzen, in den Lenden oder in irgendeinem anderen Glied des Menschen Stürme der Säfte, das heißt Gicht, auftreten, der lege den Jaspis auf jene Stelle und drücke ihn, bis er dort warm wird, und die Gicht wird weichen, weil die gute Wärme und die gute Kraft jene unrichtig warmen und kalten Säfte heilt und beruhigt.«

Der Jaspis-Stein als Scheibe wird angewandt bei akuten, rheumatischen Schmerzen im weichen Muskelgewebe oder im Bereich des Ischias, wo man diesen Schmerz an einem Punkt oder einer Stelle genau lokalisieren kann. Es sollte möglichst ein eigenes »Polster« zwischen Stein und Knochen sein, also nie direkt auf einer Stelle auflegen, an der die Knochen unmittelbar unter der Haut liegen.

Zum Auflegen eignet sich am besten die flache Scheibe eines Indischen Blut-Jaspis, die geschliffen und poliert wurde.
Die kalte Scheibe wird auf die schmerzende Stelle solange gedrückt, bis sie warm geworden ist. In der Regel dauert dies – je nach Hitze der Hautstelle – zwischen 5 und 10 Minuten. Danach nimmt man sie weg, läßt sie auskühlen und legt sie dann wieder auf.
Praktisch wäre hier, wenn man zwei solcher Scheiben besitzt, die man dann abwechselnd auflegen kann.
Bei Rheuma sollte man diese Behandlung einige Wochen lang möglichst jeden Tag einige Male durchführen.

Wenn man den Jaspis über Nacht (und evtl. auch am Tag) an den schmerzenden Stellen mit einem nicht-reizenden Seiden-Pflaster befestigt, ist dies besonders gut. Die Patienten berichten von einem Gefühl, als ob der Schmerz direkt weggezogen würde.

Der Jaspis hilft in der gleichen Art angewandt auch bei Herzschmerzen und Herz-Rhythmusstörungen. Hierbei wird der Stein auf die Herzgegend gelegt. Nach der Erwärmung auch wieder auskühlen lassen. Dies hilft relativ rasch – 2 bis 4 × auflegen – und oftmals schneller als ein Medikament. Man kann aber eine solche Scheibe auch einfach ins Bett hineinlegen. Auch dies verbessert die Herzbeschwerden und nimmt die Alpträume, die sehr oft bei Herzbeschwerden und Schmerzen auftreten.

Die heilige Hildegard schreibt dazu:

»Und wenn Blitze und Donner im Schlaf erscheinen, ist es gut, daß der Mensch den Jaspis bei sich hat, weil Phantasien und Trugbilder ihn dann meiden.«

Wenn also jemand unter Alpträumen leidet, hilft der Jaspis, weil er das Vegetativum beruhigt und ausgleicht, insbesondere auch die Schilddrüse. Auch Herzrhythmus-Störungen, die von der Schilddrüse kommen, werden durch die Jaspisauflage sehr positiv beeinflußt.

Weiter schreibt die heilige Hildegard zum Jaspis:

»Und wenn die Schlange an irgendeinem Ort ihren Hauch ausströmt, lege den Jaspis dorthin, und ihr Hauch wird so geschwächt, daß er weniger schädlich ist und daß die Schlange dort zu hauchen aufhört.«

Dies klingt mystisch und mittelalterlich, ist es aber nicht. Damit meint Hildegard ziehende Schmerzen, wie man sie eine Sehnenscheiden-Entzündung, einen Tennisarm oder eine Schleimbeutel-Entzündung begleiten. Diese Schmerzen »schlängeln« sich durch das Gewebe und sind oftmals direkt an einem Punkt nicht faßbar.

Bei all diesen Schmerz hilft der Jaspis sehr gut. Ich hatte schon Patienten in der Praxis, die wochenlang wegen ihrer »Bursitis« oder »Tendovaginitis« mit Injektionen, Bestrahlungen und starken Medikamenten behandelt wurden – ohne Erfolg. Drei Nächte einen Jaspis auf die schmerzende Stelle gebunden, und es war fast alles weg. Dies erlebt man immer wieder.

Kalbsfußsuppe

Dies ist die »Frischzellen-Therapie der Hildegard-Heilkunde« bei Knochen-Erkrankungen.

Die Suppe hilft besonders bei Abnützungen im Wirbelsäulen- und Gelenk-Bereich. Sie bewirkt, daß die Knorpelschicht wieder aufgebaut wird, und stärkt das Bindegewebe und die Bänder. Dadurch wird eine Stabilität aufgebaut, die man mit sonst nicht erreichen kann.

Man besorgt sich dazu beim Metzger die Kalbsfüße oder die Füße junger Rinder. Diese sind in der Regel gar nicht so einfach zu bekommen, da sie heute als Abfall gelten und ungeputzt weggeworfen werden. Deshalb sollten Sie den Metzger, den sie kennen, dazu bewegen, daß er so etwas Kostbares nicht wegwirft. Wenn gerade kein Käufer da sein sollte, kann er die Füße ja geputzt einfrieren.
Nach dem Auskochen kann man die Füße dann weggeben. Die daraus gekochte Suppe wird in kaltem Zustand so steif, daß man sie mit dem Messer schneiden kann. Würzen kann sie jeder nach seinem Geschmack, sollte dabei aber auch die Hildegard-Grundgewürze Galgant, Bertram und Quendel nicht vergessen.

Man sollte diese Kalbsfußsuppe direkt als Suppe essen, mit Dinkelnudeln oder Kernotto oder Dinkelgrieß, man kann damit aber auch Gemüse oder Eintöpfe zubereiten. Man kann sie also so verwenden, wie sie einem am besten schmeckt. Der Phantasie sind hierbei keinerlei Grenzen gesetzt.

Kalbsfußsuppe gibt es jetzt auch schon über einige Hildegard-Vertriebe in löslicher Form.

Katzenminzen-Pulver

Bei noch nicht aufgebrochenen Drüsenschwellungen am Hals – was ja viel öfters vorkommt als umgekehrt – sollte man dieses Pulver mit Brot oder dem sonstigen Essen zu sich nehmen. Man sollte es nach Fertigstellung des Essens darüberstreuen oder untermischen, aber *nicht* mitkochen.

Kleie-Bäder

Bei juckenden und brennenden Haut-Erkrankungen, wie es bei den Kollagenosen vorkommt, sollten Kleie-Bäder gemacht werden.

Dazu gibt man ca. 1 kg (Dinkel-)Kleie dem fließenden Badewasser zu und macht darin ein Vollbad, Temperatur und Dauer nach Wohlbefinden. Danach den Körper warm abduschen und noch mindestens 1 Stunde lang im Liegen nachruhen.

Solange die Haut juckt und brennt alle 1 bis 2 Tage ein Bad, bei Besserung nur noch 2 bis 1 Bad in der Woche.

Kniehebel

Dieser Kniehebel wird beim einem echten Beckenschiefstand (nicht bei einer Beinverkürzung!) als wichtigste Übung durchgeführt – und zwar je nachdem, auf welcher Seite das Becken bei gleicher Beinlänge nach unten hängt – rechts oder links.

Jeden Morgen *vor* dem Aufstehen muß der Patient noch im Bett auf dem Rücken liegend das »scheinbar« längere Bein abwinkeln, mit den beiden gefalteten Händen umfassen und einige Male zur gegenüberliegenden Schulter ziehen (s. Abb. 8).

Dies muß unbedingt *vor* dem Aufstehen geschehen, da der ganze Körper durch die Bettwärme noch so elastisch und geschmeidig ist, daß durch diesen einfachen Griff das Becken geradegerückt wird oder doch zumindest in der richtigen Richtung etwas bewegt wird. Wenn dies ständig gemacht wird, hat man eine reelle Chance, wieder ins »rechte Lot« zu kommen. Man sollte den Kniehebel auch nach einer richtigen Entspannung machen, z. B. bevor man ein Vollbad verläßt oder in der Sauna, bevor man am Ende eines Saunaganges aus der heißen Kabine geht.

Diese Übung aber immer nur mit dem scheinbar längeren Bein machen und nie umgekehrt. Wenn sie dies mit dem kürzeren Bein auch machen würden, schieben Sie das Becken wieder in die alte Schieflage zurück.

Schwimmen allgemein wäre natürlich auch sehr gut, wenn möglich aber in nicht zu kaltem Wasser.

Bei einer allgemeinen Gymnastik sollte man darauf achten, daß man keine Bein- und Becken-Übungen macht, die das Becken bei einem Beckenschiefstand wieder schräg ziehen.

Vor dem Aufstehen aus dem Bett – also nach dieser Knie-Becken-Übung – sollte man erst einmal gähnen und sich strecken wie eine Katze, sich dann zur Seite rollen und aufstehen. Niemals gerade nach vorn aufstehen!

Auch muß eventuell ein vorhandener Ausgleich im oder am Schuh entfernt werden, wenn er bei einem echten Beckenschiefstand bei gleicher Beinlänge vorhanden ist, sonst hat man sich umsonst bemüht. Wenn dieser Ausgleich erhalten bleibt, wird das Becken dadurch immer wieder in die Schieflage zurückgestoßen.

Knie-Schleuder-Übung

Diese Übung kann man bei allen Knie-Beschwerden machen, sowohl bei einem leicht verschobenen Meniskus (soweit es da noch möglich ist), als auch bei den Knie-Arthrosen. Sie bringt in allen Fällen, wo man noch ohne Schmerz-Verschlimmerung diese Übung durchführen kann, sehr viel Besserung.

Man stellt sich irgendwo hin, wo man nach vorne und nach hinten viel Platz hat und sich seitlich festhalten kann.
Dann schleudert man das betroffene Knie aus der abgewinkelten Haltung 3–4 × nach vorne, wie ein Fußballspieler, wenn er den Ball mit der Fußspitze treffen möchte. Dabei sollte das Knie im Schleudern ganz durchgestreckt werden.
Anschließend tritt man nach hinten aus. Auch dabei sollte das Knie aus der Abwinkelung schleudernd voll nach hinten durchgestreckt werden.

Diese Übung sollte man bei Beschwerden mit den Knien, also auch bei Arthrosen, jeden Tag 3–4 × durchführen, immer 3–4 × nach vorne und nach hinten.

Dadurch wird das defekte Knie für Bruchteile von Sekunden etwas überdehnt und die Durchblutung enorm angeregt. Das führt zu einem bessern Abtransport von Schlackenstoffen, zu besserer Ernährung des Knies und fördert den Aufbau des Gewebes.

Kohl-Umschläge

Bei allen entzündlich-geschwollenen Gelenken durch rheumatische Erkrankungen, aber auch bei Schwellungen durch Verletzungen jeder Art, hat sich die uralte Methode der Kohl-Umschläge bestens bewährt. Sie dient auch bei Entzündungen und Haut-Reizungen anderer Art. Die Wirkung schreibt man dem Schwefel im Kohl zusammen mit der »Grünkraft«, dem Chlorophyll, zu.

Für diese Umschläge verwendet man die äußeren, grünen Blätter des Wirsing-Kohls (aus dem gelben Innenteil kann man ein Gemüse bereiten), wäscht sie nur mit kaltem Wasser ab, schneidet die dicken Mittelrippen heraus und rollt diese Blatt-Lappen mit einem Nudelholz oder einer Flasche weich, daß wohl das Blatt gebrochen ist, es aber nicht auseinanderfällt. Beim Rollen der Blätter jedoch darauf achten, daß man keinen Kohl-Brei erzeugt. Es sollte schon noch gut zusammenhängen und sich gut wickeln lassen.
Mit den so vorbereiteten Blättern wickelt man die Gelenke ein und bindet die Blätter mit einem Tuch oder einer Binde fest. Bei den kleineren Gelenken von Fingern und Zehen schneidet man die Blätter in Streifen, um diese richtig verbinden zu können. Wenn die Blätter trocken sind, sollte der Verband mit neuen Blättern noch einige Male gemacht werden, bis eine Besserung eintritt.

Es muß nicht immer Wirsing-Kohl sein, auch andere Kohlarten kann man verwenden, aber am wirksamsten ist der Wirsing-Kohl.

Kornel-Kirsche

Die Kornel-Kirsche eignet sich besonders für junge Rheumatiker. Das sind sehr oft Lymphatiker mit häufigen Mandelentzündungen. Meist sind diese blauäugig und neigen seit frühester Kindheit zu chronischen Mandelentzündungen, Nebenhöhlen-Erkrankungen und Erkältungen. Sie haben meist »die Nase voll«, im wahrsten Sinne des Wortes.

Man kocht aus der Rinde, den Zweigen und den Blättern der Kornel-Kirsche einen Absud und bereitet damit dem Kind oder jugendlichen Rheuma-Kranken ein Vollbad. Natürlich nur in der nicht-entzündlichen Phase.
Das Bad sollte man so warm wie verträglich durchführen, und so lange, wie sich der Kranke darin wohlfühlt. Hinterher unbedingt gut eingepackt 1 bis 2 Stunden Bettruhe einhalten!

Krauseminzen-Elixier

Dies hilft bei umherwanderndem Weichteil-Rheuma, das auch oft durch Unterkühlungen und Erkältungen hervorgerufen wird und neuralgische Schmerzen verursachen kann.

Man gibt dazu 1 Teil Krauseminzensaft in
4 Teile Wein

Davon 1 TL–1 EL (je nach Grad der Schmerzen) vor dem Frühstück, vor dem Schlafengehen und nachts, wenn man einmal aufwacht, einnehmen. Dabei sollte man den Krauseminzen-Wein nie ganz kalt trinken, sondern zumindest körperwarm. Ich empfehle bei allen Medizin-Weinen, die verabreichte Dosis solange im Mund zu behalten, bis der Wein Körpertemperatur angenommen hat. Er kann dadurch viel besser wirken. Man kann natürlich auch frischen Krauseminzen-Saft in Alkohol konserviert oder den alkoholischen Auszug, also die Krauseminzen-Tinktur, verwenden. Dazu gibt man ca. 1/2 TL voll in einen Schluck Wein, nimmt dies wie beschrieben zu sich und hat dann dieselbe Wirkung.

Kubeben-Pfeffer

Die heilige Hildegard schreibt dazu:

»Die Kubebe ist warm und trocken. Wenn jemand Kubebe ißt, wird die Begierde in ihm gemäßigt. Sie macht seinen Geist fröhlich und seinen Verstand rein und erhellend klar.«

Sie spricht im ganzen Text auch von *»unziemender Begierde«* oder auch *»unziemenden Gluten der Begierde«* und meint damit sexuelle Übererregbarkeit, unter der manche Menschen – sowohl Männer als auch Frauen – leiden.

Aber auch die »Nebenwirkungen« sind nicht zu verachten, denn die Kubebe *». . . macht* (auch) *seinen Geist fröhlich und seinen Verstand rein und erhellend klar.«*

Deshalb ist die Kubebe oder der Kubeben-Pfeffer, wie er auch genannt wird, für Frauen und Männer in den Wechseljahren besonders wertvoll. Sie gleicht psychisch etwas aus und bringt die hormonellen Störungen, die gerade in diesem Zeitraum viele, auch rheumaartige Beschwerden mit sich bringen, etwas aus.

Kuhne'sches Reibe-Sitzbad

Diese Reibe-Sitzbäder nach Kuhne sind ein sehr wirksames und einfaches Mittel, um verschiedene Beschwerden zu behandeln.

Erst einmal die Ausführung:

> Man setze sich – so vorhanden – auf ein Bidet, das man mit kaltem Wasser, wie es aus der Leitung kommt, gefüllt hat. Sollte kein Bidet zur Verfügung stehen, nehme man einen Eimer oder ein kleines Wännchen, auf das man ein Brett aufsetzt, sodaß man sich mit gespreizten Beinen daraufsetzen kann.
> Dann nehme man eine Badebürste mit Stiel, umwickle sie mit einem Tuch und bringe damit immer wieder kaltes Wasser in die Genitalgegend, wo man mit der Bürste plus Tuch und kaltem Wasser leichte Reibungen ausführt.
> Dies ist für die Haut und das darunterliegende Gewebe natürlich ein richtiger Schock – eben ein Kaltwasserschock –, dem der Körper mit einer starken Durchblutung in diesem gesamten Bereich entgegenwirkt.
> Voraussetzung für diese wie für jede andere Kaltwasseranwendung sind natürlich ein gut durchwärmter Körper und vor allem warme Füße. Deshalb sollte man auch während der Behandlung gut eingepackt sein, damit man keinen oder nur wenig Wärmeverlust hat. Damit der Wärmereiz auch wirklich nur in diesem Bereich massiv angreifen kann, sollte man die Anwendung nicht mit der Hand machen, weil sonst ein Teil der Wirkung verloren geht.

Man muß aber mit der Behandlung *sofort* aufhören, wenn man im übrigen Körper das kleinste Kältegefühl hat, sonst schlägt die Wirkung in das Gegenteil um.

Man sollte es immer abends vor dem Schlafengehen machen, je nach Gefühl zwischen 3 und 15 Minuten und – je nach Schwere der Erkrankung oder der Störung – einige Wochen lang jeden Abend. Man spürt aber auch schon die Wirkung von nur einer einzigen solchen Behandlung.

Diese Reibe-Sitzbäder wirken bei allen Erkrankungen im Uro-Genital-Bereich, also bei Nieren-Blasen-Erkrankungen ebenso, wie bei Erkrankungen oder Störungen im Genital-Bereich. Auch bei Kinderlosigkeit sollten Frauen dies versuchen, weil es regulierend und harmonisierend auf alle Regulatorien des Körpers einwirkt.

Aber es hilft auch bei den Hitzewallungen von Frauen in den Wechseljahren. Bei Kopfschmerzen wird der Schmerz herabgezogen und verschwindet oft nach wenigen Minuten; es wirkt weiter auch bei allen Störungen im Verdauungstrakt, bei Bronchial-Asthma, bei Depressionen und psychischen Störungen und auch bei Schlaflosigkeit.

Diese Bäder stärken die allgemeine Widerstandskraft bei Neigung zu Erkältungen und wirken unterstützend bei allen rheumatischen Erkrankungen, die mit Schmerzen einhergehen. Die Palette dieses einfachen Bades ist sehr weit gestreut.

Die Behandlung kann sowohl von Frauen als auch von Männern ausgeübt werden, obwohl sie meines Wissens ursprünglich nur für Frauen gedacht war. Man stellte aber dann auch beim anderen Geschlecht sehr positive Wirkungen fest.

Natürlich müssen wir bei allen Reizungen oder Entzündungen im Nieren-Blasen- und Unterleibs-Bereich auch gewisse Vorsorge-Maßnahmen ergreifen. Dazu gehört ganz selbstverständlich, daß man aufpaßt, sich in diesem Bereich nicht zu unterkühlen. Also nicht noch etwas ausziehen, wenn man schwitzt, sondern speziell dort noch etwas umbinden. Jeder Bergwanderer weiß, daß er sich seinen Pullover oder Anorak umbindet, wenn er ins Schwitzen kommt. Man sollte auch beim Baden, wenn man aus dem Wasser kommt, sich sofort eine trockene Badehose anziehen, auch wenn es noch so warm ist.

Wenn man aber einmal doch etwas mitbekommen hat, sollte man sofort ein heißes Fußbad machen und sich eine heiße Wärmflasche auf den Bauch legen. Bitte kein Heizkissen verwenden, da durch das Magnetfeld des Stromes bei einer Erkrankung in diesem Bereich wieder andere Störungen ausgelöst werden können.

Kupfer-Wein

Vom Kupfer schreibt die heilige Hildegard von Bingen:

»Wenn jemand durch die Gicht der Lähmung geschwächt ist, daß er sich ganz zusammenzieht, dann nehme er reines Kupfer und werfe es ins Feuer bis es glüht, nehme es heraus und lasse es erkalten. Werfe es ein zweitesmal ins Feuer bis es glüht und lasse es dann erkalten und werfe es noch ein drittesmal ins Feuer. Wenn es dann glüht, lege er es in guten Wein und bedecke das Gefäß in dem der Wein ist oben, damit seine Wärme und sein Dampf nicht entweicht. Und er trinke mäßig davon und seine Lähmung wird weichen.«

Dieser Kupferwein ist relativ leicht mit einem kleinen Camping-Gaskocher herzustellen, mit dem man das Kupferblech dreimal zum Glühen bringt, bevor man es in den Wein hineinlegt. Die Gasflamme bringt, wenn sie voll aufgedreht wird, relativ viel Hitze, und anschließend kann man mit einer Zange das Blech hineinhalten.

Durch das zweimalige Vorglühen wird das Kupferblech gereinigt, denn Hildegard betont ja ausdrücklich, man »... *nehme* reines *Kupfer* ...«. Man sollte sich, wenn man sich an die Arbeit macht, einen kleinen Vorrat »Kupferwein« zubereiten.

Das niedergeschlagene Kondenswasser aus dem abgedeckten Gefäß mit dem Wein und dem glühenden Kupfer sollte man wieder in den Wein hineingeben. Wie alle Medizinweine sollte man auch diesen mit einer gewissen Regelmäßigkeit leicht erwärmt trinken, 1 × pro Tag ein kleines Gläschen reicht.

Leberwickel

Rheuma-Kranke, die sehr viele und sehr starke Medikamente mit entsprechenden Nebenwirkungen nehmen müssen, sollten nach dem Essen wenn möglich einen Leberwickel machen, damit die Leber in ihrer Entgiftungs-Funktion unterstützt wird.

Nach dem Essen sollte man sich ca. 1/2 Stunde lang möglichst ins Bett legen. Vorher befeuchtet man ein zusammengefaltetes Frottee-Handtuch mit heißem Wasser, gibt es dann so heiß wie möglich auf den Oberbauch und legt zur Erhaltung der Wärme noch eine mit heißem Wasser halbgefüllte Wärmflasche darauf.

Durch die feuchte Wärme des Leberwickels wird die »Kloake« der Leber, die Galle, zur Sekretion angeregt. Sie entgiftet und entschlackt dadurch die größte Drüse des menschlichen Körpers. Dadurch können nicht nur die Giftstoffe der Rest-Medikamente besser ausgeschieden werden, sondern auch die des Essens wie auch Gifte, die für die Erkrankung mit verantwortlich sind.

Lorbeer-Mischpulver

Auch das Lorbeer-Mischpulver, das aus Lorbeeren und Griechischem Klee zusammengesetzt ist, sollte bei rheumatischem Fieber mit eingesetzt werden.

1/2 TL dieses Pulvers sollte mit
1/2 Glas Wein gemischt,
kurz aufgekocht werden und
1 × am Tag warm getrunken werden, bis das Fieber verschwunden ist.

Meisterwurz-Wein

Auch der Meisterwurz-Wein sollte bei allen fieberhaften Erkrankungen sofort mit eingesetzt werden. Er verhindert zusammen mit Galgant eine weitere Ausbreitung und Festsetzung der Entzündung bzw. eventuelle Spätfolgen am Herzen. Auch wird dadurch die Rekonvaleszenz-Zeit verringert, und der Patient fühlt sich in dieser Zeit wohler.

Das Fieber ist an sich ja nicht schädlich, sondern nur eine Waffe des Körpers, um einen eingedrungenen Störenfried zu vernichten. In älteren medizinischen Werken kann man noch lesen:

»Ein Fieber und eine Entzündung im Körper ist ein biologisch zweckmäßiger Vorgang zum Zwecke der Reinigung.«

Wenn man heute die Praktiken eines Großteiles der offiziellen Medizin betrachtet, hat man das Gefühl, daß die wenigsten Ärzte diesen wichtigen Lehrsatz ihrer eigenen Fakultät kennen. In der Regel wird hier sofort und massiv mit Antibiotica oder ähnlichem unterdrückt, und der Körper hat keine Chance, durch das Fieber einen »biologisch zweckmäßigen Vorgang zur Reinigung« einzuleiten.

In der Hildegard-Heilkunde wird Fieber nicht unterdrückt, sondern erträglicher gemacht, und damit kann es die ihm zukommende Aufgabe erfüllen, ohne daß der Patient zu sehr darunter leidet.

Hierbei wird dann

Zur Linderung wird

1 TL mit Wurzelstücken vom Meisterwurz (Rhiz. Imperatoriae) etwas zerdrückt und über Nacht in 1/2 Glas Wein zugedeckt angesetzt, am Morgen noch etwas frischer Wein dazugegeben und tagsüber schlückchenweise getrunken.
Kindern gibt man je nach Alter immer wieder einmal 1/2 bis 1 TL dieses Weins.
Die Dauer der Einnahme für Erwachsene und Kinder liegt zwischen 2 und 6 Tagen (bis das Fieber vorbei ist).
Wichtig ist, daß das Angesetzte immer an dem Tag aufge braucht wird, für den es gemacht ist und für den nächsten Tag immer wieder frisch angesetzt wird.

Dieser Wein sollte immer vor dem Essen genommen werden, da Hildegard uns sagt, daß wir ihn »nüchtern« einnehmen sollten. Da man bei Fieber aber in der

Regel sowieso sehr wenig oder gar nichts ißt, trifft diese Nüchternregel also fast immer zu.

Morgensuppe

Morgens sollte jeder Rheumatiker als erstes vor dem eigentlichen Frühstück immer eine warme Suppe essen. Man bereitet sie aus 1 EL Dinkel-Flocken oder Dinkel-Grieß, etwas Wasser und Gewürzen nach Geschmack. Dabei kann man natürlich alle Hildegard-Gewürze mitverwenden, was die Wirkung noch steigert.

Dadurch wird der Magen angenehm erwärmt, hat etwas zu verarbeiten und die Energie-Versorgung des ganzen Körpers ist für den Tag optimal gewährleistet.

Die heilige Hildegard spricht ja auch immer wieder vom »kalten Magen«. Damit meint sie eine Magen-Störung, die bis hin zur Gastritis, also einer Magenschleimhaut-Entzündung gehen kann. Außerdem wissen wir von Hildegard, daß jemand, der einen »kalten Magen« hat, das Wasser nicht recht halten kann.

Bei Rheuma-Kindern sehen wir, daß sie auch alle eine schwache Blase habe, nicht nur wegen des Rheumas, sondern auch, weil die zum Teil sehr starken Rheuma-Mittel den Magen angreifen.

Deshalb sollten diese Kinder und auch Bettnässer prinzipiell morgens als erstes ein paar Löffel warme Suppe bekommen und auf keinen Fall z. B. ein Glas Orangensaft aus dem Kühlschrank.

Muskatnuß

Die heilige Hildegard schreibt dazu:

»Die Muskatnuß hat große Wärme und eine gute Mischung in ihren Kräften. Und wenn der Mensch Muskatnuß ißt, öffnet sie sein Herz und reinigt seinen Sinn und bringt ihm guten Verstand.«

Dies sind sehr positive Aussagen, die eigentlich mehr »psychosomatisch« sind, wie wir heute sagen würden. Deshalb empfiehlt es sich, auch die Muskatnuß zusammen mit anderen Gewürzen für die schon berühmt gewordenen »Nerven-Kekse« mit zu verwenden. Im Essen sollte die Muskatnuß möglichst mitgekocht werden, dann entfaltet sie größere Heilkraft.

Später schreibt Hildegard über die Muskatnuß weiter:

»Aber auch, wen die Lähmung im Gehirn plagt, der pulverisiere Muskatnuß und zweimal soviel Galgant und er zerstoße die Wurzel der Gladiole und Wegerich in gleichem Gewicht unter Beigabe von Salz. Und aus all dem mache er ein Süpplein und schlürfe es. Und dies mache er ein- oder zweimal im Tag, bis er geheilt wird.«

Die »Lähmung im Gehirn« ist also eine Störung, die mit der Kopf-Durchblutung und Störungen daraus zu tun hat, wie es z. B. bei einem Schlaganfall passiert. Bei Bluthochdruck, den sehr viele Patienten mit Gicht haben, ist diese Suppe zur Vorbeugung auch schon zu empfehlen, damit es erst gar nicht zu einer Lähmung kommt.

Hier ein Rezeptvorschlag für dieses Pulver, das der Apotheker zusammenstellen kann:

Muskatnuß-Pulver	20,0 g
Galgant-Pulver	30,0 g
Iriswurzel-Pulver	10,0 g
Spitzwegerichwurzel-Pulver	10,0 g
Salz	10,0 g
M. f. Pulv.	

Man macht am besten morgens und/oder abends eine Dinkelmehl- oder Dinkelgrieß-Suppe, würzt sie mit dem obigen Pulver nach eigenem Geschmack ab und ißt sie über einen längeren Zeitraum regelmäßig. Man kann bei der nächsten Mischpulver-Bestellung bei seinem Apotheker die Zusammensetzung etwas nach eigenem Geschmack abändern lassen – etwas mehr oder weniger Muskat, Galgant oder auch Salz. Die Mischung, die einem am besten schmeckt, bekommt einem auch am besten und hat die größte Wirkung.

Narben-Therapie

Frische Narben, aber auch alte und zusammengezogene Narben, können Bewegungs-Einschränkungen und auch Störungen vielerlei Art auslösen, die oftmals die vorhandenen rheumatischen Schmerzen stark negativ beeinflussen können.

Ein uraltes Rezept dagegen ist die Einreibung mit ausgelassenem Hühnerfett.
Der Patient möge sich in einem solchen Fall ein frisches, noch nicht eingefrorenes Suppenhuhn besorgen – die haben etwas mehr Fett als die Brathähnchen –, das Fett herausnehmen, extra auslassen und mit diesem Hühnerfett alle Narben öfters einreiben.

Es kommt dadurch zu einer wohltuenden Entspannung im Narbenbereich, und sehr oft werden sogar alte Narben so ausgeglichen, daß man sie fast nicht mehr sieht.

Nervenkekse

Zur Stabilisierung des Nervenkostüms sind die Nervenkekse nach der heiligen Hildegard bestens geeignet.
In ihren Anweisungen schreibt sie:

»Nimm Muskatnuß, im gleichen Gewicht Zimt und etwas Nelken und pulverisiere das. Und dann mach mit diesem Pulver, mit Mehl und etwas Wasser Törtchen, und iß diese oft, und es dämpft die Bitterkeit des Herzens und des Sinnes, es öffnet dein Herz, macht deinen Geist fröhlich, mindert alle schädlichen Stoffe in dir, es verleiht deinem Blut einen guten Saft und es macht dich stark.«

Das Rezept im Klartext:

Rp.	Nucis muscatae pulv. (Muskatnuß-Pulver)	45,0 g
	Cort Cinnamoni pulv. (Zimt)	45,0 g
	Flor. Caryophyll. pulv. (Nelken-Pulver)	10,0 g
	M. D. S. Nervengewürzmischung	

Dann nehme man:
- 100 g des obigen Pulvers
- 1500 g Dinkel-Feinmehl
- 200 g geriebene Mandeln
- 375 g Butter
- 400 g Zucker (braun)
- 4 Eier
- 1/2 TL Salz

Aus den obigen Zutaten und wenig Wasser wird ein Teig hergestellt, der dünn ausgerollt wird. Mit Plätzchen beliebiger Form ausstechen oder auch nur den ganzen Teig in Stücke schneiden.
5 bis 10 Minuten bei 180 bis 200°C in der Röhre backen.

Von diesen Plätzchen kann man dann jeden Tag einige essen, ein Gläschen Herzwein dazu trinken (s. S. 149) und schon sieht ein trüber und trister Tag viel besser aus. Man wird fröhlich und auch etwas stabiler dabei, sodaß der anfallende Streß besser zu verkraften ist.

Ölige Rebtropfen

Die öligen Rebtropfen werden aus dem Anschnitt der Weinreben gesammelt, mit reinem Olivenöl versetzt und mit etwas Rosenöl für die Nase angenehmer gemacht. Sie sollten in keinem Haushalt, speziell mit Kindern, fehlen.

Anwendungs-Gebiete:

Ohrenschmerzen, speziell die kindliche Mittelohr-Entzündung- und Vereiterung. Dabei werden Kinder *um* das schmerzende Ohr herum eingerieben. Es kommt *nichts* in das Ohr hinein, wie man das sonst mit anderen Ohrentropfen macht.

Kopfschmerzen, speziell durch eine Erkältung, aber *nicht* bei Migräne! Dabei wird an Schläfe und Hinterkopf und auch direkt an der Schmerzstelle eingerieben.

Trigeminus-Neuralgien: Hierbei reibt man an den Schmerzstellen ein, wo die Tropfen sehr schnell wirken.

Ohrgeräusche (Tinnitus): Hier werden diese Tropfen als unterstützende Maßnahme mit eingesetzt. Speziell hinter den Ohren einreiben.

Anfangs, solange die Schmerzen akut sind, sollte man die öligen Rebtropfen alle 1/2 Stunde einreiben, bei Besserung werden sie nur noch 3–4 × pro Tag angewandt.

Operations-Vorbereitung

Ich möchte hier die Schafgarben-Blätter besonders erwähnen, die zur Vorbereitung jeder Operation vom Patienten genommen werden sollten, aber auch hinterher noch recht gute Dienste leisten. Auch bei Nieren- oder Blasen-Steinen oder -Grieß sind sie von unschätzbarem Wert, da sie die Schleimhaut-Blutungen durch die Reibung der Steine oder des Grießes relativ schnell zum Stillstand bringen.

Der Patient sollte sich hierbei die feingliedrigen Blätter der Schafgarbe suchen, diese trocknen, zwischen den Händen zerreiben und täglich davon 3–4 Messerspitzen voll dem Essen beigeben. Man kann auch einen Tee damit zubereiten. 3 × täglich eine Tasse Tee, wozu man 1 gestrichenen TL Schafgarben-Blätter mit kochendem Wasser übergießt, 5 Minuten ziehen läßt und nach dem Abseihen trinkt, möglichst *vor* dem Essen.

Man kann die Schafgarben-Blätter natürlich auch frisch nehmen und auch die ganze Pflanze mit einsetzen. Im Winter sollte man aber das Pulver der Blätter oder auch die gesammelten Wurzeln verwenden.

Aber *Blätter* der Schafgarbe alleine lassen sich besser zu einem Pulver verarbeiten. Wenn man auch die Blüten mitverwendet oder die Wurzeln, wird das Pulver etwas gröber. Es ist günstig, sich einen kleinen Vorrat davon selbst zu sammeln.

Durch die Einnahme des Pulvers oder des Tees kommt es während der Operation nicht zu allzu großen Blutungen. Aber auch Verklumpungen irgendwelcher Art entstehen nicht so schnell. Die Gefahr einer Thrombose oder von Embolien wird also dadurch verringert und der Heilungsprozeß beschleunigt.

Man kann Schafgerben-Blätter auch bei allen inneren Verletzungen mit Blutungen, aber auch zur schnelleren Heilung von Knochenbrüchen mit einsetzen. Äußerlich kann man die in Wasser erwärmten Kräuter – ob frisch oder getrocknet – auf die offenen Wunden auflegen. Die Heilung geht auch hier sehr viel schneller vonstatten.

Paraffin-Packung

In der *nicht*-akuten Phase von Rheuma, speziell dem Gelenk-Rheuma, sollte man auch Wärme-Packungen machen, unter anderem auch mit Paraffin.

Dabei wird die das Gelenk umgebende Watte mit heißem und dadurch flüssigem Paraffin eingepinselt, die nächste Lage Watte darübergegeben und nochmals mit heißem Paraffin eingepinselt. So kann man bis zu 5 Lagen auf das Gelenk geben. Dies hält unwahrscheinlich lange warm und wird von den Patienten als sehr wohltuend empfunden. Es ist eine etwas ältere, aber sehr hilfreiche Methode, die heute fast in Vergessenheit geraten ist.

Pfingstrose

Von der Pfingstrose schreibt die heilige Hildegard:

»Die Pfingstrose ist kalt. Ein Mensch, der von Gicht und Lähmung oft geplagt oder zerrüttet wird, der zerstoße die Wurzel der Pfingstrose und lege sie in Wein ein, damit er davon den Geschmack annimmt, und abends, wenn er sich niederlegt, trinke er, und es wird ihm besser gehen.«

Bei allen »heißen« Rheuma-Erkrankungen mit und ohne Lähmungen kann man sich hier ein gutes Hausmittel selbst bereiten, da die Pfingstrose »kalt« ist. Es erleichtert die nächtlichen Beschwerden etwas und spart andere Medikamente.

Einfach Wurzeln der Pfingstrose zerkleinern, in eine Flasche geben, mit Wein auffüllen und stehen lassen, bis der Wein den Geschmack der Wurzeln angenommen hat. Dann immer abends vor dem Schlafengehen ein kleines Gläschen davon trinken. Man kann – wie mir Patienten berichteten – die Flasche mehrmals nachfüllen. Erst ab der 3. bis 4. Füllung läßt der Geschmack der Pfingstrose im Wein nach.

Quark-Wickel

Bei rheumatischen Gelenk-Entzündungen, aber auch bei Venen-Entzündungen oder ähnlichem hilft sehr schnell und gut der altbekannte Quark-Wickel.

Man nimmt mageren Quark, gibt ihn auf ein Leinentuch und legt diesen Quark direkt auf die entzündete Stelle oder das entzündete Gelenk. Dabei muß der Quark direkten Hautkontakt haben.
Bei dieser Packung aber niemals Plastik zum Einwickeln nehmen, da es sonst zu einem Wärmestau kommt und man genau das Gegenteil dessen erreicht, was man bewirken möchte.
Wenn der Quark warm und trocken wird, einfach mit kaltem Wasser aus der Leitung wieder anrühren und die Packung wiederholen. Zum Anrühren aber niemals Eiswürfel verwenden, wie es schon manchmal übereifrige Patienten gemacht haben. Diese Packung sollte solange gemacht werden, bis die Entzündung und die Schmerzen nachgelassen haben.

Dasselbe kann man auch mit angerührtem, dickflüssigem Lehm machen, was aber nicht so sauber ist wie die Quark-Packung.

Quitten-Kur

Die heilige Hildegard schreibt zur Quitte:

»Seine Frucht ist warm und trocken und wenn sie reif ist, schadet sie roh genossen weder dem Kranken noch dem Gesunden. Gekocht oder gebraten ist sie allen sehr gut bekömmlich.
Wer gichtkrank ist, der esse oft die Frucht gekocht oder gebraten und sie unterdrückt die Gicht in ihm so, daß diese weder seine Sinne abstumpft, noch seine Glieder bricht, noch sie hilflos werden läßt.
Und wer viel Speichel auswirft, esse oft diese Frucht und sie trocknet ihn innerlich, sodaß der Speichel in ihm vermindert wird.
Wo es in einem Menschen Geschwüre oder Übelriechendes (Eitriges) gibt, koche oder brate er diese Frucht und lege sie mit anderen Mitteln auf jene Geschwüre, und er wird geheilt werden.«

Wie man aus diesen Zeilen entnehmen kann, ist die Quitten-Kur im Herbst eigentlich ein »*Muß*« für jeden Rheumatiker. Sie entgiftet den ganzen Körper und bringt die Säfte ins rechte Gleichgewicht, indem sie die schlechten Säfte im Darm wie ein Schwamm aufsaugt und ausscheidet.

Eine Quitten-Kur funktioniert denkbar einfach:
In der Zeit, in der die Quitten in den Gärten reif sind und man sie überall auf den Märkten kaufen kann, sollten speziell Rheumatiker und Parkinson-Kranke so oft wie möglich Quitten in welcher Form auch immer zu sich nehmen.

Man kann Quitten als Kompott essen, auf Hefe-Kuchen als Auflage verwenden, Gelee oder Marmelade daraus machen oder sie als Quitten-Schnitten im offenen Backofen trocknen. So hat man dann auch in der Zeit, in der es keine frischen Quitten gibt, immer etwas davon parat.

Außerdem ist die Quitten-Marmelade als Unterlage für das »Rheuma- Pulver« sehr gut zu verwenden. Man schlägt hier gleich zwei Fliegen mit einer Klappe, indem man zwei Rheuma-Mittel, die sich im Geschmack und in der Wirkung ergänzen, zusammen ißt.

In der Schweiz werden seit einiger Zeit auch vorzügliche »Quitten-Gutzeln« gemacht, die mit Quittensaft, Honig und Hildegard-Gewürzen (z. B. Galgant) auf einem Blech eingedickt und danach in Stücke geschnitten werden.

Wer, wie z. B. die Parkinson-Patienten, morgendlichen Speichelfluß hat, sollte gleichfalls im Herbst unbedingt eine Quitten-Kur machen. Der Speichelfluß wird dadurch enorm verringert, und auch die Krankheit selbst, die bei Hildegard zu den rheumatischen Erkrankungen zählt, wird positiv beeinflußt.

Man kann Quitten auch gekocht oder gebraten mit anderen Heilkräutern, z. B. Schafgarbenkraut, vermischen und auf offene oder eiternde Wunden auflegen. Diese werden dadurch gereinigt und heilen schneller ab.

Radfahren

Zur Kreislauf-Anregung und auch zum »Einlaufen« der Kniegelenke bei Kniegelenks-Arthrosen sollte man jeden Morgen *vor* dem Aufstehen diese Übung machen:

Beide Beine in die Höhe strecken und das Blut in den Körper laufen lassen. Als Reaktion spürt man einen Blutandrang im Kopf und eventuell auch etwas Herzklopfen. Wenn das Herz wieder einen normalen Schlag angenommen hat, sollte man noch ca. 1 Minute mit den Beinen in der Luft Radfahren und dann erst aufstehen.
Jetzt ist der Kreislauf richtig angeregt, Patienten mit zu niedrigem Blutdruck können aufstehen, ohne daß ihnen »schwarz vor den Augen wird«, wie viele immer wieder sagen. Die Patienten mit Knie-Arthrosen haben schon ihre Knie durch diese Bewegung ohne Belastung »geschmiert« und können somit sofort besser und ohne Schmerzen laufen. Anschließend sollte man zur weiteren Kreislaufanregung noch Trockenbürsten.

Rainfarn

Rainfarn ist vielseitig einsetzbar, aber man sollte die Pflanze prinzipiell nur *ohne* die Blüten verwenden, da diese im Magen-Darm-Bereich zu leichten Vergiftungserscheinungen führen können. Deshalb wird in der Hildegard-Heilkunde dieses Pulver prinzipiell immer *ohne* die Blüten verwendet.

Die heilige Hildegard schreibt dazu:

»Wer Schnupfen hat und hustet, der esse Rainfarn in Suppen, Kuchen, mit Fleisch oder auf andere Weise. Wer trockenen Husten hat, der mache mit Feinmehl und Rainfarn eine Suppe und esse sie oft, und so werden die Trockenheit und die inneren Geschwüre seines Hustens gelöst, daß der Mensch, der Auswurf hat, diesen ausspeit, und es wird ihm besser gehen.«

Rainfarnpulver kann man bei Husten und Schnupfen in Suppen, Eiern, Omelettes und für Soßen (zum Eindicken) verwenden. Man sollte darauf achten, daß nur maximal 2 EL pro Tag und pro Person verwendet.

»Wer den Harn nicht lassen kann, weil er von einem Stein bedrängt wird, der zerstoße frischen Rainfarn, seihe seinen Saft durch ein Tuch und gebe etwas Wein bei und trinke davon. Und dies tue er oft und das Harnverhalten wird gelöst.«

Bei Harnverhalten also, evtl. durch einen Stein im Blasen-Bereich, ist der *Rainfarn-Wein* oder auch einfache *Rainfarn-Tinktur* in warmem Wein eines der besten Mittel.

Vom *Wein* nimmt man hierbei 3 × täglich 60 ml; bei Besserung nur noch 3 bis 1 × täglich 20 ml, möglichst leicht warm trinken, mindestens 4 Wochen lang. Man kann dies aber auch bedenkenlos länger machen.

Die *Tinktur* ist zum Einnehmen etwas einfacher. Hier wird der frische Preßsaft der Pflanze mit Alkohol konserviert. Beim Einnehmen geben wir hierbei 2 bis 3 × täglich 20 bis 30 Tropfen in ein kleines Gläschen Wein, der zumindest Zimmertemperatur haben sollte. Man kann ihn aber auch etwas im Mund behalten, bis er die Körper-Temperatur angenommen hat.

Dieses »etwas im Mund behalten« sollten wir möglichst bei allen flüssigen Medikamenten machen, da über die Schleimhäute im Mund schon sehr viele der Wirkstoffe aufgenommen werden können, ohne daß sie im Verdauungstrakt verändert werden.

Zum Selbermachen im Mai/Juni die Pflanzen *ohne* Blüten sammeln, trocknen und zu Pulver verreiben. Für den Frischsaft die Pflanzen im Mixer zerkleinern, durch ein Tuch drücken und mit etwas reinem Alkohol (2/3 Saft : 1/3 Alkohol) konservieren.

Für das Pulver suchen wir sie an einem sonnigen Tag und natürlich bei abnehmendem Mond, damit nicht soviel Saft in der Pflanze ist. Getrocknet werden die Pflanzen an einem schattigen, luftigen Ort.

Für den Frischpreßsaft suchen wir die Pflanzen dann natürlich bei zunehmendem Mond kurz vor Vollmond, zerkleinern sie in einem Mixer und pressen sie aus. Der Saft wird dann entweder gleich in Wein (für den sofortigen Verbrauch) oder mit einem hochprozentigem Alkohol (für den späteren Verbrauch) konserviert.

Rheuma-Wermut-Salbe

Bei der heiligen Hildegard lesen wir dazu:

»Zerstoße Wermut in einem Mörser zu Saft und füge Unschlitt, Hirschtalg und Hirschmark bei, und mache so eine Salbe. Und ein Mensch, der von sehr starker Gicht geplagt wird, sodaß seine Glieder sogar zu zerbrechen drohen, den salbe damit nahe am Feuer wo es schmerzt, und er wird geheilt werden.«

Bei den Beschwerden der Knie hat sich diese Rheuma-Wermut-Salbe bestens bewährt. Das betroffene, nicht-entzündliche Gelenk wird ca. 10 Minuten mit einer Rotlicht-Lampe bestrahlt, dann unter weiterer Bestrahlung diese Salbe eingerieben und dann erneut etwas bestrahlt.

Die Salbe sollte kurmäßig über eine längere Zeit – nach Hildegard möglichst »nah am offenen Ulmen-Feuer« – in die betroffenen Gelenke eingerieben werden, dort wo der Schmerz sitzt, »*...und er wird geheilt werden*«.

Da natürlich nicht jeder zu Hause einen offenen Kamin hat, ist dies in der heutigen Zeit nur sehr selten so anzuwenden. Deshalb rate ich meinen Patienten, das betroffene Gelenk ca. 10 Minuten mit einer Rotlichtlampe zu bestrahlen, dann unter weiterer Bestrahlung die Salbe einzureiben und dann noch etwas weiter zu bestrahlen. Anfangs sollte dies täglich 1 × gemacht werden, wenn dann eine Besserung eintritt, nur noch jeden zweiten bis dritten Tag.

Diese Behandlung sollte mindestens 6 Wochen lang durchgeführt werden und dann nach einer kleinen Pause von mindestens 3–4 Wochen immer wieder gemacht werden.

Bei der Behandlung kann es in schweren Fällen zu einer sehr schmerzhaften Reizung des Knies kommen, also zu einer »biologischen Reaktion«. Dies ist aber eine positive Reaktion, die uns zeigt, daß der Körper auf die Behandlung anspricht. Wenn man aber gerade in dieser Phase weitermacht, wird man nach einiger Zeit dafür durch eine enorme Besserung seiner Schmerzen belohnt.

In der Praxis behelfe ich mich mit der sogenannten »Unisol-Lampe«. Dies ist eine Lampe, in der zwischen zwei Kohlestifte eine elektrische Flamme überspringt, dadurch habe ich also »ein offenes Feuer«. Die Flamme wird durch einen Parabolspiegel konzentriert, und man kann sie so direkt auf ein bestimmtes Gelenk oder – wie bei der Weinrauten-Salbe bei Nieren-Erkrankungen oder erhöhtem Blutdruck – auf die Nierengegend lenken.

Wenn jemand natürlich die Möglichkeit hat, an einem offenen Feuer oder sogar an einem offenen Ulmenholz-Feuer diese Einreibung vorzunehmen, dann sollte er diese Gelegenheit auch nutzen.

Riech-Kräuter

Rezept:

Fenchel-Kraut	1 Teil
Dill-Kraut	4 Teile

getrocknet oder frisch.

Diese Riechkräuter kann man bei jeder Art von Schnupfen anwenden, also beim ganz gewöhnlichen Erkältungs-Schnupfen, aber auch bei Stock-Schnupfen oder Heu-Schnupfen kann man sie zur Unterstützung mitgeben.

Die Kräuter sollten – wie der Name schon sagt – gerochen werden, also inhaliert. Dazu muß man sie möglichst auf einem Tonscherben, z. B. von einem Blumentopf, erhitzen und den aufsteigenden Rauch durch Mund und Nase einatmen. Beim Erhitzen sollte man unbedingt darauf achten, daß die Kräuter auf keinen Fall verkohlen, sondern nur durch die Erwärmung etwas Dampf abgeben. Anschließend sollte man diese warmen, durch die Hitzeeinwirkung angetrockneten Kräuter noch zusammen mit einem Stückchen (Dinkel-)Brot essen. Auch aus diesem Grunde sollten sie nicht verbrannt sein.

Es ist ein bißchen umständlich, aber dem, der sich die Arbeit macht, hilft es sehr gut. Die Patienten behelfen sich meist mit einem kleinen Camping-Gaskocher oder indem sie eine Kerze unter den sauberen Scherben halten.

Wenn man dies kurmäßig 3–5 Tage hintereinander täglich einmal macht, sind in der Regel fast alle Beschwerden verschwunden.

Salbei

Zur allgemeinen Reinigung des Körpers bei allen Stoffwechsel-Störungen, also auch bei allen rheumatischen Erkrankungen, sollte man immer wieder Salbei-Pulver mit etwas Brot essen. Das ist auch wichtig bei allen Haut-Erkrankungen. Die heilige Hildegard schreibt dazu:

»Salbei ist warm und trocken. Er ist nützlich gegen die kranke Säfte, weil er trocken ist. Roh und gekocht ist er gut für den, den schädliche Säfte plagen. Nimm Salbei-Pulver und iß es mit Brot, und es vermindert den Überfluß der schlechten Säfte in dir. Wer an Gicht leidet, koche Salbei in Wasser und trinke, und die Säfte und der Schleim wird ihm vermindert.«

Es gibt bei der heiligen Hildegard auch einen Rheuma-Tee aus Salbei. Tee finden wir bei Hildegard eher selten. Wenn er aber ausdrücklich verordnet wird, ist er auch angebracht und hilft. Rheumatiker, aber auch Magen-Darm-Patienten sollten einen großen Teil ihres Flüssigkeits-Bedarfs in Form von Salbei-Tee zu sich nehmen.

Rezept:

Fol. Salviae 100,0 g 1 EL auf 1 l Wasser,
3 Minuten köcheln und dann noch 10 Minuten ziehen lassen.

Täglich davon 1 l Tee trinken.

Man muß aber ganz klar unterscheiden zwischen dem in der Volksheilkunde verwendeten Tee zum Gurgeln bei allen Hals-Erkrankungen und dem Rheuma-Tee zum Trinken: Der Gurgel-Tee wird nur aufgebrüht, die Blätter mit kochendem Wasser übergossen, ziehen dann noch etwas. Der Tee gegen rheumatische Erkrankungen aller Art *muß* aber *gekocht* werden, ca. 3 Minuten leicht sprudelnd reicht. Hildegard schreibt ja ausdrücklich: *»Wer an Gicht leidet,* koche *Salbei in Wasser und trinke!«*

Dasselbe gilt auch bei Lähmungen aller Art:

»Wer an Lähmung leidet, koche Salbei in Wasser und trinke ihn, und wenn seine Wärme mit Wasser gemildert ist, dann unterdrückt er die Lähmung im Menschen. Wenn er mit Wein gegeben würde, würde der Wein die lähmenden Säfte in ihm ihr Maß überschreiten lassen.«

Wenn also die rheumatische Erkrankung schon so stark ist, daß es zu Lähmungs-Erscheinungen kommt, dann ist der gekochte Tee erst recht angebracht. Hier gibt uns die heilige Hildegard auch die Erklärung dazu, warum man Salbei in Wasser und nicht in Wein – wie sonst bei ihr üblich – anwendet. Durch den Salbei-Tee wird die *Hitze* (z. B. einer rheumatischen Entzündung) abgemildert. Diesen Tee sollte man deshalb auch und gerade beim entzündlichen Rheuma trinken.

Durch das Kochen des Tees werden die ätherischen Öle – die wohl für den Hals gut sind, aber nicht für den Verdauungstrakt – zum Verdunsten gebracht, und man erzielt dadurch die erwünschte Wirkung.

Salz-Gurgeln

Bei eitrigen Mandeln bzw. einem ständigen Belag im Mund sollte man unbedingt am Morgen nach dem Aufstehen und nach jeder Mahlzeit mit etwas warmem Salzwasser gurgeln.

Dazu nimmt man 1 TL Salz auf 1/2 Glas warmes Wasser, gurgelt damit recht kräftig und spuckt es wieder aus.

Durch dieses Gurgeln mit dem Salzwasser werden die Mandeln und die Schleimhäute gereinigt und gut durchblutet. Außerdem können sich dadurch in den zerklüfteten Mandeln keine Speisereste mehr festsetzen bzw. dort auch nicht mehr in Fäulnis übergehen. Auch die Vertiefungen können besser und schneller ausheilen.

Zur Unterstützung sollte man unmittelbar danach mit einen Fencheltee nachgurgeln und diesen auch trinken. Außerdem sollte man täglich ein Akelei-Blatt essen bzw. Akelei-Pulver nehmen (s. S. 123).

Salz-Kauen

Bei Zahnfleisch-Bluten und Zahnfleisch-Degeneration sollte man jeden Morgen 1 TL grobkörniges Salz mit einem Schluck lauwarmem Wasser in den Mund nehmen und solange kauen, bis man kein Körnchen mehr zwischen den Zähnen spürt, das sind ca. 100 Kaubewegungen.

Durch dieses alte chinesische Rezept wird das Zahnfleisch besser durchblutet, gefestigt und stabilisiert und damit auch die gesamte Abwehr in diesem Bereich aufgebaut. Dies ist wichtig bei allen Erkrankungen, bei denen Entzündungen bis in den Mund-Rachenraum hineingehen.

Enorm unterstützen kann man diese Therapie, wenn man parallel dazu das Rebaschen-Elixier nach Hildegard von Bingen zum Zähneputzen mit verwendet.

Sandbad

Das Sandbad ist heute ein fast ganz in Vergessenheit geratenes Mittel, mit dem man bei nicht-entzündlichem Rheuma äußerst positive Wirkungen erzielen kann.

Da es eine früher angewandte Form der Therapie heute meines Wissens nicht mehr gibt, empfehle ich meinen Rheuma-Patienten, das Sandbad bei einem Urlaub an der See am Strand zu machen.

Zuerst eine Vertiefung in den Sand graben, in der Sie gut und bequem liegen können. Diese Vertiefung muß sich erst in der prallen Sonnen richtig erwärmen. Dann soll der Patient sich dort hineinlegen und sich mit Sand aus der Umgebung zuschaufeln lassen. Dabei sollte aber nur Sand von der Oberfläche genommen werden, weil die tieferen Schichten nicht genügend Wärme gespeichert haben.
Nun einige Zeit im Sand liegen bleiben. Der Kopf muß unbedingt durch einen Sonnenschirm geschützt sein, und es muß auch etwas zu trinken in greifbarer Nähe sein bzw. auch möglichst eine helfende Hand, die sofort zur Stelle ist, wenn man wieder herauskommen möchte.

Schlehen

Die heilige Hildegard schreibt dazu:

»Ein gichtkranker Mensch, dem die Sinne schwinden und die Glieder lahmen, nehme grünen oder alten Schlehdorn und verbrenne ihn. Dieser Asche gebe er Nelkenpulver und zweimal soviel Zimt wie Nelkenpulver bei. Dann füge er gekochten und reinen Honig (abgeschäumten Honig) hinzu und mische alles mit Wein. Die Asche soll das Nelkenpulver und den Zimt um ein Drittel übertreffen. Und so bereite einen Klartrank und trinke nüchtern mäßig, nach dem Essen Essen aber nehme er genügend. Und das tue er oft, und die Gicht wird von ihm weichen, sodaß er seiner Stimme wieder mächtig wird und die Gesundheit der Glieder wird er wieder erlangen, weil dieser Trank besser als Gold ist.«

Da die Asche das Nelkenpulver und den Zimt um ein Drittel übertreffen soll, es aber zweimal soviel Zimt wie Nelkenpulver sein soll, ergibt sich folgende Mischung:

12 Teile Schlehen-Asche
3 Teile Nelken-Pulver
6 Teile Zimt-Pulver

Dieses Pulver mischen, ca. 100 g mit etwa derselben Menge abgeschäumtem Honig (sehr wichtig! s. S. 153) und 2 bis 3 l Wein mischen, in Flaschen ansetzen und mehrere Tage hintereinander öfter verschütteln. Dann den Wein erst abseihen und zwei- bis dreimal abfiltern, da die heilige Hildegard ja einen »Klartrank« fordert. Das Ergebnis ist dann der Schlehdorn-Aschen-Wein.

Von diesem Schlehdorn-Aschen-Wein, auch als Schlehaschen-Elixier im Handel, nehme der Kranke vor jedem Essen 1 TL voll und nach jedem Essen 1 EL. Dies sollte bei allen Erkrankungen, die mit Lähmungs-Erscheinungen einhergehen – also nach einem Schlaganfall z. B., aber auch bei Wirbelsäulen-Erkrankungen mit gewissen Ausfallerscheinungen in den Extremitäten oder bei der Multiplen Sklerose – über einen längeren Zeitraum eingenommen werden. Man sollte aber nach einigen Wochen der ununterbrochenen Einnahme immer wieder einmal eine Pause von 2 bis 3 Wochen machen, damit der Körper durch diese »Aktion« auch eine »Re-Aktion« einleiten kann. Nur so ist eine optimal unterstützende Wirkung zu erzielen.

Weiter schreibt Hildegard zur Schlehe:

»Und die Frucht des Schlehdorns, die Schlehen, süße mit Honig und iß sie oft so, und die Gicht in dir wird weichen.«

Hier sollte man die Früchte – natürlich erst nach dem ersten Frost – ernten, möglichst entkernen und in Honig einlegen. Den Honig vorher im Wasserbad auf ca. 30°C erhitzen, damit er dünnflüssig wird, dann die Früchte einrühren und möglichst einige Zeit jeden Tag nachrühren, damit wirklich alle Stellen der Früchte mit Honig benetzt sind und dieser einziehen kann. Dadurch wird ein Schimmeln der Früchte verhindert, das unweigerlich kommt, wenn eine Stelle nicht mit Honig benetzt ist und diese an der Oberfläche mit der Luft in Berührung kommt.

Bei rheumatischen Schmerzen sollte man täglich 4 bis 5 dieser Früchte mit etwas Honig essen.

Schleimhaut-Regie nach Dr. Vogler

Bei allen entzündlichen Vorgängen im Hals-Rachen-Raum, wie es bei rheumatischem Fieber vorkommt, sollte diese einfache Therapie als unterstützende Maßnahme mitgemacht werden.

Jeden Morgen muß man hierbei mit einer weichen Zahnbürste den Gaumen und den Zungengrund leicht abreiben. Dabei äußerst vorsichtig vorgehen, damit es nicht zu Verletzungen der Schleimhaut kommt, die in diesem Bereich äußerst empfindlich ist.

Anschließend den Mund mit Wasser ausspülen und mit etwas kaltem oder lauwarmem Wasser aus der Leitung, je nach Verträglichkeit, Wasser auch in jedes Nasenloch hochziehen, etwas in der Nase lassen und dann kräftig ausschneuzen. Man kann natürlich hierfür auch einen Tee nehmen, aber dies ist schon wieder zu umständlich und wird mit Sicherheit dann nicht allzu lange durchgeführt.

Da alle Schleimhäute im Körper über die Reflexzonen zusammenhängen, kommt es durch diese Schleimhaut-Reinigungen und -Reizungen zu positiven Reaktionen in den Schleimhautorganen des Körpers, z.B. im Darm und Uro-Genital-Bereich.

Man sollte diese Schleimhautregie mindestens 6 Monate lang ohne Unterbrechung durchführen!

Schlüsselblume

»Wer aber durch seinen ganzen Körper von der Lähmung geplagt wird, der lege dieses Kraut in seinen Becher, damit er davon den Geschmack annehme, und er trinke häufig, und er wird geheilt.«

Hier soll also der Geschmack – und damit natürlich die Wirkstoffe der Schlüsselblume, egal ob Blüte, Stengel oder Blätter – in ein Getränk übergehen, das unterstützend bei allen Lähmungs-Erscheinungen wirkt.

Man legt Pflanzenteile der Schlüsselblume – am besten eignen sich wohl die Blätter, weil es diese auch sehr lange und in Massen gibt – in ein Gefäß und gießt Flüssigkeit darüber, damit der Geschmack und damit natürlich die Wirkstoffe der Primel in dieses Getränk übergehen. Dieses Getränk sollte man »oft trinken«, wie uns die heilige Hildegard wissen läßt.

Nähere Angaben zur Art des Getränkes macht sie hier nicht. Da sie aber den Wein bei allen Getränken am meisten bevorzugt, verwende ich in der regel diesen. Man kann sich davon dann auch einen gewissen Vorrat anlegen, weil ja die Wirkstoffe durch den Alkohol im Wein konserviert werden. Bei Kindern sollte man Wasser oder Milch nehmen.

2 bis 3 × pro Tag sollte man ein kleines Gläschen davon nehmen. Ob vor oder nach dem Essen ist egal, aber auf keinen Fall aus dem Kühlschrank, sondern immer mit Zimmer-Temperatur. Gut wäre es, wenn der Patient es noch etwas im Mund behalten würde. So wird es weiter erwärmt und die Wirkstoffe können schon über die Mundschleimhaut aufgenommen werden und entfalten sich dadurch besser und schneller.

Schwein

Zum Schwein schreibt die heilige Hildegard von Bingen:

»Es ist ein unreines Tier, weshalb sein Fleisch nicht gesund ist, weder für gesunde, noch für kranke Menschen.

Wenn aber ein Mensch sehr krank ist, daß er abnimmt und dürr ist, esse er mäßig von jungen Schweinchen, damit er von ihrer Wärme Wärme dazugewinnt. Nachdem er genesen ist, esse er aber nicht mehr davon, weil dies Krankheiten in ihm vermehren würde.«

Dies ist eine interessante Aussage, weil Patienten, die sehr krank sind, auch sehr niedrige Harnsäurewerte im Blut haben. Wenn diese unter einem bestimmten Wert liegen, werden sie sehr anfällig für Krankheiten. Wenn sie dann aber von »jungen Schweinchen« essen, steigt der Harnsäuregehalt und sie fühlen sich besser (Näheres dazu s. »Gicht«, S. 94 ff.).

»Wer durch Gicht von Lähmung geplagt wird, der lege (Schweine-)Speck für einen Tag und eine Nacht in Wein, damit er weich wird und im Wein zerrieben werde und seinen Saft abgibt. Dann zerreibe Gundelrebe, sechsmal weniger als der Specksaft, und streue etwas glühende Asche von Haferstroh hinein und lasse alles aufsieden. Dann seihe er es durch ein Tuch und mache eine Salbe. Und wenn er von der vorgenannten Krankheit Schmerzen hat, dann salbe er sich, und es wird ihm besser gehen.«

Auch diese Salbe ist etwas schwierig herzustellen, aber es gibt immer wieder Hildegard-Fans, die sie anfertigen und damit recht zufrieden sind. Sie nehmen meist die Schwarte vom Schwein mit der darunterliegenden Fettschicht, legen sie 24 Stunden in Wein ein, reiben dann dieses Fett ab, lassen es zergehen und geben die übrigen Zutaten dazu. Es macht Arbeit, aber es lohnt sich, wenn man es wirklich braucht.

Sellerie-Rheuma-Mischpulver

Das Sellerie-Rheuma-Mischpulver sollte bei Gelenk-Rheuma, speziell bei Erkrankungen der kleineren Gelenke, mit eingesetzt werden.

Rezept Sellerie-Rheuma-Mischpulver:

Sem. Apii graveol.	(Sellerie-Samen)	60,0 g
Hb. Rutae graveol.	(Weinraute)	20,0 g
Sem. Myristicae pulv.	(Muskatnuß-Pulver)	15,0 g
Caryophylli pulv.	(Gewürznelken)	10,0 g
Hb. Saxifrangae pulv.	(Steinbrech)	5,0 g

Vor und nach dem Essen sollte man von diesem Pulver je 1 TL voll einspeicheln, also trocken einnehmen, oder – da es sehr bitter schmeckt – auf einem Brot mit Quitten-Gelee oder -Marmelade essen. Dieses Pulver spricht vor allem alle kleinen Gelenke sehr positiv an.

6 bis 8 Wochen lang sollte dies regelmäßig eingenommen werden, dann sollte man ebensolange, also wieder 6 bis 8 Wochen lang Pause machen und es dann wieder 6 bis 8 Wochen lang einnehmen, wieder Pause usw.

Stimmkräuter

Rezept:

Je 1 Teil Fenchel-Kraut
Königskerzen-Blüten
Königskerzen-Blätter

getrocknet oder frisch.

1 EL dieser Kräutermischung in
1/4 l gutem Wein
ca. 3–4 Minuten bei kleiner Hitze leicht köcheln lassen, abseihen und warmstellen.

Dieser Wein ist bei Stimmverlust oder Heiserkeit anzuwenden, sowohl bei akuten als auch bei chronischen Zuständen.

Bei akuter Heiserkeit sollte man davon jede Stunde 1 Likörglas *warm* trinken, in chronischen Fällen 3–4 × am Tag 1/2 Tasse voll nehmen.

Wichtig ist, daß man ihn immer *warm* einnimmt. Dazu entweder jedesmal frisch zubereiten oder den erwärmten Wein in einer Thermoskanne warm halten.

Ergänzend lasse ich noch bei allen akuten oder chronischen Hals-Kehlkopf-Beschwerden mehrmals täglich eine Galgant-Tablette lutschen.

Diese Kombination hat sich in der Praxis sehr gut bewährt, auch bei chronischen Kehlkopfprozessen zur Unterstützung neben den anderen Therapien.

Stock-Übung

Dieselben Übungen, die Sie mit dem Handtuch gemacht haben (s. S. 147), können Sie auch mit einem Besenstiel oder Stock machen. Sie sind etwas schwieriger als mit dem Handtuch und deshalb auch etwas wirkungsvoller. Wenn Sie diese kleinen Übungen aber damit gut machen können, sind Sie sicher schon soweit, daß Sie fast keine Rückenschmerzen mehr haben.

Also erst einmal mit dem Stock die Rücken-Arm-Übungen machen. Dabei den Stock kurz fassen und am Rücken nach oben und unten ziehen. Einmal ist dabei z. B. die rechte Hand oben und die linke Hand unten. Die nichtziehende Hand wird dabei am Rücken so weit hoch- bzw. heruntergezogen wie die Gelenke es zulassen.
Wenn Sie dies einige Male gemacht haben, wechseln sie die Hände und machen das ganze nun umgekehrt, also die linke Hand oben und die rechte Hand unten.
Anschließend halten Sie den Stock mit beiden Händen vor sich fest, bücken sich und steigen mit den Beinen nacheinander darüber hinweg, sodaß nun die Hände mit dem Stock hinter ihrem Rücken sind. Dann steigen Sie wieder von hinten nach vorne und kommen erneut in die Ausgangsstellung.

Dies ist sehr viel schwieriger als mit dem Handtuch, aber mit einiger Übung schaffen Sie auch dies immer besser. Die Gelenke werden dadurch extrem bewegt und geschmiert. Beginnende Versteifungen lösen sich, die Bewegungen werden immer leichter und die Schmerzen nehmen ab.

Tannensalbe

Alle Rheumatiker, die unter Hypertonie, also Bluthochdruck, leiden und dadurch ständigen Kopfdruck haben, sollten die Tannensalbe dagegen verwenden.

Die heilige Hildegard schreibt dazu:

»Wenn jemand Kopfschmerzen hat, an Gicht leidet oder oder hirnwütig oder geisteskrank ist und dessen Stärke im Herzen versagt, der salbe mit dieser Salbe zuerst sein Herz und dann, nach dem Abschneiden der Haare, seinen Kopf.«

Die Salbe besteht aus einem Auszug aus Frühlings-Tannenspitzen, die noch voll im Saft stehen, Salbei und Butter. Hiermit sollten die Stirn und die Schläfen immer wieder einmal eingerieben werden. Dadurch wird der Kopfdruck etwas weggenommen.

Daß man gleich alle Kopfhaare abrasieren und dann den ganzen Kopf damit einreiben sollte, wie manche Hildegard-Freunde es fordern, halte ich für übertrieben und auch nur sehr selten anwendbar. Die meisten Patienten – und vor allem die meisten Patientinnen – werden dabei garantiert nicht mitmachen. Hier sollten wir Hildegard nicht wortwörtlich in unsere heutige Zeit übertragen, insbesondere weil sehr viele Menschen mit chronischen Kopfschmerzen und

Nierenbelastung auch sehr dünne Haare haben, sodaß man problemlos in solchen Fällen auch den ganzen Kopf einreiben kann.

Die Salbe hilft auch sehr gut bei allen Störungen im Verdauungstrakt, speziell bei Erkrankungen des Magens, der Milz und der Bauchspeicheldrüse.

Taschenbuch-Übung

Bei allen Wirbelsäulen-Beschwerden, Beckenschiefstand usw. sollte eine Übung immer wieder gemacht werden, die so einfach ist, daß man fast nicht glaubt, daß sie wirklich helfen kann.

Man nimmt ein ganz gewöhnliches Taschenbuch auf den Kopf und läuft damit herum, oder besser gesagt, man schreitet graziös. Man sollte auch versuchen, damit immer wieder eine Treppe auf und ab zu gehen.

Dies ist eine der Übungen von Mannequins, damit diese eine würdevolle, gerade Haltung bekommen, und dies ist auch die Haltung, die wir bei den Naturvölkern, die oftmals große Lasten auf dem Kopf tragen, so bewundern. Versuchen Sie es einmal mit einer gewissen Regelmäßigkeit, und Sie werden erstaunt sein, wie gerade und gleichmäßig, wohlig gespannt, aber nicht verspannt, Ihr Rücken sein wird. Wenn Sie vorher irgendwo im Rücken Schmerzen durch Verspannungen haben, nehmen diese dadurch ab, verteilen sich und verschwinden dann ganz. Dadurch wird der Rücken immer gerade gehalten, und alle Spannungen gehen bei *regelmäßiger* Übung langsam weg.

Tausendgülden-Kraut

»Wer so unter Gicht leidet, daß ihm die Zunge beim Sprechen versagt und sogar irgendein Glied zur Seite gestellt wird, der mische Wurzel und Blätter des Tausendgüldenkrauts mit neuem Hirschtalg, und so mache er mit Mehl Törtchen und esse sie oft und die Gicht wird unterdrückt.

Und derselbe trinke oft Tausendgüldenkraut in Wein, und die Gicht in ihn wird weichen.«

Die heilige Hildegard von Bingen empfiehlt uns also bei schwerem Rheuma, mit Tausendgülden-Kraut, Hirschtalg und Mehl Törtchen zuzubereiten und diese oft zu essen. Hirschtalg dürfte wohl nicht für jeden zu bekommen sein. Wenn man aber durch einen Jäger diese Grundsubstanz bekommt, sollte man zusammen mit Dinkelmehl und Pulver aus Tausendgülden-Kraut Plätzchen backen, und diese oft essen, eventuell zusammen mit einem Glas Herzwein. Es verbessert schwere Gicht und schweres Rheuma mit starken Bewegungs-Einschränkungen.

Der Wein von Tausengülden-Kraut, der bei *allen* rheumatischen Schmerzzuständen eingesetzt werden kann, ist sehr leicht herzustellen. Einfach frisches oder getrocknetes Kraut über Nacht in den Wein einlegen und dann jeden Morgen 1 Tasse dieses Weines – immer leicht erwärmt – trinken. Er schmeckt etwas bitter, ist aber trotzdem angenehm zu trinken.

Trockenbürsten

Jeden Morgen nach dem Aufstehen mit einer Bürste den ganzen Körper abbürsten zur Anregung der Haut-Durchblutung. Dabei die Handflächen und die Fußsohlen nicht vergessen, da sich dort besonders viele Reflexzonen befinden, die eine massive Wirkung auf den ganzen Körper und alle Organe ausüben.

Wenn man das Bürsten morgens noch *vor* dem Duschen macht, ist es noch wirksamer.

Unterleibs-Dusche

Die chronischen Harnwegs-Infektionen haben in den letzten Jahren sprunghaft zugenommen, speziell seit Einführung der Strumpfhosen bei Frauen. Da es auch bei einigen rheumatischen Erkrankungen, speziell bei der Gicht, auch immer wieder zu chronischen Harnwegs-Infektionen kommt, sollen auch sie hier angesprochen werden.

Die neueste gute Nachricht für alle Frauen, die unter chronischen Harnwegs-Infektionen leiden, kommt aus Amerika: Man kann die medikamentöse Behandlung durch ein systematisches »Wegduschen« massiv unterstützen.

Man muß täglich ca. 10 Minuten den Urogenital-Bereich so heiß wie möglich intensiv duschen. Dies sollte man nicht mit der normalen Körperdusche verbinden, sondern extra machen.
Hierbei sollte man immer von oben nach unten duschen und auch die Reflexzonen der inneren Organe im Rückenbereich intensiv mitduschen. Diese Zonen schmerzen dann weniger und es wird auch ein sehr starker, durchblutungsfördernder Reflex auf die Nieren-Blasen-Zonen ausgeübt. Dadurch entfällt dann auch der Reflex-Schmerz im Rücken.

Großversuche in Amerika und auch hier in Deutschland haben gezeigt, daß man hiermit bei Harnwegs-Infektionen bis zu 80 % der Medikamente gegen diese

Infekte und auch gegen die Schmerzen im Rückenbereich einsparen kann und daß die Häufigkeit der Re-Infektionen stark abnimmt.

Die Wirkung erklärt man sich folgendermaßen:

1. Durch das Abduschen *ohne* Seife oder dergleichen wird der Säure-Basen-Haushalt der Haut gerade in diesem neuralgischem Gebiet aufrechterhalten und so die natürliche Abwehr gestärkt.

2. Durch die intensive, aber lokal beschränkte Wärme (man sollte diese Abduschung nicht mit der normalen Körperdusche verbinden!) kommt es zu einer starken reaktiven Hyperämie, d. h. zu einer massiver Durchblutung im gesamten Uro-Genital-Bereich und somit zu einer weiteren Abwehrstabilisierung.

Natürlich besteht bei den meisten Harnwegs-Infektionen auch ein Flüssigkeits-Defizit, das unbedingt ausgeglichen werden muß; also heißt das viel trinken, möglichst abgekochtes , d. h. *kein rohes* Wasser.

Außerdem muß immer dafür gesorgt werden, daß man warme Füße hat. Mit kalten Füßen kann man keine Blasen- und keine Nieren-Erkrankung ausheilen. Deshalb meine Anweisung an die Patienten: Immer, wenn man kalte Füße hat und auch abends vor dem Schlafengehen ein heißes Fußbad machen.

Frauen mit Harnwegs-Infektionen, die beim Husten, Nießen oder Lachen mehr oder weniger Wasser verlieren, leiden meist unter einer Gebärmutter-Senkung durch Erschlaffung der Mutterbänder. Der Fall tritt aber auch bei Frauen auf, die nach Operation keine Gebärmutter mehr haben. Hier und wie in fast allen Fällen ist eben die Erschlaffung der Beckenboden-Muskulatur die eigentliche Ursache. Dagegen hilft vorzüglich die Beckenboden-Gymnastik, unterstützt von den Kuhne'schen Reibe-Sitzbädern (s. S. 129 und S. 162).

Veilchen

»Ein Mensch, der Schwere im Kopf hat oder in den Nieren, oder der irgendwo von Lähmung geplagt wird, presse Veilchensaft durch ein Tuch und gebe Bockstalg hinzu und zum halben Teil des Talgs altes Fett. Er zerlasse dies zusammen in einer Schüssel und mache eine Salbe, und damit salbe er sich am Kopf oder dort, wo es schmerzt, und es wird ihm besser gehen.«

Dies ist eine spezielle Veilchensalbe gegen Kopf- und Nieren-Schmerzen und auch bei schmerzhaften Lähmungs-Erscheinungen, wie sie bei rheumatischen Erkrankungen immer wieder einmal vorkommen. Man kann sie selbst zubereiten, aber auch über den Fachhandel beziehen.

Vollbad

Das Vollbad ist in der Rheuma-Therapie als physikalische Anwendung mit oder ohne Badezusatz fast nicht wegzudenken. Man kann es als unterstützende Therapie einsetzen, aber oftmals auch ganz alleine, da es schon beim nichtentzündlichen Rheuma alleine durch die Wärme-Einwirkung zu einer besseren Durchblutung und damit zu einer Schmerzlinderung kommt.

Das Vollbad kann natürlich auch – um auf die Reinigung über die Nieren zu kommen – als *sehr heißes Vollbad* zusammen mit viel Tee und Galgant-Tabletten, zur Durchspülung der Nieren und zur Ausschwemmung von Nieren-Grieß oder Nieren-Steinen benutzt werden. Dies erspart dem Patienten oft die unangenehmen anderen Therapien, die in solchen Fällen eingesetzt werden müssen.

Wasserlinsen-Elixier

Das Wasserlinsen-Elixier sollte man bei allen Allergien zur Unterstützung der Nieren einsetzen. Auch bei den daraus resultierenden Rückenschmerzen hat sich das Wasserlinsen-Elixier bestens bewährt.

Man nimmt davon morgens nüchtern und abends vor dem Schlafengehen jeweils ca. 20 ml, also 1 kleines Likörglas voll. Die Mindestdauer der Einnahme sollte 3 Monate betragen, es kann aber auch über einen längeren Zeitraum genommen werden.

Wegerich-Honig und -Umschlag

»Wenn aber einem Menschen an irgendeiner Stelle ein Knochen durch einen Unfall zerbrochen wird, dann schneide Wegerich-Wurzeln in Honig und esse dies täglich nüchtern.

Und er koche auch mäßig die grünen Blätter der Malve und fünfmal soviel Blätter oder Wurzeln von Wegerich mit Wasser in einem sauberen Topf und dies lege er oft warm auf die Stelle, wo es schmerzt, und der gebrochene Knochen wird geheilt werden.«

Hier ein Mittel zur besseren und schnelleren Knochenheilung, aber auch zur Regeneration nach Gelenk-Operationen:

Die Wegerich-Wurzeln gräbt man aus, putzt sie, schneidet sie mit einem Wiegemesser in allerkleinste Stücke und rührt sie in flüssigen Honig ein. Am besten nimmt man 1/2 Glas Honig, erwärmt ihn in einem Wasserbad auf ca. 30°C, damit er schön dünn wird, und rührt dann soviel dieser kleingeschnittenen Wurzeln hinein, wie der Honig aufnehmen kann. Das sind in der Regel bei 250 bis 300 g Honig ca. 80 bis 100 g Wurzeln. Von diesem Wegerich-Honig sollte man vor jeder Mahlzeit, also nüchtern, 1 TL im Mund zergehen lassen.
Wenn irgendwo ein Knochen durch eine Verletzung, aber auch durch Rheuma, schmerzt, sollte man an der Schmerzstelle einen warmen Umschlag aus einer Mischung von grünen Malven-Blättern und 5 × soviel Wegerich-Blättern machen. Dies kann man aber nur bei einem Knochenbruch oder Rheuma in der wärmeren Jahreszeit machen. Man kann aber diese Blätterumschläge auch in der entzündlichen Phase des Rheumas vornehmen, was sehr wichtig ist.

Den Wegerich-Honig kann man auf Vorrat für die Ski-Saison auch schon im Herbst vorbereiten. Er macht den Gips und eventuell auch eine Operation nicht unnötig, verkürzt aber die Heilungszeit. Er hilft aber auch in dieser Zeit bei rheumatischen Schmerzen.

Weinraute

Frauen mit rheumatischen Rückenbeschwerden im Lendenwirbel-Bereich, aber auch mit Schmerzen und Verquellungen im Bereich des 7. Halswirbels, sollten nach dem Essen öfters frische Weinrauten-Blätter zu sich nehmen oder auch beim Essen als Gewürz vorsichtig mitverwenden.

Man kann natürlich auch die Weinrauten-Tabletten oder das Weinrauten-Granulat nehmen, evtl. noch zusammen mit Kubeben-Pfeffer, weil dies die Psyche der Frau – speziell in und nach der Zeit der Menopause – stabilisiert und festigt und so nicht nur gegen das lästige Schwitzen, sondern auch gegen die rheumatischen Schmerzen in diesen Bereichen hilft.

Nach jedem Essen 1 TL Granulat im Mund zergehen lassen bzw. 3 Tabletten lutschen.
Wer Weinraute selbst im Garten hat, sollte 3 × täglich 1–2 frische Weinrauten-Blätter nehmen und diese im Salat oder am sonstigen Essen beifügen bzw. auch einfach die rohen Blätter nach dem Essen kauen.

Auch die Weinrauten-Salbe bzw. Nieren-Salbe, muß bei der Weinraute mit aufgeführt werden. Sie wird eingesetzt bei allen Erkrankungen der Nieren, aber auch dann, wenn man über die Nieren den Körper entgiften möchte. Voraussetzung dafür ist natürlich wieder, daß man dem Körper auch die nötigen Mengen an »Betriebs-Flüssigkeit« zuführt.

Die Salbe besteht aus Weinraute, Wermut und Bärenfett, mit etwas Rosenöl duftmäßig und wirkungsmäßig verbessert. Die heilige Hildegard sagt nämlich, daß man mit Rosenöl *jedes* Medikament in der Wirkung verstärken kann. Das hat dann auch noch den Vorteil, daß es für die Nase etwas angenehmer ist, da diese Fette nicht immer sehr angenehm riechen.

Kurmäßig sollte diese Weinrauten-Salbe möglichst am offenen Feuer, wenn möglich sogar am Ulmenfeuer, in der Nierengegend eingerieben werden. Wenn man einmal pro Tag diese Einreibung unter einer Bestrahlung macht, genügt das – vorausgesetzt man macht es konsequent mindestens 4 bis 6 Wochen lang.

Wenn jemand allerdings zu hohen Blutdruck behandeln möchte – was meist auf eine versteckte Nierenerkrankung hinweist – reicht es auch, wenn nur 2 × in der Woche damit behandelt wird. Dann sollte die Therapie allerdings, zusammen mit entsprechender Dinkel-Diät und anderen Therapien, mehrere Monate lang durchgeführt werden.

Als Bestrahlung in der Praxis nehme ich eine »Unisol-Lampe«. Damit bestrahle ich die Nierengegend einige Minuten lang, dann wird unter Bestrahlung die Salbe eingerieben und schließlich noch einige Minuten weiter bestrahlt. Zu Hause kann dann der Patient eine ganz normale Rotlichtlampe verwenden. Dies ist wohl nicht optimal, aber immer noch sehr viel besser als die Salbe einfach in der Nierengegend einzureiben.

Auch hier sollte der Patient einige Minuten die Nierengegend wie oben beschrieben bestrahlen. Die Wirkung ist in vielen Fällen enorm gut.

Weizen-Packung

Die Weizen-Packung wird speziell bei Rückenschmerzen eingesetzt, aber auch bei Schmerzen an den großen Gelenken wie Hüft- und Schulter-Gelenken, und manche Patienten verwenden sie sogar mit bestem Erfolg bei Fuß- oder Hand-Schmerzen. Ebenso wirkt die Packung natürlich bei allen Ischialgien und Lumbalgien hervorragend. Aber auch bei Nieren-Erkrankungen aller Art mit Ausstrahlung in den Rücken wirkt diese Packung sehr hilfreich – ob es sich »nur« um eine Nieren-Entzündung, wie sie bei Gicht-Kranken häufig vorkommt, handelt oder um eine Erkrankung anderer Art.

Da man auch bei allen Allergien unbedingt die Nieren mitbehandeln sollte, ist die Packung auch hier vorteilhaft, denn eine Allergie-Behandlung ohne Nieren-Behandlung bringt sehr wenig oder gar nichts.

Rezept:

1–2 kg Weizenkörner in
2–3 l Wasser

ca. 15–20 Minuten kochen, abseihen, auf ein Tuch geben, unter das man wegen der Feuchtigkeit eine Plastikfolie oder ein Gummituch legen kann, und den schmerzendem Rücken oder das schmerzende Gelenk direkt auf die heißen Körner legen. Die heißen Körner müssen unmittelbaren Hautkontakt haben, ohne daß sich noch ein Tuch dazwischen befindet. Gut einpacken (lassen) und solange liegen bleiben wie es angenehm ist.

Solange die Schmerzen akut sind, sollte diese Packung täglich gemacht werden, bei Besserung nur noch 3–2 × pro Woche.

Die Körner können einige Male verwendet werden, bis sie entweder zu weich werden oder bis sie (besonders im Sommer bei großer Hitze) anfangen, sauer zu riechen. Dann sollte man sie gegen neue Körner austauschen. Zum Aufwärmen werden sie einfach zusammen mit dem Tuch in einen Topf mit Dampfeinsatz gegeben und durch den aufsteigenden Dampf im geschlossenen Topf erhitzt.

Zu beachten ist, daß man sich nicht zu heiß auf diese Körner legt, denn es kann sonst sehr schnell zu Haut-Verbrennungen kommen.

Diese Weizen-Packung ist nach Aussage von Patienten, die sowohl die Moor- als auch die Fango-Packungen kennen, diesen weit überlegen. Es ist eine sehr saubere Angelegenheit und man kann die Therapie zu Hause zu jeder Zeit selbst durchführen. Nach Aussagen von Patienten, die es mit anderen Körnern ausprobiert haben, wirken die Weizenkörner mit Abstand am besten. Mit anderen Körnern ist diese durchgreifende und noch Stunden später nachhaltige Wirkung nicht in dem Maße vorhanden.

Wermut-Frühjahrskur

Diese »Wermut-Frühjahrskur«, auch »Frühjahrs-Kur nach Hildegard« genannt, sollte bei Rheuma zur allgemeinen Besserung des Gesamt-Zustandes durchgeführt werden.

Vom Wermut schreibt die heilige Hildegard, daß er *»der wichtigste Meister gegen alle Erschöpfungen«* sei.

Und weiter:

»Und wenn der Wermut frisch ist, zerstoße ihn, und drücke seinen Saft durch ein Tuch, und dann koche Wein mit Honig ein wenig, und gieße diesen Saft in den

Wein, sodaß derselbe Saft den Wein und den Honig an Geschmack übertrifft, und trink dies nüchtern von Mai bis Oktober jeden dritten Tag, und es unterdrückt die ›lanchsucht‹ (Nieren-Schmerzen) und die Melancholie in dir, und es macht deine Augen klar, und es stärkt das Herz, und es läßt nicht zu, daß die Lunge krank wird, und es wärmt den Magen, und es reinigt die Eingeweide, und es bereitet eine gute Verdauung.«

Dies ist der bekannt-berühmte Wermut-Wein der Frühjahrskur, den alle Hildegard-Freunde kennen. Er ist wärmstens zu empfehlen und die meisten Hildegard-Anhänger führen die Kur durch.

Man kann das Elixier fertig bei Hildegard-Vertrieben oder -Apotheken kaufen bzw. es auch selbst herstellen.

Wer Wermut selbst im Garten hat und sich die Salbe und die Frühjahrskur selbst bereiten möchte, muß darauf achten, daß er den Wermut wegen des größeren Saftertrages immer nur bei zunehmendem Mond kurz vor Vollmond erntet.

Durch die Bitterstoffe im Wermut in dieser Frühjahrskur wird die »Kloake« der Leber, die Galle, zur Sekretion angeregt. Sie entgiftet und entschlackt dadurch die größte Drüse des menschlichen Körpers. Dadurch wird natürlich der ganze Körper regeneriert und kann sich gegen alle Krankheiten besser wehren.

Hier das Rezept zum Selbermachen:

Frischgepreßter Wermutsaft	ca. 150 ml
naturreinen Honig vom Imker	ca. 400 g und
naturreinen Wein (rot oder weiß)	3 l

Der Honig wird im Wein vorsichtig gekocht und in dieses warme Wein-Honig-Gemisch gibt man den den frischgepreßten Wermut-Saft.

Noch warm in saubere Flaschen abfüllen und sofort verschließen. Die Flaschen sollte man vorher mit 1 TL reinem Alkohol ausspülen und diesen zur besseren Haltbarkeit in der Flasche lassen.

Dieser Wermut-Wein der Frühjahrskur sollte *»von Mai bis Oktober jeden dritten Tag«* getrunken werden, morgens nüchtern ein Gläschen.

Man erntet – natürlich nur kurz vor Vollmond im April oder Mai – den frischen Wermut, wäscht ihn, dreht ihn durch den Fleischwolf oder zerhackt ihn im Mixer, und gibt dann diesen Wermutbrei in einem Leinensäckchen in den Entsafter. Dann nach obigem Rezept verfahren.

Zitterpappel

Wer unter Rheuma und auch gleichzeitig öfter unter Magenschleimhaut-Reizungen oder -Entzündungen leidet, der sollte zusehen, daß er frisches Pappelholz bekommt. Es ist auch unter dem Namen »Zitter-Pappel« oder auch »Espe« bekannt.

Oft muß ja bei Straßenarbeiten ein solcher Baum dem modernen Verkehr weichen, und da dieses Holz normalerweise fast keinen Verwendungszweck hat, sind Privat-Leute oder auch Firmen manchmal froh, wenn jemand sich für diese »Abfälle« interessiert.

Das grüne Zitterpappelholz sollte ohne den Kern in kleine Stücke geschnitten werden, den inneren Markkanal sollte man also entfernen. Diese Holzstücke werden dann in Wasser einige Zeit kräftig gekocht, und dieses Wasser anschließend als Badezusatz verwendet. In solch einem Absud sollte der Rheumatiker in der nicht-entzündlichen Phase öfters ein Vollbad machen und hinterher entsprechend ruhen.

Die saftige Espen-Rinde und das äußere Holz sollte man im Mai, möglichst kurz vor Vollmond, sammeln, in kleinste Stücke schneiden und mit wenig Wasser angesetzt 2 bis 3 Tage quellen lassen. Den Saft auspressen und anderen, selbstgemachten Salben zufügen. Dies verstärkt die Salbenwirkung, speziell bei Erkrankungen im Kopfbereich und bei Rheuma, da es die »üblen Säfte unterdrückt«.

Zitwer-Wein

Bei der Parkinson'schen Erkrankung, aber auch bei allen anderen Zuständen, die mit starkem Zittern einhergehen, sollte ein Zitwer-Galgant-Wein mit Honig gekocht und dieser dann mit einer gewissen Regelmäßigkeit getrunken werden. Bei Parkinson sollte der Zitwer-Wein und auch das Bohnenkraut-Mischpulver (s. S. 132) regelmäßig genommen werden.

Zum Zitwer schreibt die heilige Hildegard:

»Der Zitwer ist mäßig warm und hat große Kraft in sich. Ein Mensch, der an seinen Gliedern zittert und in dem die Kraft mangelt, der schneide Zitwer in Wein und füge etwas weniger Galgant bei, und dies koche er mit wenig Honig im Wein und trinke es so lauwarm, und das Zittern weicht von ihm und er erlangt die Kraft wieder.«

Hier das Rezept:

Rhiz. Curc. Zedoariae conc.	(Zitwerwurzel)	50,0 g
Rhiz. Galangae conc.	(Galgantwurzel)	40,0 g

M. D. ad scat.

1 TL dieser Mischung sollte man mit 2 EL Honig (hier sollte jeder nach seinem Geschmack etwas mehr oder weniger Honig nehmen) in ca. 1/2 l gutem, möglichst naturreinem Wein ca. 3 Minuten kochen. Von diesem Wein muß der an Parkinson Erkrankte nun 1 × am Tag 1/2 Tasse, also ca. 60 bis 80 ml, warm trinken. Er sollte den warmen Zitwer-Wein immer etwas im Mund behalten, damit über die Schleimhäute hier schon etwas aufgenommen werden kann. Der Wein darf nie am Abend und auch nicht zusammen mit dem Bohnenkraut-Mischpulver, das bei dieser Erkrankung auch eingenommen werden sollte, getrunken werden. Die Dauer der Einnahme sollte mindestens über einen Zeitraum von ca. 1 bis 1 1/2 Jahre gehen.

Sollten irgendwelche Reaktionen auftreten, die sich meist durch verstärktes Zittern zeigen, muß der Patient nur noch jeden zweiten Tag 1 Gläschen dieses Zitwer-Weines nehmen, und auch der Galgant-Anteil beim Kochen kann von 40 g auf 30 g – oder später sogar auf 20 g reduziert werden. Auch die Dosis kann dann – je nach Grad der Reaktion, die sich durch verstärktes Zittern bemerkbar macht – auf 20 ml oder sogar bis 10 ml alle 2–3 Tage reduziert werden.

Teil 5

Ausscheidungen über die Haut nach Hildegard

Der Aderlaß

Der Aderlaß nach der heiligen Hildegard von Bingen unterscheidet sich ganz wesentlich von dem Aderlaß, der sowohl in Naturheilpraxen, als auch von der Schulmedizin gemacht wurde und wird.

Vom normalen Aderlaß habe ich, bevor ich die heilige Hildegard kennenlernte, in der Praxis relativ selten Gebrauch gemacht, weil mir die Blut-Menge, die dabei entzogen wurde, rein gefühlsmäßig immer zu viel war. Einmal war die Anwendung erfolgreich, bei einem anderen, gleich gelagerten Fall wieder nicht. Ich stand vor einem Rätsel, bis ich bei Hildegard las, daß der Aderlaß nur bei Vollmond bzw. maximal 6 Tage danach durchgeführt werden solle. Daneben solle frühmorgens zur Ader gelassen werden, der Patient solle möglichst so, wie er aus dem Bett kommt, behandelt werden – also nüchtern und ungewaschen.

Das bedeutet:

Die Mengen des entnommenen Blutes bleiben bei diesem Aderlaß in dem Rahmen, den man akzeptieren kann, und die Erfolge bei den Patienten bestärken darin, daß man mit diesem Aderlaß auf dem richtigen Wege ist.

Der Aderlaß wurde selbstverständlich auch schon zur Zeit Hildegards und davor ausgeführt, aber nirgendwo wird er so genau beschrieben wie bei ihr. Die Mengenangaben sind so präzise und vor allem so gering, daß man sie zu Hildegards Zeit mit Sicherheit *nicht* befolgt hat. Die Ärzte der damaligen Zeit und auch in späteren Jahrhunderten entzogen den Patienten so große Mengen an Blut, daß diese z. T. regelrecht ausgeblutet wurden und daher nicht selten sogar an den Folgen des Aderlasses starben.

Diese Tatsachen brachten den Aderlaß in Verruf und sorgten dafür, daß er – speziell nach Justus von Liebig und der Einführung der Chemie in die Medizin im vorigen Jahrhundert – fast völlig in Vergessenheit geriet. Nur die alten Bader,

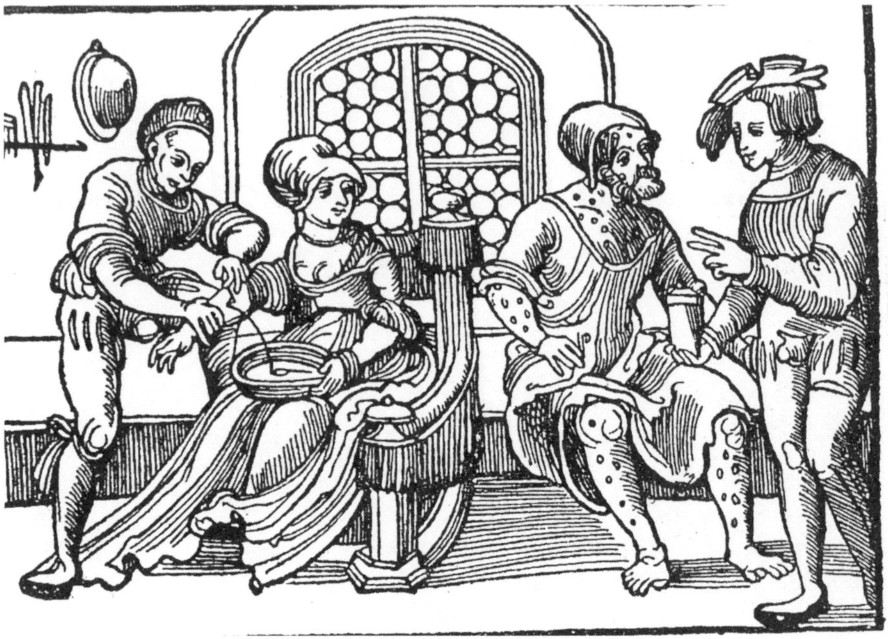

Abb. 16
Aderlaß an einer Frau. Holzschnitt aus dem Landshuter »Traktat vom Aderlassen« von A. Sytz, 1520

quasi die Vorgänger der Heilpraktiker, die Heilpraktiker selbst und die naturheilkundlich orientierten Ärzte führten ihn noch durch und retteten so das Wissen um den Aderlaß und seine Technik in die heutige Zeit herüber.

Heute gehört der milde Aderlaß nach der heiligen Hildegard zum Standard-Programm jeder Hildegard-Praxis. Die Patienten fühlen, daß er ihnen sehr gut tut und kommen immer wieder, um ihn durchführen zu lassen.

Die Menge des entnommenen Blutes richtet sich in erster Linie nach der Farbveränderung des Blutes, diese wiederum stimmt mit den Mengenangaben, die uns die heilige Hildegard überliefert, ziemlich genau überein. Sie beträgt zwischen 20 ml und 150 ml, höchstens einmal 180 ml, aber das habe ich erst einmal in der Praxis bei einem nahezu drei Zentner schweren Mann erlebt. Diese minimalen Mengen stehen im Gegensatz zum »normalen Aderlaß«, wo oftmals 1/2 l, also 500 ml und viel mehr, keine Seltenheit waren und sind.

Hildegard schreibt zum Aderlaß:

»Sind beim Menschen die Gefäße mit Blut gefüllt, so müssen sie vom schädlichen Verdauungs-Schleim durch einen Einschnitt gereinigt werden. Wird ein

Gefäß angeschnitten, so kommt zuerst Blut – und fauliges Blut und zersetztes Blut fließen gleichzeitig mit ab. Daher ist das, was jetzt ausfließt, verschieden gefärbt, weil es aus Fäulnis und *Blut besteht. Sobald die Fäulnis ausgeflossen ist, kommt* reines *Blut heraus, und dann muß man mit der Blutentziehung aufhören.*

Macht man bei einem gesunden und kräftigen Menschen einen Aderlaß, soll die Menge des gelassenen Blutes soviel betragen, wie ein kräftiger, durstiger Mann auf einen Zug Wasser trinken kann.«

Das sind ca. 60 bis 150 ml!

»Wenn einer körperlich schwach ist, soll der Aderlaß soviel betragen, wie in ein Ei von gewöhnlicher Größe hineingeht.«

Ich habe auch dies mit unseren Eiern erprobt und nehme an, daß die Eier zu Hildegards Zeiten ungefähr dieselbe Größe hatten. Es sind ca. 40 bis 50 ml.

»Ein Aderlaß, der über das Maß hinaus vorgenommen wird, schwächt den Körper. Eine richtig bemessene Blutentziehung aber beseitigt die schlechten Säfte.«

Das heißt also, daß ich beim Aderlaß genau auf diese Verfärbung achten muß. Sobald das Blut heller wird, muß man sofort mit dem Aderlaß aufhören, sonst schadet man dem Patienten mehr als man ihm nützt. Weiter schreibt Hildegard

»Von den verschiedenen Arten der Blutentziehung«:

»Das erste, was aus dem Einschnitt in die Ader austritt, ist Blut, und mit ihm fließen verderbliche und krankheitsbringende Säfte gleichzeitig aus. Wenn das Ausgeflossene seine richtige Röte und eine andere Farbe angenommen hat, stehen Blut und Säfte im gleichen Verhältnis zueinander.

Fließt dann noch mehr Blut aus, so folgen die guten und die schlechten Säfte gleichzeitig mit dem übrigen Blut nach. Dann muß man mit dem Ausfließenlassen aufhören. Ein zu weit getriebener Aderlaß schwächt den Körper, ein maßvoll ausgeführter bringt dem Körper Gesundheit, ebenso wie mäßiges Essen und Trinken den Körper in die Höhe bringen.«

Wenn man in der Praxis nach der Venenpunktion das abfließende Blut daraufhin beobachtet, stellt man fest, daß nach einer gewissen Menge Blutes eine

Veränderung der Blutfarbe erfolgt und das Blut nicht mehr dunkel und trüb aussieht. Dann sollte man sofort mit dem Aderlaß aufhören.

Hildegard schreibt oben: ». . . *was aus dem Einschnitt in die Ader austritt . . . !*« Es wurde also bei ihr nicht die Vene angestochen, wie wir es heute machen, sondern mit einem Aderlaß-Messerchen angeschnitten. Wenn ausreichend Blut ausgeflossen war, wurde ein Art Druckverband auf die Wunde gemacht. Wir machen heute eine Venen-Punktion mit einer Flügel-Kanüle mit Abflußschlauch, da dies unkomplizierter und für die Patienten gefahrloser ist. Außerdem wird der Einstich nicht so schmerzhaft empfunden wie ein Einschnitt.

Wann sollte man zur Ader lassen?

»*Wer stark und gesund ist und Fett auf dem Leibe hat, soll jeden dritten Monat zur Ader lassen, weil das Blut im Menschen nach zweimaliger Zu- und Abnahme des Mondes seinen normalen Bestand wieder erreicht hat und seine Gefäße gefüllt sind. Läßt er sich früher zur Ader, so schwächt er sich. Schiebt er es zu lange auf, wird das überreichliche Blut verdorben.*

Er soll aber bei abnehmendem Monde zur Ader lassen, also am ersten Tage, wenn der Mond anfängt abzunehmen, oder am zweiten, dritten, vierten, fünften oder sechsten Tage, und dann nicht mehr, weil ein früherer oder späterer Aderlaß nicht soviel Nutzen bringen wird.«

Die Tage des Aderlasses hat die heilige Hildegard als die ersten 6 Tage nach Vollmond angegeben, danach sollte der Aderlaß nicht mehr durchgeführt werden. Hält man sich an diese Tage, hat man sehr guten Erfolg, wenn nicht, ist der Erfolg fraglich.

Die Patienten berichten, daß der Aderlaß in der gerade beschriebenen Form – morgens nüchtern in den ersten 6 Tagen nach Vollmond – am besten ist. Sie fühlen sich »pudelwohl und beschwingt« – so die Aussage einer Patientin –, und psychisch Belastete sehen alles viel heller und klarer. Sie schlafen besser, und alle anderen Beschwerden nehmen ab bzw. sind zumindest leichter zu ertragen.

»Nicht *Aderlassen soll man bei zunehmendem Mond, weil solcher Aderlaß schädlich ist, da jetzt die mit Blut vermischte faulige Flüssigkeit sich nicht leicht von ihm scheiden kann. Bei wachsendem Mond fließen nämlich Blut und zersetzte Flüssigkeit gleichzeitig im Menschen und lassen sich nicht leicht voneinander trennen. Nimmt aber der Mond ab, dann fängt das Blut mehr an, aufgeregt zu werden, was das Verfaulte sichtbar macht und den Schaum aus sich auswirft.*

Der Aderlaß eignet sich für alte Leute mehr wie für junge, weil das Blut in den Gefäßen der Alten mehr von Fäulnis durchsetzt ist wie das Blut der Jungen.

Falls es aber notwendig sein sollte, kann beim männlichen Geschlecht die Ader schon im 12. Lebensjahr angeschnitten werden, weil das Blut dann bereits hinlänglich Kraft gewonnen hat. Jedoch soll dann nicht mehr entzogen werden, wie die beiden Schalen einer Nuß zusammen fassen können.«

Das heißt ca. 10 bis 12 ml.

»Im 15. Lebensjahr aber, wo das Blut des Menschen seine Vollkraft und die Adern ihre Füllung haben, soll, falls es sich um einen körperlich Gesunden handelt, soviel Blut entnommen werden wie der Menge Wasser entspricht, die ein durstiger Mann in einem Zug trinken kann. So kann man bis zum 50. Lebensjahr verfahren.

Nach dem 50 Lebensjahr aber, wenn das Blut und Phlegma beim Manne abzunehmen und der Körper auszutrocknen beginnt, soll nur einmal im Jahr zur Ader gelassen werden, und zwar nur in der halben Menge des bis dahin entzogenen Blutes, und so bis zum 80. Jahre. Dann aber taugt dem Manne kein Aderlaß mehr, sondern ist eher schädlich, weil die Eigenkraft des Blutes bereits in ihm geschwunden ist ...«

»Das Weib aber enthält in seinem Körper viel mehr schädliche Säfte und mehr schädliche Fäulnis wie der Mann. Daher soll auch das Weib von seinem 12. Lebensjahr ab auf dieselbe körperliche Beschaffenheit und dieselben Regeln beim Aderlaß achten, nur daß es den Aderlaß bei sich bis zum 100. Lebensjahr hinausziehen kann, weil ihm eine größere Notwendigkeit innewohnt wie beim Manne. Dies erweist auch die Zeit der monatlichen Reinigung. Würde die Frau zu dieser Zeit nicht von den schädlichen Stoffen und dem verdorbenen Blutwasser befreit werden, so würde sie am ganzen Leibe anschwellen und aufgebläht werden und nicht gut leben können.«

Diese Anschwellungen im Gewebe erlebt man immer wieder bei unterleibsoperierten Frauen. Es zeigt sich, daß die Menstruation eine zusätzliche Reinigungsfunktion erfüllt. Deshalb sollten alle Frauen, die durch eine Operation des Unterleibes keine Menstruation mehr haben, den Aderlaß möglichst oft im Rahmen der gesteckten Möglichkeiten durchführen lassen. Also alle drei Monate oder ab dem 50. (biologischen) Lebensjahr einmal jährlich.

Beim Lebensalter kann man nicht immer die gelebten Jahre zugrunde legen. Manch ein Mensch ist mit 40 Kalender-Jahren biologisch schon 60 Jahre, ein anderer mit 60 Jahren biologisch noch keine 50 Jahre alt!

»Nach dem 100. Lebensjahr aber soll sie (die Frau) nicht mehr zur Ader lassen, weil sie dann von Blut und ausfließenden Säften bereits gereinigt ist.«

Wo sollte zur Ader gelassen werden?

»An dem Körperteil soll er der Ader Blut entziehen, wo er Schmerz empfindet.«

Am Schmerzpunkte also, am »locus dolendi«, wie man in der Medizin sagt, muß zum Aderlaß angesetzt werden.

»Wenn jemand Schmerzen an der Zunge hat, daß diese anschwillt oder geschwürig ist, soll er sie mit einem kleinen Adermesser oder mit einem Dorn ein wenig anschneiden, damit dort der Schleim hervorbrechen kann, und er wird sich besser fühlen.

Wer Zahnschmerzen hat, soll das Fleisch um den Zahn mit einem kleinen Aderlaßmesser oder einem Dorn an einer Stelle vorsichtig anschneiden, damit der Eiter da heraustritt, und es wird ihm besser gehen.«

Ich nehme in der Praxis in solchen Fällen eine sterile Einweg- Injektionsnadel, die ich wegen der besseren Handhabung auf eine leere Spritze aufstecke. Damit kann man dann gut einige Einstiche in dem betroffenen Gebiet durchführen und so dem Patienten große Erleichterung verschaffen. Dies rettet ihn wohl nicht vor dem Zahnarzt, ist aber eine sehr gute »Erste Hilfe«.

»An den drei Gefäßen des Armes, der Kopfader, der Mittelader und der Leberader hat vor allem der Aderlaß stattzufinden, weil diese Gefäße die Grundlage für die anderen Gefäße bilden und alle übrigen kleinen Gefäße zu ihnen hinstreben und mit ihnen verbunden sind.«

Die heilige Hildegard beschreibt uns hier sehr schön, welche Adern bzw. Venen für den Aderlaß in Frage kommen. In der Praxis ist man oft froh, wenn man überhaupt eine Vene zum Anstechen findet.

Anfangs bemühte ich mich, genau nach der Indikation des Patienten die entsprechende Vene zu suchen und anzustechen. Das ist eigentlich aber nicht notwendig.

Die Vene, die irgendeinen Teil des Körpers, ob nun Kopf oder Leber entlastet und dadurch besonders beansprucht ist, ist auch die Vene, die am meisten hervortritt. So braucht man also nur die am meisten angestaute Vene suchen und diese punktieren. Man entstaut dadurch mit dem Aderlaß garantiert das richtige Gebiet, auch wenn andere Faktoren dagegen sprechen.

»Deshalb sollten die übrigen kleinen Gefäße nur selten angeschnitten werden, weil es, abgesehen von einem dringenden Notfalle, ihres Anschneidens nicht bedarf. Sie könnten dabei ausgetrocknet werden.«

Mit dem Austrocknen der Gefäße meint die heilige Hildegard, daß bei Kranken mit sehr niedrigem Blutdruck, denen schon sehr oft Blut abgenommen wurde oder die schon oft Infusionen in die Venen bekamen, diese fast nicht mehr zu finden sind.

»Das Anschneiden der vorgenannten Hauptadern soll in der Armbeuge vorgenommen werden, weil, wenn dort die Ader angeschnitten wird, sich dort die Säfte in größerer Menge zusammenfinden wie an einer Stelle, wo keine Gelenkbeuge vorhanden ist.

Wird wegen irgendeiner Krankheit ein kleines Blutgefäß angeschnitten, also nicht an den Armbeugen, so kann ihm dies zwar von einigem Nutzen sein, aber kein Aderlaß ist soviel wert, wie der, der in der Armbeuge an einer der drei Hauptadern.«

Das Verhalten nach dem Aderlaß

Sehr wichtig ist auch, wie sich der Patient nach dem Aderlaß verhält und daß er das Richtige ißt und trinkt, sonst kann die gute, entgiftende Wirkung des Aderlasses zunichte gemacht werden und der Schaden größer als der Nutzen sein.

Hildegard schreibt dazu:

»Nach dem Aderlaß muß der Mensch sich drei Tage lang vor den Strahlen des hellen Lichtes der Sonne wie auch vor dem Scheine brennenden Feuers in acht nehmen, weil während dieser drei Tage das Blut im Menschen durch diese Helligkeit erschüttert wird und bebt und häufig dem Herzen Schaden bringt. Das Tageslicht ist gemäßigt und schadet, wenn es ohne zuviel Sonnenstrahlung ist, dem zur Ader Gelassenen nicht. Zu jeder Zeit aber und namentlich beim Aderlaß siedet das Blut in der Umgebung der Augen des Menschen infolge der Sonnenhitze wie auch der Hitze des Feuers die zarte Haut, das heißt: die Membran, welche die Augen zusammenhält, trocknet aus und führt zu Schwachsichtigkeit.

Nach einem Aderlaß soll man aber ungewohnte Speisen, gebratenes Fleisch wie auch solche, die einen besonderen (für den Patienten ungewohnten) *Saft enthalten, rohes Obst und rohes Gemüse nicht essen, weil diese dann in den Gefäßen den Schleim mehr wie das Blut vermehren würden.*

Auch darf man keinen starken Wein trinken, weil dieser das Blut erregen und den Menschen leicht besinnungslos machen würde.

Angemessene Speise und ein oder zwei Gerichte mag man zu sich nehmen, so daß man ordentlich satt wird, wie auch einen leichten, reinen Wein trinken.

Dies soll man zwei Tage tun, weil das verdünnte Blut solange noch in Erregung sich befindet. Am dritten Tage aber hat das Blut seine Vollkraft wiedergewonnen und ergießt sich an seine Orte.

Käse aber soll man nach einer Blutentziehung vermeiden, weil dieser dem Blute Schleim liefert und kein richtiges und reines Blut erzeugt, sondern dieses mit einem krankhaften Fettgehalt durchsetzt.«

Ein Beispiel aus der Praxis:

■ Im Rahmen eines Wochenendes für Praktiker in meiner Praxis war der Aderlaß ausführliches Thema in Theorie und Anwendung. Wir führten auch gegenseitig Aderlässe durch.

Eine Kollegin, die in der Nähe wohnte, fuhr auf dem Heimweg genau der Sonne entgegen. Dies gefiel ihr so gut, daß sie stehenblieb, ausstieg, die aufgehende Sonne betrachtete und sich von ihr voll bestrahlen ließ.

Als wir uns dann drei Stunden später wieder trafen, klagte sie über Augenflimmern mit leichten Sehstörungen, Kopfdruck und leichte Übelkeit. Sie ging dann früher nach Hause und legte sich sofort im abgedunkelten Zimmer hin. Wie sie mir später berichtete, hielt ihr schlechter Zustand fast eine Woche lang an und sie konnte ihn sich nur durch den Aderlaß in Verbindung mit der Sonnen-Einstrahlung erklären, wie wir es schon am Tag vorher besprochen hatten, was sie aber nicht so erst genommen hatte.

Ansonsten sollte man nach einem Aderlaß mit dem Essen einige Tage etwas vorsichtig sein. Man sollte nur sehr einfache, naturbelassene Dinge essen, möglichst nur solche, die der Körper bereits gewohnt ist. Auch »rohe« Lebensmittel sollen vermieden werden, wobei aber nicht zu vergessen ist, daß bei Hildegard von Bingen ein mit Gewürzen und Kräutern angemachter Salat *keine* Rohkost mehr ist. Durch Gewürze und Kräuter ist er für die menschliche Ernährung schon voll aufgeschlossen. Eine rohe Mohrrübe z. B. wird einem nach dem Aderlaß dagegen gar nicht bekommen.

Bei Käse können wir die Verschleimung, von der Hildegard spricht, mit Mutterkümmel oder dessen Pulver abblocken. Wenn wir also Mutterkümmel zusammen mit Käse essen, schmeckt dieser nicht nur besser, sondern wird dadurch auch bekömmlich und selbst in der Zeit nach dem Aderlaß eßbar.

Wann soll man Blut entziehen?

»Will ein Mensch eine Ader zur Verminderung des Blutes anschneiden, so soll er dies nüchtern tun, denn solange der Mensch nüchtern ist, sind die in ihm vorhandenen Säfte noch einigermaßen vom Blut getrennt, und das Blut fließt dann im Menschen in rechter Weise und nicht zu rasch.

Hat aber ein Mensch Speise zu sich genommen, dann beginnt das Blut in ihm etwas stärker zu strömen, die Säfte vermischen sich und können dann nicht mehr leicht voneinander geschieden werden. Daher also soll der Aderlaß vorgenommen werden, wenn der Mensch nüchtern ist, damit die vom Blut getrennten Säfte leichter ausfließen können.

Eine Ausnahme findet nur statt, wenn der Mensch sehr hinfällig und schwach ist. Er kann vor dem Anschneiden der Ader etwas Nahrung zu sich nehmen, damit er nicht ohnmächtig wird.«

Hildegard rät also, daß der Mensch möglichst morgens, nüchtern und ohne größere Bewegungs-Aktivitäten vorher – also auch ungewaschen – zur Ader gelassen werden sollte, weil sich durch die intensive Bewegung beim Waschen oder Duschen die Säfte zu sehr mit dem Blut vermischen. Meines Erachtens heißt das auch, den Mund vorher nicht auszuspülen, da sich nach der Nachtruhe die guten und schlechten Säfte noch nicht miteinander vermischt haben und so die größte Effektivität erreicht wird. Durch einen Schluck Wasser oder auch schon durch das Ausspülen des Mundes beginnen die Verdauungssäfte, sich auf kommende Speisen vorzubereiten. Es setzt also sofort der Pawlow'sche Reflex ein und das Blut wird vermischt.

Sehr schwachen und kranken Patienten sollte man aber unmittelbar vor der Venenpunktion in der Praxis ein kleines Stückchen (Dinkel-)Brot zusammen mit einem Gläschen Herzwein reichen. Dadurch wird das Blut beim sofortigen Aderlaß noch nicht zu sehr vermischt, und das Risiko, daß der schwächliche Patient durch den Aderlaß einen Schwäche-Anfall oder einen Kreislauf-Kollaps erleidet, ist gebannt.

Neuen Patienten erkläre ich die Frage nach dem »Warum und wieso« dieser besonderen Technik des Aderlasses in etwa so:

Durch die Nachtruhe und die massive Anziehungskraft des Mondes – man bedenke, daß er in der Biskaya das Wasser bei Ebbe und Flut ca. 15 m hebt und senkt – setzen sich Verunreinigungen im menschlichen Körper in der Peripherie ab – wie die Sahne auf der Milch, wenn man sie über Nacht stehen läßt.

Mit dem Aderlaß nach Hildegard von Bingen gelingt es, einen Teil davon abzuschöpfen, ohne sehr viel gutes und reines Blut mit zu entziehen. Beim »normalen Aderlaß« oder auch beim Blutspenden entnimmt man immer nur eine Mischung, wobei man bedeutend mehr gutes als schlechtes Blut abschöpft.

Dies ist eine einfache Erklärung, und dadurch werden die entsprechenden Maßnahmen wie »maximal 6 Tage nach Vollmond; morgens nüchtern; möglichst wenig bewegt, also auch nicht groß gewaschen usw.« gut verstanden , d. h. auch meist peinlichst genau von den Patienten befolgt.

Eine Bestätigung dieser Ausführungen habe ich erst vor kurzer Zeit bekommen:

■ Bei einer Patientin, die schon einige Aderlässe bei mir hatte durchführen lassen, zeigte das Blut unmittelbar nach dem Anstechen der Vene eine so hellrote Farbe, daß ich den Aderlaß sofort abbrach. Scheinbar waren keine Verunreinigungen mehr in ihrem Körper, das Blut also im Sinne Hildegards »sauber«.
Nachdem ich auch den Ehemann zur Ader gelassen hatte, bei dem kräftiges, dunkles Blut floß, sagte der Mann zu seiner Frau: »Siehst Du, das hat doch das Bügeln heute früh ausgemacht!« Er erzählte mir dann, daß seine Frau trotz seiner Warnung vor dem Aderlaß am Morgen schon einen Korb Wäsche gebügelt habe. Durch diese körperliche Betätigung war nun das Blut schon so durchmischt, daß der Aderlaß quasi nutzlos war. Dies hat mir und auch dieser Patientin die Bestätigung erbracht, daß intensive Bewegung in diesem Fall mehr schadet als nützt.

Die Indikationen des Aderlasses

Man sollte den Aderlaß bei allen chronischen Erkrankungen anwenden, um damit das Blut zu reinigen und den Körper von vielen schlechten Säften zu befreien. Bei unterleibsoperierten Frauen ist dies – wie schon gesagt – besonders dringend erforderlich, da der normale Reinigungseffekt dort fehlt.

Der Aderlaß dient auch zur Verstärkung jeder anderen Therapie.

Auch zu Beginn jeder großen inneren Körper-Reinigung gehört der Aderlaß unbedingt mit dazu. In der Praxis kann man beobachten, daß dadurch eine ganze Reihe an Medikamenten eingespart wird bzw. daß die dann eingesetzten Medikamente sehr viel besser und schneller wirken.

Eine Allergie-Behandlung oder eine Rheuma-Behandlung ohne vorherigen Aderlaß ist fast undenkbar.

Wie gut der Aderlaß – zum richtigen Zeitpunkt und in der richtigen Weise durchgeführt – helfen kann, möchte ich an einem kleinen Beispiel erläutern:

■ In die Praxis kam eine Patientin, die schwerste rheumatische Gelenk-Versteifungen hatte und die sich fast nicht mehr selbst an- und ausziehen konnte. Der Ehemann hatte ihr die Knöpfe ihrer Bluse zugeknöpft. Unmittelbar nach dem »hildegardischen Aderlaß« war eine starke Besserung eingetreten: Die Frau konnte ihre Hände wieder so gut bewegen, daß sie sich selbst anziehen konnte.

Dies ist beileibe kein Einzelfall. Viele Patienten mit einer Bewegungs-Einschränkung, die aber noch nicht verknorpelt oder verknöchert waren, konnten nach dem Aderlaß ähnlich gute, wenn auch nicht immer so spontane Erfolge verbuchen.

■ Zwei Schwestern, die zu mir in die Praxis kamen und die grundverschieden sind, reagierten genau entgegengesetzt.

Die eine der Schwestern, die immer überdreht war und unter chronischen Schlafstörungen litt, konnte sich unmittelbar nach dem Aderlaß vor Müdigkeit kaum mehr auf den Beinen halten. Zu Hause schlief sie dann einige Stunden und erwachte frisch und munter, was sie sonst gar nicht kannte.
Die andere der beiden, die immer müde und abgeschlafft war, war unmittelbar nach dem Aderlaß quicklebendig und unternehmungslustig und hätte an diesem Tag beinahe »die Welt aus den Angeln gehoben«, wie sie mir später sagte.

Zusammenfassung

Für starke und dicke Personen ist der Aderlaß besser geeignet als für dünne und magere. Für ältere Personen besser als für junge.

Die Aderlaß-Tage sind prinzipiell nur die ersten 6 Tage nach Vollmond. Alle anderen Tage sind dafür ungeeignet.

Aderlaß-Tabelle

Lebensalter	Mann	Frau	Häufigkeit
Ab 12.–15. Lbj. nur wenn nötig*	10– 12 ml	10– 12 ml	1 × jährlich
ab 15.–30. Lbj. nur wenn nötig*	60–150 ml	60–150 ml	alle 3 Monate
ab 30. Lbj. normal bei Schwäche	60–150 ml 40– 50 ml	60–150 ml 40– 50 ml	alle 3 Monate alle 3 Monate
ab 50.–80. Lbj. bei Schwäche	30– 80 ml 20– 25 ml	30– 80 ml 20– 25 ml	1 × jährlich 1 × jährlich
ab 50.–100. Lbj. bei Schwäche	30– 50 ml 20– 25 ml	30– 50 ml 20– 25 ml	1 × jährlich 1 × jährlich

* »nur wenn nötig« heißt, wenn es eine Krankheit erforderlich macht, daß ein Aderlaß vorgenommen wird. Dies ist der Fall, wenn das Gewebe gereinigt werden muß, um den Heilungsprozeß zu beschleunigen und die Entgiftungs-Organe – Leber und Nieren – zu entlasten.

Patienten, die keine Möglichkeit haben, sich einen Hildegard-Aderlaß machen zu lassen, können mit ihrem Hausarzt darüber sprechen, ob er ihn nicht in dieser Weise durchführen würde.

Ist er nicht dazu bereit, kann man ja eine anstehende Blutuntersuchung zeitlich so einrichten, daß sie bei Vollmond oder während der 6 Tage danach gemacht wird, morgens nüchtern, ungewaschen und ohne große Bewegung vorher.

Der Hausarzt wird wohl über die schlechten Blutwerte anfangs die Hände über dem Kopf zusammenschlagen, aber bei der Kontroll-Untersuchung zwei Wochen später mit den nun erreichten Werten sehr zufrieden sein. Der Patient hat dadurch die durch den Aderlaß erzielbare Reinigung zumindest teilweise erreicht.

Der Mini-Aderlaß

An rheumatisch-schmerzhaften, kleinen Gelenken, an denen man einen Schröpfkopf zur blutigen Schröpfung nicht richtig ansetzen kann, sollte man einfach einen »Mini-Aderlaß« durchführen.

Dabei wird die Haut über dem erkrankten Gelenk erst mit Alkohol-Tupfer und Kodan keimfrei gemacht und mit einer sterilen Blut-Lanzette oder einer Einmal-Injektionsnadel etwas angestochen. Durch den Überdruck im gereizten oder entzündeten Gelenk-Bereich tritt sofort Blut aus, und dadurch wird der Schmerz fast augenblicklich gelindert.

Auch diese Methode führt Hildegard von Bingen unter dem Aderlaß auf. Sie verwendet für solche kleinen Aderlässe einen Rosendorn zum Anstechen. Unserer Zeit gemäß nehmen wir heute dafür natürlich steriles Einweg-Material.

Durch das Anstechen quillt eine gewisse Menge Blut aus dem Gelenk-Bereich heraus. Dieses versiegt wieder von alleine, wenn der Überdruck weg ist. Dadurch werden die Entzündungsstoffe auf direktem Wege entfernt. Durch den verminderten Überdruck kann dann die Zirkulation und damit Regeneration im Gelenkbereich verbessert werden.

Der Körper hat die Möglichkeit, neues Blut und damit entzündungshemmende und entzündungswidrige Stoffe in die Gelenke zu transportieren und die Regeneration voranzutreiben, wie es sonst kaum möglich ist. Der vorher vorhandene Schmerz im und am Gelenk verschwindet durch diesen Mini-Aderlaß fast augenblicklich.

Das Schröpfen

In der heutigen Zeit ist ein Hildegard-Universalmittel, das Schröpfen, fast in Vergessenheit geraten. Es wird wohl noch in vielen Naturheilpraxen angewandt, natürlich auch in meiner, aber der Trend ist rückläufig.

Schröpfen ist eines der ältesten Naturheilverfahren, das wir kennen. Bei Ausgrabungen in Mesopotamien hat man das Siegel eines Arztes und seines Sklaven aus der Zeit um 3300 v. Chr. gefunden. Auf diesem Siegel sind deutlich drei Schröpfköpfe abgebildet. Dies ist meines Wissens das älteste Dokument für die Therapie des Schröpfens.

Gerade in der Rheuma-Therapie ist aber das fachgerechte Schröpfen nach den Anweisungen der heiligen Hildegard neben dem Hildegard-Aderlaß eine Therapie, mit der bei relativ geringem Aufwand sehr vieles sehr schnell erreicht werden kann.

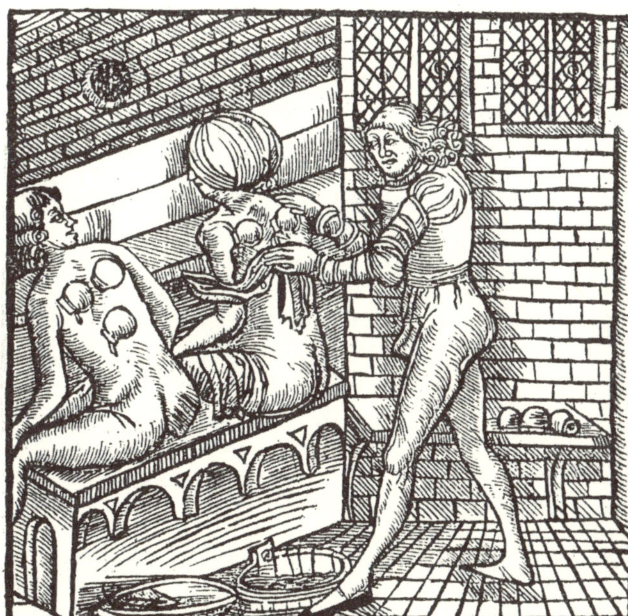

Abb. 17
Aufsetzen von Schröpfköpfen. Holzschnitt aus »Eyn nygge Kalender recht hollende«, Lübeck 1519

Während der allgemeinen Therapie kann man immer wieder positiv mit Schröpfen eingreifen, speziell dort, wo sich schmerzhafte Rheuma-Knoten gebildet haben. Man kann dort mit blutigem Schröpfen die Stauungen und Schlackenstoffe auf direktem Wege beseitigen und durch die dann einsetzende Heilungs-Reaktion eine bessere Durchblutung bzw. gute Regeneration des gesamten Gewebes erreichen.

An kleinen Gelenken, wo man keinen Schröpfkopf ansetzen kann, sollte man einen »Mini-Aderlaß« durchführen (s. »Mini-Aderlaß«, S. 206).

Die heilige Hildegard sagt zum Schröpfen:

»Wer sich schröpfen lassen will, muß dies nüchtern tun, weil dann das Blutwasser getrennt vom Blut ausfließt. Denn wenn der Mensch gefrühstückt hat, vermengt sich das Blut mit dem Blutwasser, und wenn er dann sich schröpfen lassen will, fließt das Blut mit dem Wasser aus.

Damit aber der Mensch am Herzen nicht geschwächt wird, soll er vor dem Schröpfen ein wenig Brot und Wein genießen.«

Also sollten die Patienten zum Schröpfen möglichst morgens in die Praxis kommen und erst kurz vorher einen Happen essen, eventuell etwas Dinkelbrot mit einem Schluck Herzwein. Das wäre ideal. Auf keinen Fall sollte man vor dem Schröpfen sehr viel essen und Kaffee oder Schwarztee zu sich nehmen, weil dies zu sehr aufwühlt. Wenn die Patienten aber nur tagsüber kommen können, sollten sie vorher mindestens 2 bis 3 Stunden nichts gegessen haben.

Weiter schreibt Hildegard dazu:

»Schröpfen ist zu jeder Zeit gut und nützlich, damit die schädlichen Säfte und Schleime, die sich im Menschen befinden, vermindert werden. Diese Schleime sitzen zum größten Teil zwischen Haut und Fleisch, und sind dem Menschen besonders nachteilig.

Das Schröpfen mehr für Jünglinge wie für Greise, weil die Jungen reicher an Saft sind wie die Alten. Auch paßt das Schröpfen mehr im Sommer wie im Winter, weil die Menschen im Sommer mehr frische Nahrung mit jungem, kräftigem Saft genießen wie im Winter.

Wer weiches und fettes Fleisch hat, kann sich in einem Monat zweimal Blut durch Schröpfen Blut entziehen lassen. Magere hingegen sollen dies, falls es notwendig erscheint, nur einmal im Monat tun.«

Schröpfen ist also zu jeder Zeit gut, aber für jüngere Leute geeigneter als für ältere und im Sommer besser als im Winter. Dicke können sich 2 × monatlich, Magere sollten sich aber nur 1 × monatlich schröpfen lassen.

»Wer an den Augen, den Ohren oder am ganzen Kopf Schmerzen hat, soll das Schröpfhorn oder den trockenen Schröpfkopf an der Grenze zwischen Hals und Rücken ansetzen.«

An anderer Stelle der »Ursachen und Behandlungen« schreibt Hildegard:

»Wessen Augen anfangen, durch schlechte Säfte trübe zu werden oder geschwürig sind oder bei wem das Fleisch um die Augen herum hervordrängt, soll hinter den Ohren und am Genick mit Schröpfhörnern oder Schröpfköpfen vorsichtig Blut entziehen lassen und dies 3 oder 4 × im Jahr tun, oder wenn er sich notgedrungen öfters schröpfen lassen will, so soll er um so weniger Blut fließen lassen, damit er nicht, wenn er über das Maß hinaus Blut entnommen hat, davon zu Schaden kommt.«

Also auch hier wieder die »Discretio« der heiligen Hildegard als oberstes Gebot befolgen. Außerdem erhalten wir die Information, daß bei Schmerzen an Augen, Ohren oder am ganzem Kopf am Übergang vom Hals zum Rücken, also im Genick, oder hinter den Ohren vorsichtig *blutig* geschröpft werden sollte, 3 bis 4 × pro Jahr.

Vorsicht!

Am Hals direkt darf nach den Regeln der Schröpfbehandlung *niemals trocken* geschröpft werden, weil es sonst zu Stauungen im Kopf kommen kann, die massive, teils sogar *lebensgefährliche* Reaktionen auslösen können!

Dies ist äußerst wichtig und sollte von jedem Therapeuten beachtet werden. Wenn man geschröpft wird, sollte man dem Behandler sagen, daß man in diesem Bereich wirklich nur blutig geschröpft werden möchte.

»Wer aber an der Brust leidet, muß das Schröpfhorn an den Schulterblättern ansetzen.«

Bei Brustschmerzen also zwischen den Schulterblättern trocken oder blutig schröpfen, je nach Zustand des Gewebes in diesem Bereich.

»Wer an Schmerzen in der Seite leidet, sollte das Horn an jedem Arm und da, wo die Hand aufhört, aufsetzen.«

Bei Seitenschmerzen an jedem Arm sowie am Übergang von Arm zu Hand (Gelenk-Bereich) am Handrücken schröpfen.

»Wenn er in den Schenkeln Schmerzen empfindet, soll er es an der Seite des Unterleibes ansetzen.«

»Wenn er an den Schamteilen gequält wird, wird zwischen Gesäß und Kniekehle, das heißt an den Oberschenkeln geschröpft.«

Also bei Schmerzen im Darmbein-Becken-Bereich und im Bereich der Ilio-sacral-Gelenke – wie es sehr oft beim Beckenschiefstand der Fall ist – je nach Gewebe trocken oder blutig schröpfen, zwischen dem Gesäß und der Kniekehle am hinteren Oberschenkel.

»An der Stelle aber, wo entweder der trockene Schröpfkopf oder das Schröpfhorn gesetzt wird, dürfen diese nicht öfters wie drei- oder viermal in einer und derselben Stunde, in der das Blut entzogen wird, gesetzt werden.

An den Waden dagegen wie auch an den Schienbeinen soll nicht oder nur ausnahmsweise geschröpft werden, weil dort mehr Blut vorhanden ist wie Säfte, es sei denn wegen großer, durch die Säfte bedingter Notwendigkeit. Man darf die Säfte nicht dorthin ziehen, weil der ganze Körper von den Beinen getragen wird.«

»Für die, welche sich so durch Schröpfen Säfte und Blut entziehen, ist es nicht nötig, daß sie sich vor der Helligkeit der Sonne oder des Feuers, wie auch vor der Aufnahme von Nahrung so sehr in acht nehmen, wie sie dies tun müßten, wenn sie zur Ader gelassen hätten. Vielmehr sollten sie sich durch die Nahrung wieder kräftigen, wie sie es vorher gewohnt waren, weil durch das Schröpfen die Gefäße, die das Leben des Menschen in sich tragen und den Zusammenhang der Glieder bewirken, nicht angeschnitten sind. Wird nämlich ein Gefäß angeschnitten, so fühlen alle anderen diesen Einschnitt mit und leiden mit darunter.«

Eine besondere Diät ist nach dem Schröpfen also *nicht* einzuhalten, im Gegensatz zum Aderlaß.

»Vom Podagra«

»Ein Mensch, der in seinen Schenkeln und Füßen das Podagra fühlt und darunter leidet, soll, falls das Leiden noch frisch ist, möglichst viel Hörner und Schröpfköpfe rings herum auf seine Beine setzen in der Weise, daß er ohne Verletzung der Haut am Knöchel beginnt, damit sie die Säfte an sich ziehen, sie dann an dieser Stelle entfernen und höher herauf ansetzen, damit sie wiederum die tiefer unten sitzenden Säfte an sich ziehen. So fahre er fort, ohne die Haut anzuschneiden oder zu verletzen, bis er zum Gesäß herauf gelangt ist.

Hat er das Gesäß erreicht, so wickle er sich oben, um den oberen Teil des Knies eine Binde, damit die Säfte, die er mit den Schröpfköpfen bis dahin zusammengezogen hatte, nicht wieder hinuntersteigen, und lasse dann sofort da, wo Rücken und Gesäß aneinandergrenzen, mit Hörnern oder Schröpfköpfen durch Anritzen der Haut das Blut und die schlechten Säfte heraus.

So soll er vorgehen, und der Schmerz des Podagra wird verschwinden.«

Hier wird von der heiligen Hildegard also ein akuter Gichtanfall und seine Therapie beschrieben. Demnach soll man an den Knöcheln rund um die Beine mit dem Schröpfen beginnen und überall, wo es das Gewebe erlaubt, Schröpfköpfe aufzusetzen, trocken langsam bis hoch zum Gesäß schröpfen. Das Bein wird dabei mit einer elastischen Binde unterhalb der Schröpfstellen relativ stramm gewickelt, und anschließend wird hinten an der Gesäßfalte blutig geschröpft.

Damit werden dann im Bereich des blutigen Schröpfens alle Verunreinigungen, die man durch das Trockenschröpfen von unten langsam heraufgezogen hat, regelrecht abgeschöpft, gemäß dem Wort von Paracelsus: »Wenn Du eine Krankheit hast, so mache ein Loch und lasse die Krankheit heraus!«

Man kann die innere Körperreinigung durch das Schröpfen noch durch Einnahme eines Pulvers verstärken. Die heilige Hildegard schreibt dazu:

»Nimm Bertram, den dritten Teil seines Gewichts Ingwer und etwas Pfeffer, stoße dies zu Pulver, genieße davon nüchtern und trinke Wein hinterher.«

Rezept

Bertram-Pulver	6 Teile
Ingwer-Pulver	2 Teile
Pfeffer-Pulver	1 Teil

Von diesem Pulver morgens nüchtern und eventuell noch kurz vor jedem Essen 1 Tafelmesserspitze voll nehmen und hinterher einen Schluck Wein trinken.

Dies muß wohl nicht unbedingt gemacht werden, bringt aber den Körper nach der Schröpf-Behandlung wieder in ein gewisses Gleichgewicht, wenn man nach einer blutigen Schröpfung als Patient doch etwas mitgenommen ist.

Das Anritzen der Haut beim blutigen Schröpfen

Natürlich müssen die Stellen, wo blutig geschröpft wird, vorher sehr sorgfältig gereinigt werden. Erst grob mit einem Alkohol-Tupfer, dann mit einem Kodan-Spray (ohne Treibmittel), und schließlich – um die Kristalle des Sprays noch zu entfernen – nochmals mit einem Alkohol-Tupfer darübergehen. Erst dann darf man in der Praxis nach heutigen Hygiene-Gesetzen die Haut anritzen.

Früher nahm man dafür einen Schnepper mit einigen auswechselbaren Messern, den man auf die Haut aufsetzte und damit die nötigen Ritze in die Haut machte. Dabei kann man die Schnitt-Tiefe genau einstellen und auch durch eine Verminderung oder Vermehrung der eingesetzten Messer die Größe des zu schröpfenden Areals bestimmen.

In der Praxis ist dieses Gerät aber zu umständlich und zu zeitraubend. Man muß nach jeder Behandlung die Messer auswechseln und neue, sterile Messer einsetzen. Die gebrauchten Messer müssen gereinigt und im Sterilisator wieder keimfrei gemacht werden.

Ich selbst verwende entweder das Baunscheidt-Gerät mit ca. 30 Nadeln. Die Nadeln werden auf die Haut geschnellt, und mit der Stärke dieses Schnellens kann die Tiefe der Nadelung bestimmt werden. Außerdem kann man am Apparat auch eine gewisse Maximal-Tiefe einstellen. Die Nadelköpfe sind steril verpackt einzeln als Einweg-Material erhältlich, sodaß Sterilität gewährleistet ist. Auch die Arbeit des Auswechselns bleibt in Grenzen, und der Praxisablauf wird dadurch nicht unnötig gestört.

Als weitere Alternative kann man einzeln steril verpackte Blut-Lanzetten benutzen. Mit etwas Übung hat man sehr schnell die Technik heraus. Dies ist an und für sich die sauberste und unproblematischste Lösung.

Das Baunscheidt-Gerät, der »Lebenswecker«, eignet sich eher für dünne Haut und magere Leute, bei denen nicht sehr viel Blut entzogen werden muß. Wenn mehr Masse an den blutig zu schröpfenden Stellen sitzt, sollte man sich für die Blut-Lanzetten entscheiden. Der »Lebenswecker« ist die elegantere Lösung und ist auch weniger schmerzhaft wie die Blut-Lanzette. Der Patient spürt dabei nur einen kleinen Schlag, dagegen ist die Lanzette schon etwas mehr zu fühlen.

Sowohl bei dem alten Schnepper als auch bei den Blut-Lanzetten muß auf die Verlaufs-Richtung der unter der Haut liegenden Muskeln geachtet werden. Wenn man *mit* dem Verlauf einritzt, verheilen die kleinen Wunden ohne irgendwelche Probleme und ohne Narben zu hinterlassen. Ritzt man dagegen *quer* zu den Fasern ein, gibt es später sichtbare Narben und es kann durch diese Narben auch wieder zu Störungen kommen, die nach den Gesetzen der Neural-Therapie später wieder entstört werden müssen.

Auch auf den Verlauf der Meridiane der Akupunktur müßte man achten. Niemals quer zu den Meridianen anritzen. Da die Meridiane aber auch meist im Muskelverlauf liegen, brauchen wir uns hierfür keine Spezial-Kenntnisse aneignen. Wenn man immer den Muskelverlauf berücksichtigt, liegt man genau richtig.

Bei dem »Lebenswecker« mit seinem Nadelkissen ist dieser Punkt zu vernachlässigen, weil hier nur punktförmige Einstiche entstehen, die keinerlei Fascien durchtrennen und somit auch keine Narben-Störungen hervorrufen können.

Die Technik des Schröpfens

Zum Schröpfen kann man die einfachen Schröpf-Gläser verwenden, die auch ich anfangs in der Praxis verwendet habe. Sie werden mit einem brennenden Fidibus oder mit der Flamme eines Gas-Feuerzeugs innen erwärmt, sodaß der Sauerstoff verbrennt und die Luft sich ausdehnt. Dann muß man sie schnell aufsetzen. Man kann auch etwas Watte hineingeben, anzünden und sofort aufsetzen. Dabei ist allerdings sehr darauf zu achten, daß man die Haut des Patienten nicht verbrennt.

Durch die Abkühlung der durch die Erwärmung ausgedehnten Luft entsteht, wenn solch ein Glas auf der Haut sitzt, ein Unterdruck und es kommt unter dem Glas zu einem Ansaugen der Haut in das Glas hinein. Beim blutigen Schröpfen wird dann an den angeritzten Stellen dickes, stark verunreinigtes Blut austreten, das auch relativ schnell verklumpt und gerinnt.

Zu Hildegards Zeiten verwendete man auch schon Gläser, aber nur selten. Meist wurden ausgehöhlte Hörner von Kühen oder Ziegen angesetzt. Sie waren an der weiten Seite flach abgeschnitten und an den Rändern schön poliert. Auch das spitze Ende war abgeschnitten, sodaß ein kleines Loch entstand. Man setzte dieses Horn auf die betreffende Stelle, die man schröpfen wollte, und zog mit dem Mund die Luft heraus, sodaß auch hier ein Vakuum entstand. Bei der blutigen Schröpfung wurde dabei die natürliche Rundung des Horns nach unten genommen, sodaß sich dort das Blut sammeln konnte, ohne daß man es beim Luftabsaugen in den Mund bekam. Wenn man solch ein Horn etwas länger an einer Stelle lassen wollte, verstopfte man das Loch mit irgendeinem abdichtendem Gegenstand oder hielt ganz einfach einige Zeit den Finger darauf.

Seit einigen Jahren verwende ich in der Praxis ein Vakuum-Gerät für das Schröpfen mit entsprechenden Glasköpfen, die oben ein Ventil haben. Das Prinzip dieses Geräts entspricht dem der Hörner in alter Zeit: Es wird die Luft abgesaugt. Das hat verschiedene Vorteile:

1. Man kann dem Patienten nicht aus Versehen eine Brandverletzung zufügen, wie mit Fidibus oder der brennenden Watte möglich. Auch durch Erhitzung mit einem Feuerzeug kann der Glasrand manchmal noch so heiß sein, daß es zu leichten Brandwunden kommt.
2. Kann man die Stärke der Schröpfung, das heißt das Vakuum unter dem Glas-Schröpfkopf, genau regulieren bzw. nachregulieren, wie es gerade benötigt wird, ohne das Glas abnehmen zu müssen.
3. In der jüngster Zeit werden von den Firmen für Praxisbedarf Hautheftpflaster in Form eines Faltenbalgs, das mit einem Klebeband versehen ist, zum Trockenschröpfen angeboten. Diese werden zusammengedrückt, damit die Luft entweichen kann, auf die zu schröpfende Stelle aufgebracht und festgeklebt. Dadurch entsteht unterhalb ein Vakuum bzw. ein gewisser Unterdruck, der (fast) denselben Effekt hat wie ein Schröpfkopf.

Dieses Pflaster kann man – außer im Fall einer allergischen Hautreaktion – auch unter der Kleidung einige Tage tragen. Man kann auch einen mit einem Medikament getränkten Wattebausch oder ein Stück Verbandsmull darunter legen oder eine gewisse Saugwirkung auf eine offene Hautstelle damit ausüben. Da das Pflaster steril verpackt ist und nur einmal verwendet wird, besteht auch keine Infektions-Gefahr. Diese Art des Trockenschröpfens ist relativ neu. Langzeit-Erfahrungen gibt es damit noch nicht, aber in einigen Fällen, wo es angebracht erscheint, über einige Zeit einen gewissen Unterdruck auszuüben, sollte man es durchaus versuchen.

4. Als Salbe für die Schröpf-Therapie hat sich die hildegardische »Veilchensalbe« bestens bewährt. Man kann sie bei der trockenen Schröpfung als Haut-Vorbereitung verwenden, aber auch *nach* der blutigen Schröpf-Behandlung zusammen mit einer kleinen Mullauflage als Verband auf die Wunden geben. Zusammen mit dem eben erwähnten Schröpf-Pflaster ist sie nicht zu verwenden, da sonst das Pflaster nicht auf der Haut abschließt und der Unterdruck langsam entweicht.

Zusammenfassung der hildegardischen Schröpfstellen

Augen-, Ohren- und Kopfschmerzen:
Blutig schröpfen an der Grenze zwischen Hals und Nacken (Genick).

Augentrübung durch schlechte Säfte, »geschwürige« Augen oder wenn »das Fleisch um Augen herum anschwillt«:
Leicht blutig hinter den Ohren und am Genick schröpfen, 3–4 × jährlich oder wenn nötig auch öfter.

Bei allen Brustleiden:
Schröpfen zwischen den Schulter-Blättern, blutig oder trocken, je nach Zustand des Gewebes.

Schmerzen in der Seite:
An jedem Arm und am Handrücken im Gelenk-Bereich blutig oder trocken schröpfen, je nach Zustand des Gewebes.

Schenkelschmerz:
An den Seiten des Unterleibs blutig oder trocken schröpfen, je nach Zustand des Gewebes.

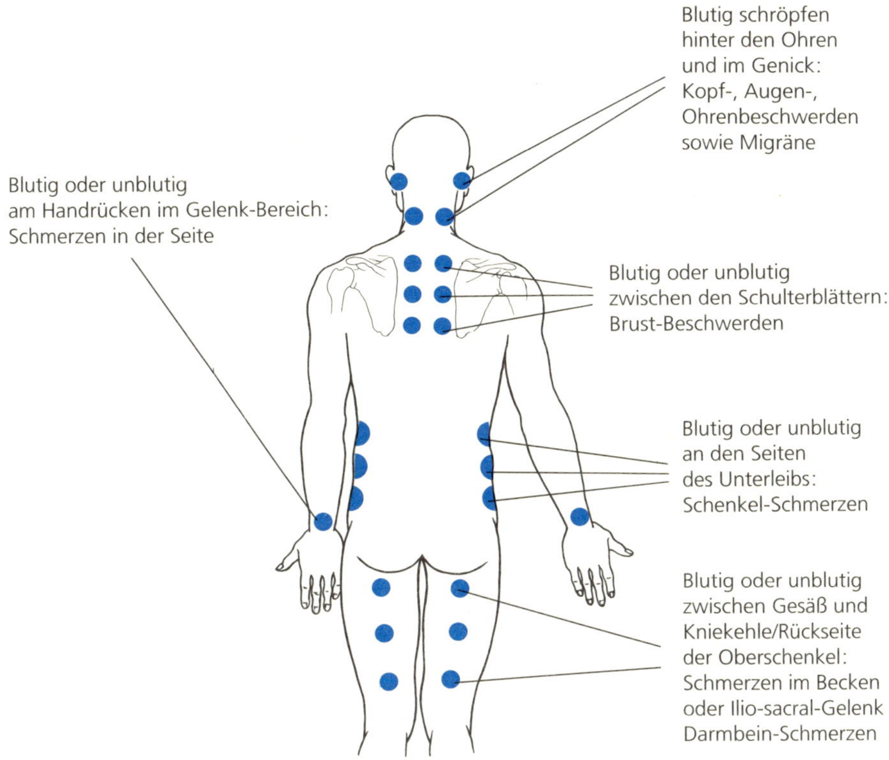

Abb. 18
Schröpfstellen nach der heiligen Hildegard von Bingen

Darmbein-Schmerzen, Schmerzen im Ilio-sacral-Gelenk, Schmerzen durch einen Beckenschiefstand:
Schröpfen am hinteren Oberschenkel zwischen Gesäß und Kniekehle (in der Kniekehle selbst aber *nicht* schröpfen!), blutig oder trocken, je nach Zustand des Gewebes.

Podagra (Gicht):
Schröpfung an der Rückseite des Beins. Rund um das in Mitleidenschaft gezogene Bein trocken schröpfen, am Großzehen-Grundgelenk und an den Knöcheln beginnend, langsam nach oben gehend bis zum Gesäß. Die weiche Kniekehle muß beim Schröpfen nach oben ausgespart werden, dort darf *nicht* geschröpft werden!

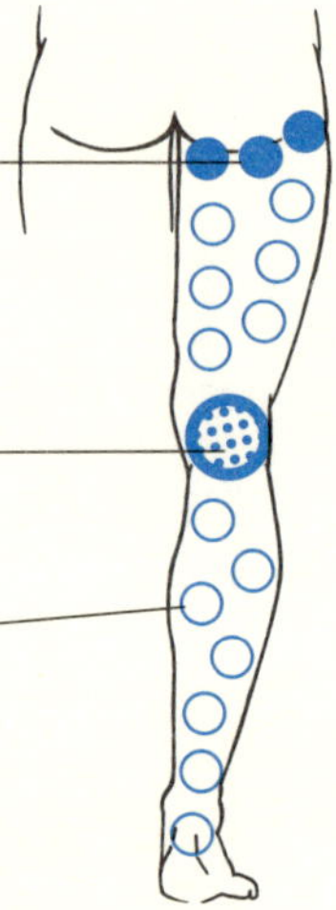

Abb. 19
Schröpfen bei Podagra (Gicht)

Dann das trocken geschröpfte Bein von unten nach oben mit einer elastischen Binde stramm wickeln, wobei die letzten zwei bis drei Schröpfköpfe noch während des Wickelns am Oberschenkel sitzen bleiben.

Nach dieser Wicklung dann die Schröpfköpfe abnehmen und blutig dort schröpfen, wo Oberschenkel und Gesäß aneinander kommen, also an der hinteren Glutaeal-Falte.

Schröpfen bei Nieren-Erkrankungen mit Rückenschmerzen:
Mit Schröpfen kann man auch die Nieren, die ja stark von der Psyche abhängen, enorm entlasten. Die psychischen Zusammenhänge werden durch das Sprichwort »Es geht ihm (oder ihr) an die Nieren!« ausgedrückt.

Es kommt in der Praxis sehr oft vor, daß Patienten nach einem schweren Schicksalsschlag ganz plötzlich starke Rückenschmerzen bekommen, und bei einer Untersuchung kann man am Rücken nur relativ wenig feststellen. Diese Patienten haben zwar meist immer wieder einmal leichte Rückenschmerzen gehabt, aber nie so stark wie jetzt.

Wenn man dann die typischen Nieren-Gelosen oberhalb der Lendenwirbelsäule (rechts und links, wo die unteren Rippen an der Wirbelsäule ansetzen) zusammen mit den Nieren-Organ-Nebenzonen im Halswirbel-Schulter-Bereich

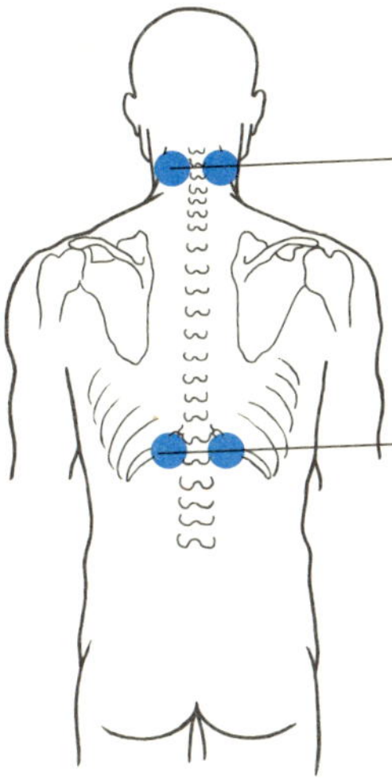

Abb. 20
Schröpfzonen der Nieren bei Rückenschmerzen mit Bezug zu den Nieren, bei Nieren-Erkrankungen und auch, wenn jemandem »etwas an die Nieren geht«

stark verspannt und aufgequollen findet, weiß man, daß die Nieren die Ursache der Rückenschmerzen sein müssen. Auch die Hypertonie-Zonen im Kreuzbein-Bereich sind dann meist sehr stark versulzt, und der Blutdruck ist höher als sonst.

Oft findet man dann auch Hinweise im Urin und an den verschiedenen Reflexzonen und Reaktionspunkten.

Hier muß eine gezielte Nieren-Therapie beginnen, aber parallel dazu muß der Patient unbedingt wieder psychisch aufgebaut werden, sonst sind die anderen Therapien wirkungslos. Erst wenn die psychische Verarbeitung des Schicksalsschlags gelingt, können die Therapien anschlagen. Wir müssen also auch hier an die Ursache gehen. Eine Behandlung der Symptome ist zwecklos.

Neben den psychisch wirksamen Therapien der Hildegard-Heilkunde müssen unbedingt die genannten Zonen geschröpft werden, blutig oder unblutig, je nach Zustand des Gewebes, wobei die Nieren-Gelosen im Halsbereich unbedingt blutig zu schröpfen sind.

Schmerzen am Körper allgemein:
Dort blutig schröpfen, wo der Hauptschmerz sitzt, also eine sogenannte »locus dolendi-Behandlung« durchführen, am »Ort des Schmerzes«.

Wichtiges, Allgemeines zum Schröpfen:
Trockenschröpfen darf an ein und derselben Stelle nur 3–4 × pro Stunde erfolgen, man kann aber in der unmittelbaren Nachbarschaft der ersten Schröpfstelle sofort weitermachen. Waden- und Schienbeine sollten nur in Ausnahmefällen geschröpft werden!

Im Nackenbereich darf *nur blutig* geschröpft werden, weil es sonst bei einer trockenen Schröpfung in diesem Bereich zu einem Stau im Kopf kommen kann, der den Patienten in akute *Lebensgefahr* bringen kann, speziell Patienten mit erhöhtem Blutdruck.

Hat man die Wahl zwischen blutig und trocken Schröpfen, entscheidet der Zustand des Gewebes im zu schröpfenden Bereich:

Ist das Gewebe schlaff und weich, ist eine trockene Schröpfung mit einem kleinen Schröpfkopf erforderlich. Dadurch wird in diesem Bereich massiv Blut aus den umliegenden Geweben zusammengezogen, es strafft sich und kann sich wieder regenerieren.

Ist die Partie aber fest und verspannt, und befinden sich an den zu schröpfenden Stellen fühlbare, gallertartige Ablagerungen, wird blutig geschröpft. Dann kommen durch das blutige Schröpfen die dort angestauten Verunreinigungen auf direktem Wege heraus, und die Partie kann wieder normal durchblutet bzw. regeneriert werden.

Wenn man das blutige Schröpfen meiden möchte, kann zur Not auch das schlaffe Gewebe neben diesen Gallert-Zonen unblutig geschröpft werden, um damit eine massive Anregung, einen Abbau der Schlackenstoffe und eine Ausscheidung über die Nieren erreichen. Aber eine blutige Schröpfung direkt an der betroffenen Stelle bringt in der Regel sehr viel mehr.

Zur Kennzeichnung der Schröpfstellen fertigt der Behandelnde eine Karteikarte an, auf der die geschröpften Segmente mit unterschiedlichen Farben für trockene oder blutige Schröpfung eingezeichnet werden. So weiß man bei der nächsten Behandlung mit einem Blick, wo wie geschröpft wurde.

Schlußbemerkung

Oftmals gibt es große Zweifler, die an diesen und ähnlichen naturheilkundlichen Therapien nichts finden können oder sie auch von vornherein ablehnen, weil dies alles nicht »wissenschaftlich beweisbar sei«. Deshalb könne eine solche Therapie nichts bringen. Wenn dieser Einwurf in Diskussionen über Naturheilkunde oder zur Hildegard-Heilkunde kommt, gebe ich meist das kleine Geschichtchen von der Hummel zum besten:

Die Hummel dürfte eigentlich nach den heute bekannten Gesetzen der Aero-Dynamik gar nicht fliegen können, da sie einen viel zu großen und plumpen Körper hat, viel zu kurze Flügel und eine viel zu geringe Flügel-Frequenz.

Gott sei Dank weiß dies die Hummel alles nicht, und sie fliegt trotzdem!

Anhang

Quellenverzeichnis

Hildegard von Bingen: Heilmittel; Ursachen und Behandlungen der Krankheiten; Scivias – Wisse die Wege; Liber vitae meritorum – Das Buch der Lebensverdienste

Literatur

Hertzka, Gottfried: Kleine Hildegard-Apotheke; So heilt Gott; Das Wunder der Hildegard-Medizin

Hertzka/Strehlow: Große Hildegard-Apotheke; Küchengeheimnisse der Hildegard-Medizin

Bischko, Johannes: Einführung in die Akupunktur

Gronau, Eduard: Hildegard von Bingen

Madaus: Lehrbuch der biologischen Heilmittel, 3 Bände

Basler Hildegard-Gesellschaft: Hl. Hildegard – Dinkel-Kochbuch

Pschyrembel: Klinisches Wörterbuch

Reckeweg: Die Homotoxikologie

Strickerschmidt, Hildegard: Heilung an Leib und Seele

Thorwald, Jürgen: Macht und Geheimnis der frühen Ärzte

Pukownik, Peter: Hl. Hildegard – Heilfasten

Vorträge von Dr. Hallermann, Dr. Gottfried Hertzka, P. Willigis Jäger OSB, Hp Volker Müller, Prof. Dr. Mommsen, Sr. Rosemarie Müller, Hp Ferdinand Salzgeber, Hp Norbert Seidel, Dr. Wighard Strehlow, Prof. Dr. Weuffen und v. a. m.

Eigene Erfahrungen in der Praxis mit Patienten und Erfahrungen mit Therapie- und Meditations-Gruppen.

Zeitschriften der drei Hildegard-Vereine:

1. »Hildegard-Heilkunde«, Mitteilungsblatt des »Förderkreises Hildegard von Bingen e.V.«, Nestgasse 2, 78464 Konstanz, Tel. 0 75 31/3 14 87

2. »Hildegard-Zeitschrift«, Mitteilungsblatt der »Internationalen Gesellschaft Hildegard von Bingen«, CH–6390 Engelberg
Hildegard-Vertrieb AG, Aeschenvorstadt 24, Postfach 164, CH–4010 Basel, Tel. 00 41/61/2 72 24 79

3. »St. Hildegard-Kurier«, Mitteilungsblatt des »Bundes der Freunde Hildegards e.V.«, A–5084 Grossgmain bei Salzburg

Adressen

Einige Kontakt-Adressen für Rheumatiker (ohne Gewähr):

Deutsche Rheuma-Liga, Bundesverband e.V., Rheinallee 69, 53173 Bonn, Tel. 0228/355425

Kontakt-Adresse für Morbus Bechterew-Erkrankte: Deutsche Vereinigung Morbus Bechterew e.V., Metzgergasse 16, 97421 Schweinfurt, Tel. 09721/222033

Kontakt-Adresse für Lupus-Erythematodes-Erkrankte: Lupus-Erythematodes-Selbsthilfegemeinschaft e.V., Göllenkamp 3, 44357 Dortmund, Tel. 0231/370286

Bundesarbeitskreis Eltern rheumakranker Kinder, Sekretariat und Beratungsstelle: Gehfeldstraße 24 (Rheumakinderklinik), 82467 Garmisch-Partenkirchen, Tel. 08821/59944

Selbsthilfegruppe Sklerodermie in Deutschland e.V., Ringstraße 12, 61169 Friedberg/Hessen, Tel. 06031/2480

Regelmäßige Fastenkurse mit Meditation nach der hl. Hildegard von Bingen finden in Würzburg im Haus St. Benedikt statt. Auskunft und Anmeldung: Haus St. Benedikt, Benediktstr. 3, 97072 Würzburg

Einige Bezugs-Adressen von Hildegard-Mitteln (unvollständig):

Deutschland:

Geiselrieder Lädele, Rosenweg 2, 87616 Marktoberdorf-Geiselried, Tel. 08342/2115

Jura-Naturheilmittel, Nestgasse 2, 78464 Konstanz, Tel. 07531/31487

Max-Emmanuel-Apotheke, Lydia Meinhold, Belgradstraße 21, 80796 München, Tel. 089/3087895

Schloß-Apotheke, 83229 Aschau/Chiemgau, Tel. 08052/316

Zähringer Apotheke, Zähringerplatz 17, 78464 Konstanz, Tel. 07531/62317

Österreich:

Sankt Hildegard Posch Ges.m.b.H., Am Weinberg 23, A–4880 St. Georgen, Tel. 07667/361

Schweiz:

Hildegard-Vertriebs AG, Aeschenvorstadt 24, Postfach 164, CH–4010 Basel, Tel. 0041/61/2722479

Koch & Cie, Walter Koch, (Dinkel-Produkte) Handels- und Kundenmühle, CH–8272 Ermatingen, Tel. 07264/1666

Stichwortregister

Liebe Leserin,
lieber Leser!

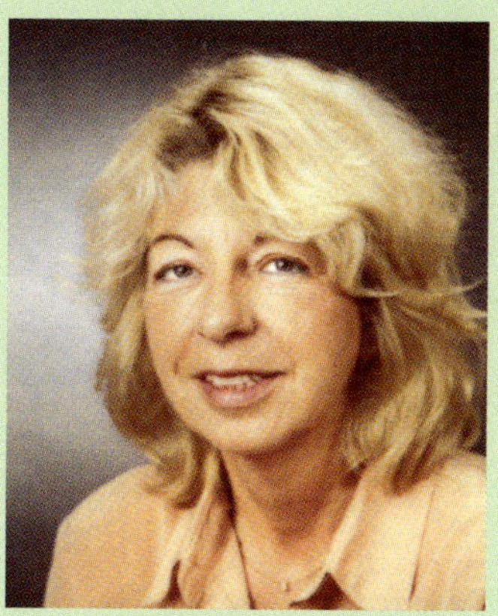

Fast in jedem Haushalt werden Knöpfe gesammelt, die meist unbeachtet in einer Schachtel schlummern. Doch wenn wir uns erinnern, wer hat als Kind nicht mit Knöpfen gespielt und ist dabei auf die tollsten Ideen gekommen? Aus den bunten, großen und kleinen Knöpfen werden plötzlich lustige Geschenke, hübsche Dekorationen oder spannende Spielsachen, die selbst die Kleinsten schon anfertigen können. Bei jeder Anleitung haben wir pfiffige Piktogramme eingefügt, die zeigen, ob das Modell einfach ☼, mittelschwer ☼☼ oder etwas schwieriger ☼☼☼ zu basteln ist. Und mit einem Blick lässt sich erkennen, ob die Kinder allein oder mit etwas Hilfe ans Werk gehen können.
Sie werden sehen, Knöpfe sind nicht nur zum Nähen da!

Viel Spaß beim Basteln mit Knöpfen!

Ihre

Irmgard Lang

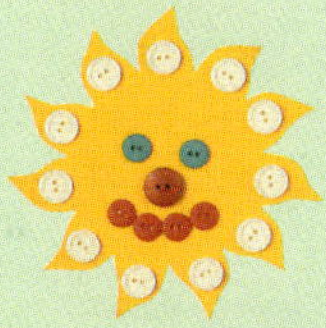

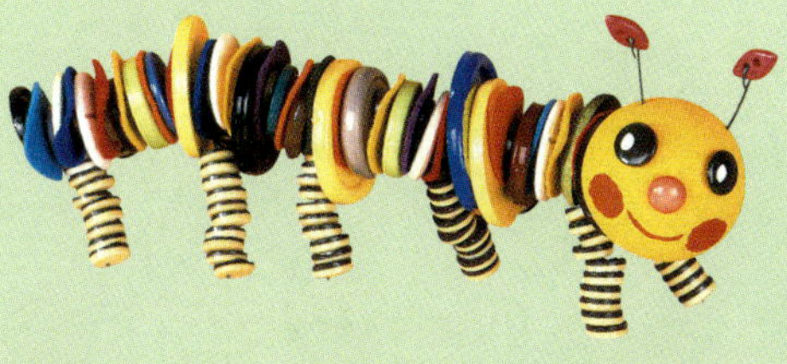

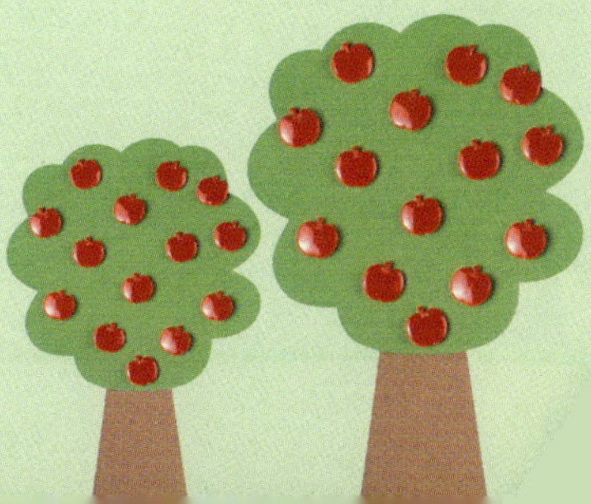

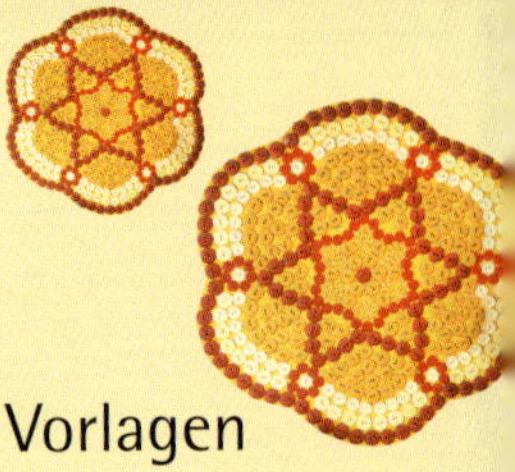

Inhaltsverzeichnis

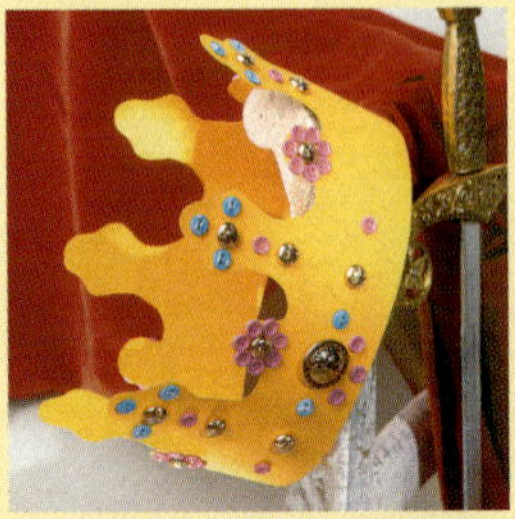

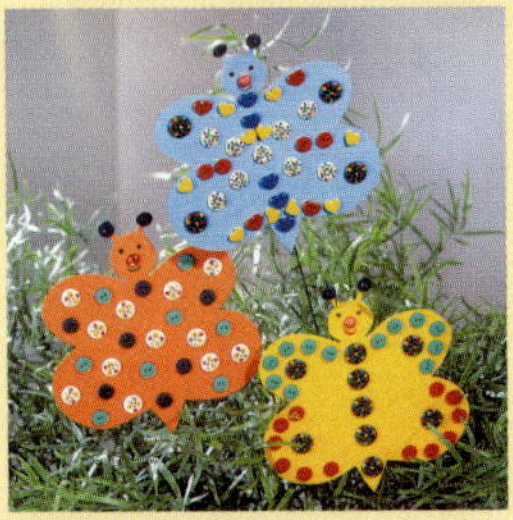

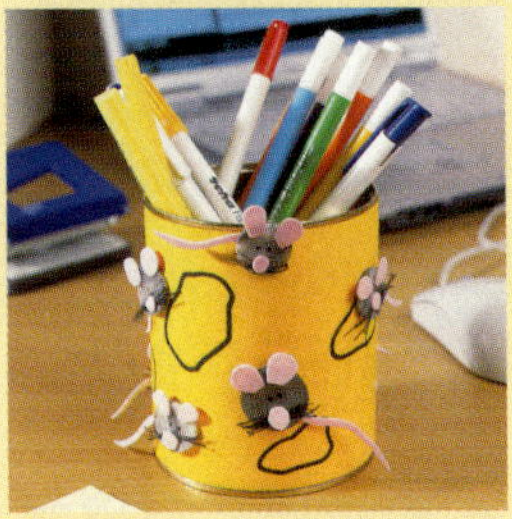

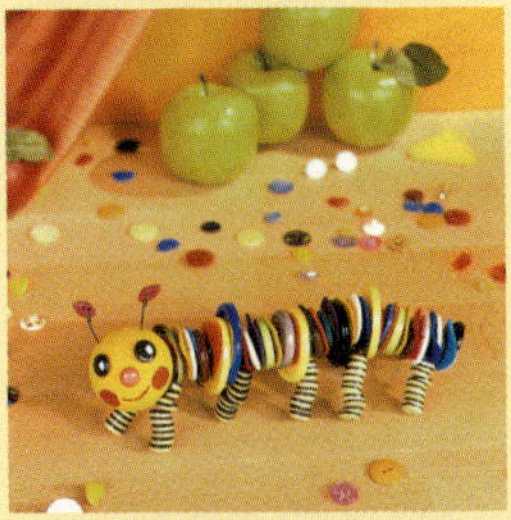

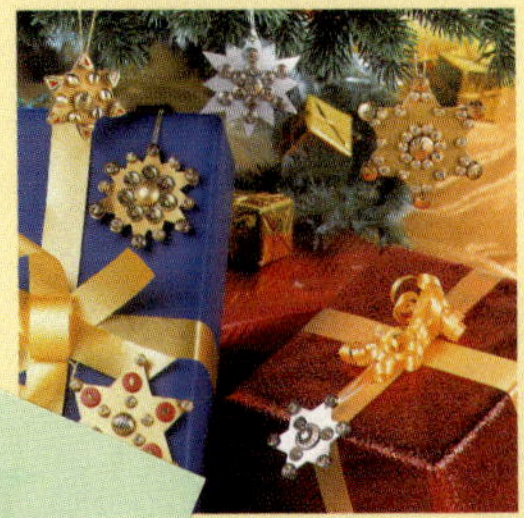

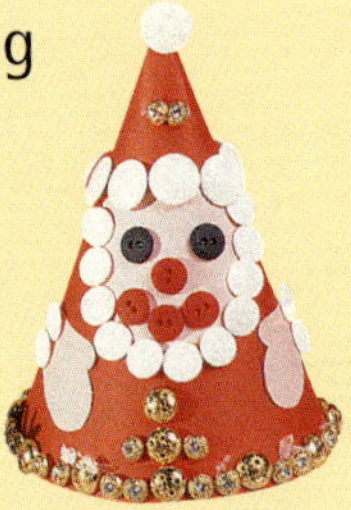

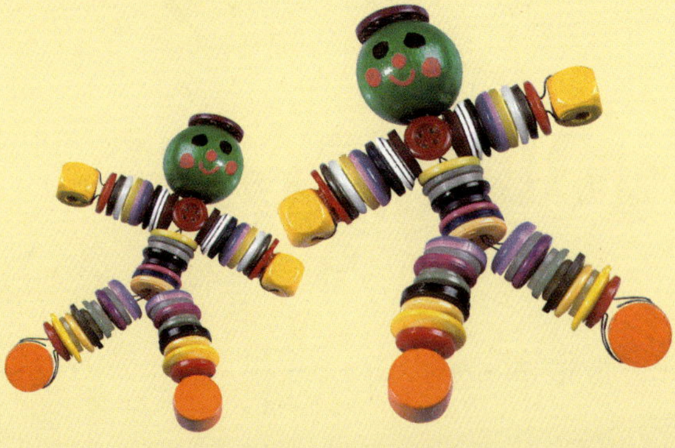

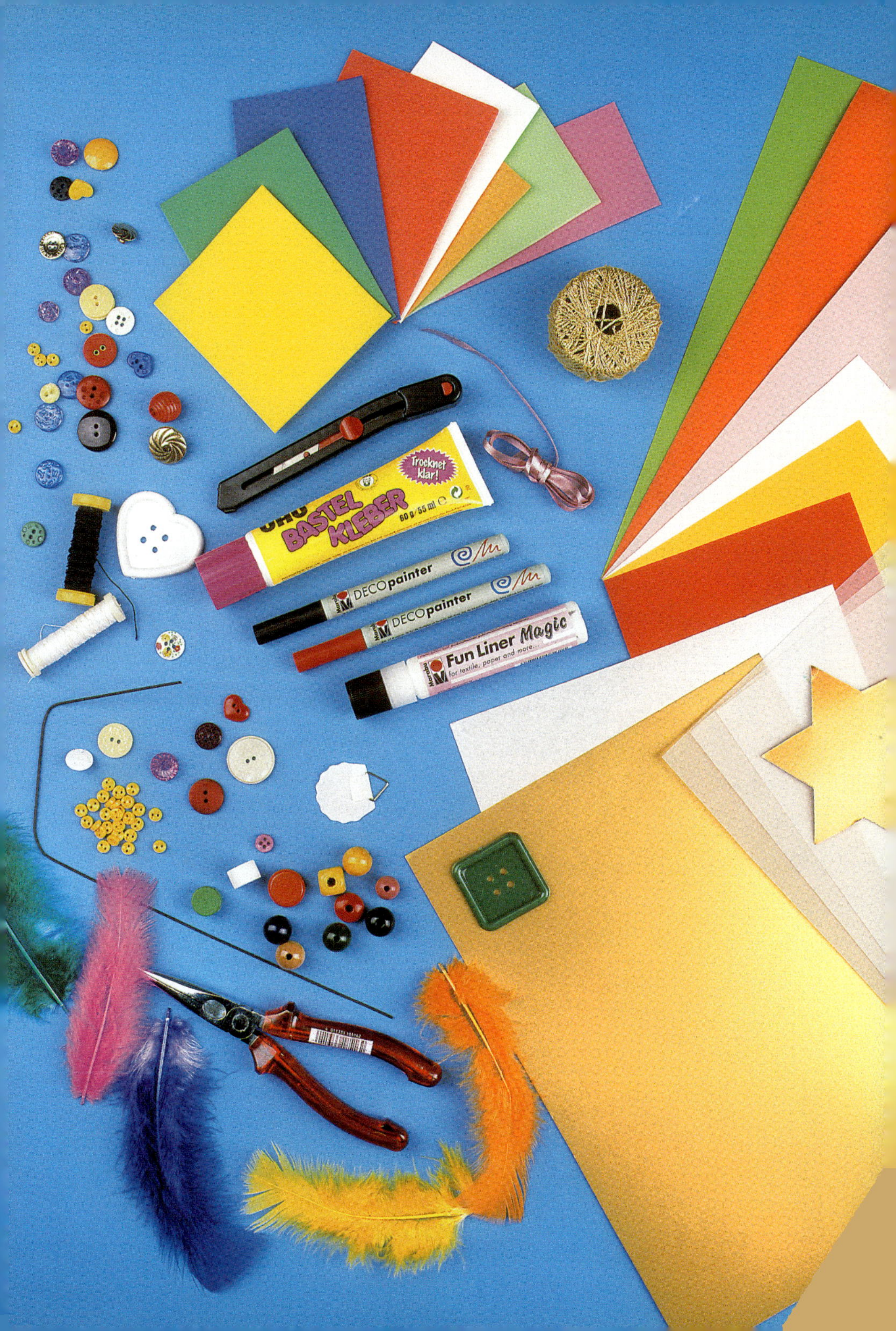
BASTEL KLEBER
Trocknet klar!
60 g/55 ml
DECOpainter
DECOpainter
Fun Liner Magic
for textile, paper and more...

Übertragen von Vorlagen

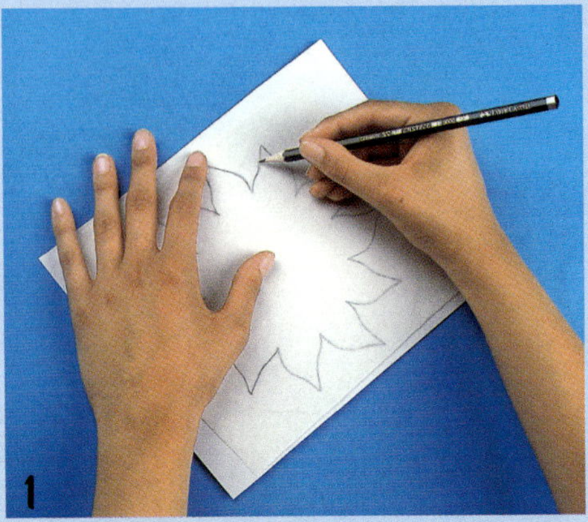

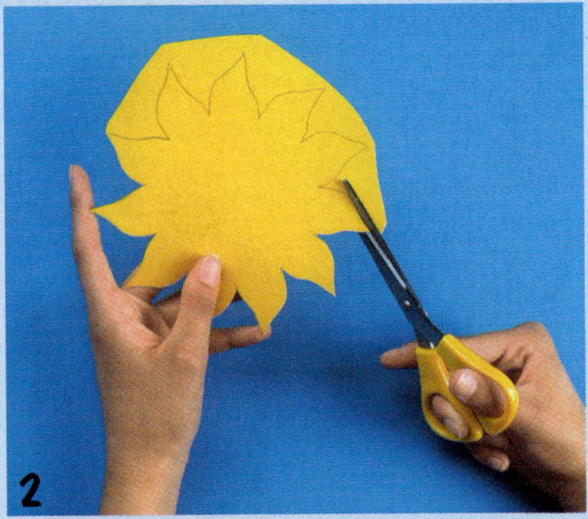

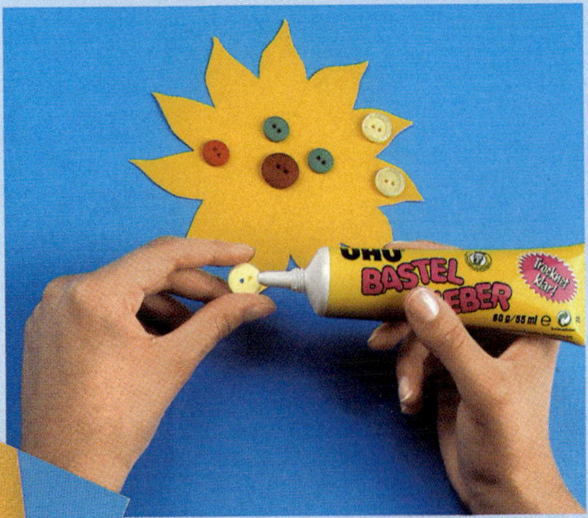

Grundmaterial

- *Transparentpapier*
- *entsprechende Untergründe (z. B. Fotokarton, Tonpapier usw.)*
- *Bleistift*
- *Schere*

1. Zuerst das Transparentpapier auf das gewünschte Motiv des Vorlagenbogens legen und alle Linien mit Bleistift nachfahren. Das Transparentpapier wenden und auf den Fotokarton oder anderen Untergrund platzieren. Mit Bleistift die durchscheinenden Linien auf dem Transparentpapier nachfahren. Das Motiv ist nun auf dem Fotokarton abgebildet.

2. Das Motiv mit der Schere aus dem Karton ausschneiden. Wird ein Motiv mehrfach benötigt, empfiehlt es sich, eine Schablone anzufertigen. Dazu das Motiv auf Transparentpapier, dann auf ein Stück stabilen Karton übertragen und ausschneiden. Die Schablone auf den entsprechenden Untergrund legen, mit Bleistift umranden und das Motiv dann ausschneiden.

3. Danach wird mit dem Aufkleben der Knöpfe je nach Motiv von der Mitte zum Rand oder von oben nach unten begonnen. In den einzelnen Modellanleitungen wird jeweils darauf hingewiesen. Beim Bekleben darauf achten, nicht zu viel Kleber zu verwenden.

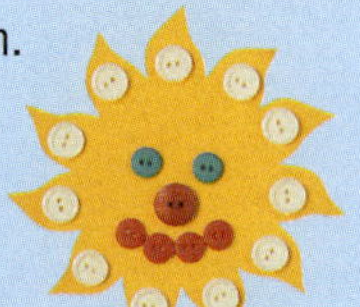

Drahtfiguren mit Knöpfen

Grundmaterial

- *Basteldraht, Ø 1 mm*
- *Zange*
- *Knöpfe in unterschiedlichen Größen und Farben*
- *Alleskleber*

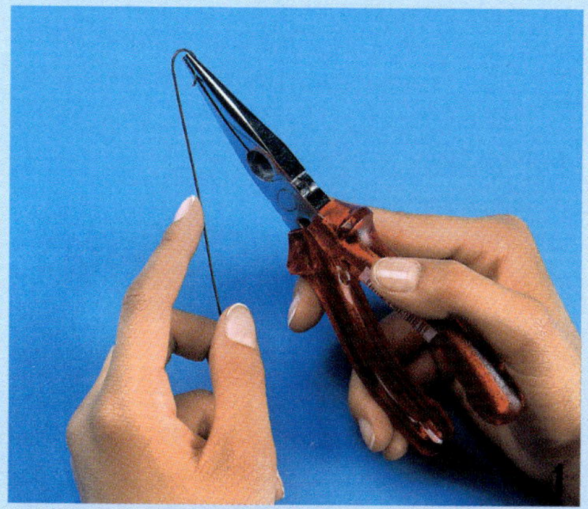

1. Den Basteldraht in gewünschter Länge mit der Zange abzwicken. Um die aufgefädelten Knöpfe auf dem Draht zu sichern, ein Ende des Drahtes mit der Zange umbiegen. Oder den Draht doppelt nehmen und die Knöpfe durch beide Knopflöcher auffädeln. Der Draht sollte keinen stärkeren Durchmesser als 1 mm haben, da er sich sonst evtl. nicht mehr durch die Knopflöcher fädeln lässt.

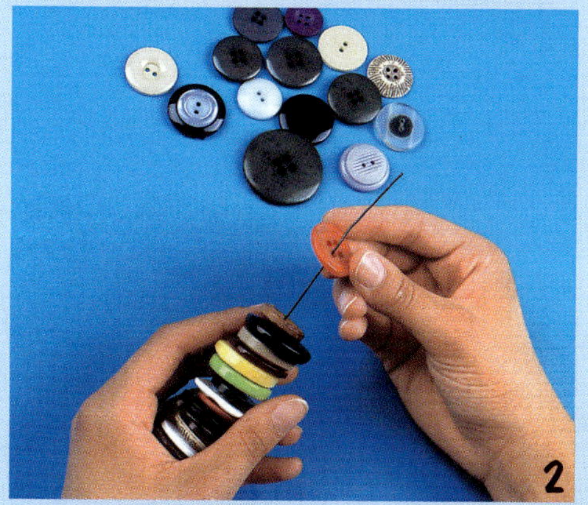

2. Die Knöpfe auf den Draht fädeln, bis die gewünschte Länge erreicht ist, jedoch nicht zu straff arbeiten. Zwischen den Knöpfen lassen sich weitere Körperteile, wie z. B. Beine, befestigen. Diese werden ebenfalls auf Draht aufgezogen, dann um den Körper-Draht gedrillt und mit Hilfe der Zange fixiert.

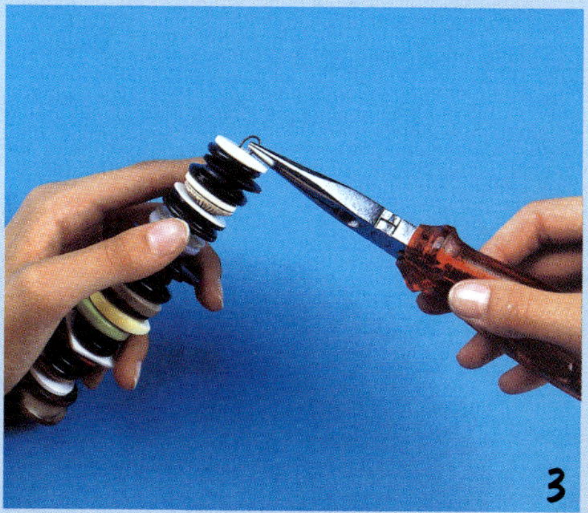

3. Das Drahtende mit der Spitzzange umbiegen, bei Knöpfen mit zwei Löchern durch das zweite Knopfloch zurück in den letzten Knopf stecken, ggf. mit dem Körperdraht verdrillen oder mit etwas Alleskleber fixieren. Wurde der Draht doppelt genommen, die Drahtenden zum Schluss miteinander verdrehen.

Farbenfrohes Mandala

1. Das Mandala vom Vorlagenbogen mit Bleistift auf Transparentpapier pausen und auf Fotokarton übertragen, wie im Grundkurs auf Seite 4 beschrieben.

2. Als Mittelpunkt einen roten Knopf in das Mandala kleben. Mit dem Legen der Knöpfe in der Mitte beginnen und von dort aus nach außen arbeiten.

3. Die roten Knöpfe auf den Bleistiftlinien des Fotokartons zunächst aneinander legen und anschließend mit Alleskleber befestigen. Den Kleber trocknen lassen.

4. Die noch offenen Zwischenräume wie auf dem Foto mit gelben und ockerfarbenen Knöpfen auslegen und diese dann mit Kleber auf dem Karton befestigen. Noch sichtbare Bleistiftlinien vorher mit einem Radiergummi entfernen.

5. Die Knöpfe müssen den sonnengelben Fotokarton nicht vollständig bedecken, da die Farbe des Kartons einen passenden Hintergrund für die Knöpfe bildet.

6. Nach Belieben gemäß der Abbildung innerhalb der einzelnen Segmente Muster legen, wie beispielsweise einen Stern oder Blumen.

7. Als Aufhänger eine Bilderöse an der Rückseite des Mandalas mit Kraftkleber anbringen. Die Gummierung der Öse allein reicht möglicherweise nicht aus, das Gewicht der Knöpfe zu halten. Bei Bedarf zwei Ösen befestigen.

Mit unterschiedlichen Größen und Formen sowie Farben und Farbkombinationen der Knöpfe lassen sich verschiedene Wirkungen erzielen. Den Hintergrund dann farblich passend zu den zur Verfügung stehenden Knöpfen auswählen.
Die Größe des Mandalas kann variiert werden, dazu die Vorlage einfach entsprechend größer oder kleiner kopieren. Kleinere Mandalas entfalten auch frei hängend als Mobile eine tolle Wirkung. Dann sowohl die Vorder- als auch die Rückseite des Mandalas bekleben.

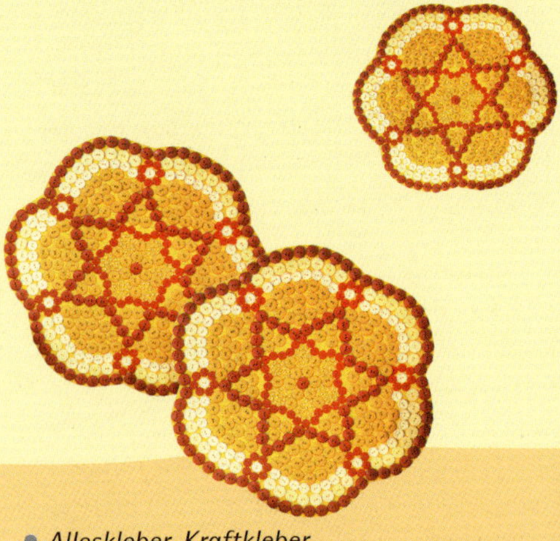

Material

- *Knöpfe in Gelb-, Ocker- und Rottönen, möglichst gleiche Größe und Form*
- *Fotokarton in Sonnengelb*
- *Bilderöse*
- *Alleskleber, Kraftkleber*
- *Transparentpapier*
- *Bleistift, Radiergummi*
- *Schere*

Vorlage 1, Bogen A

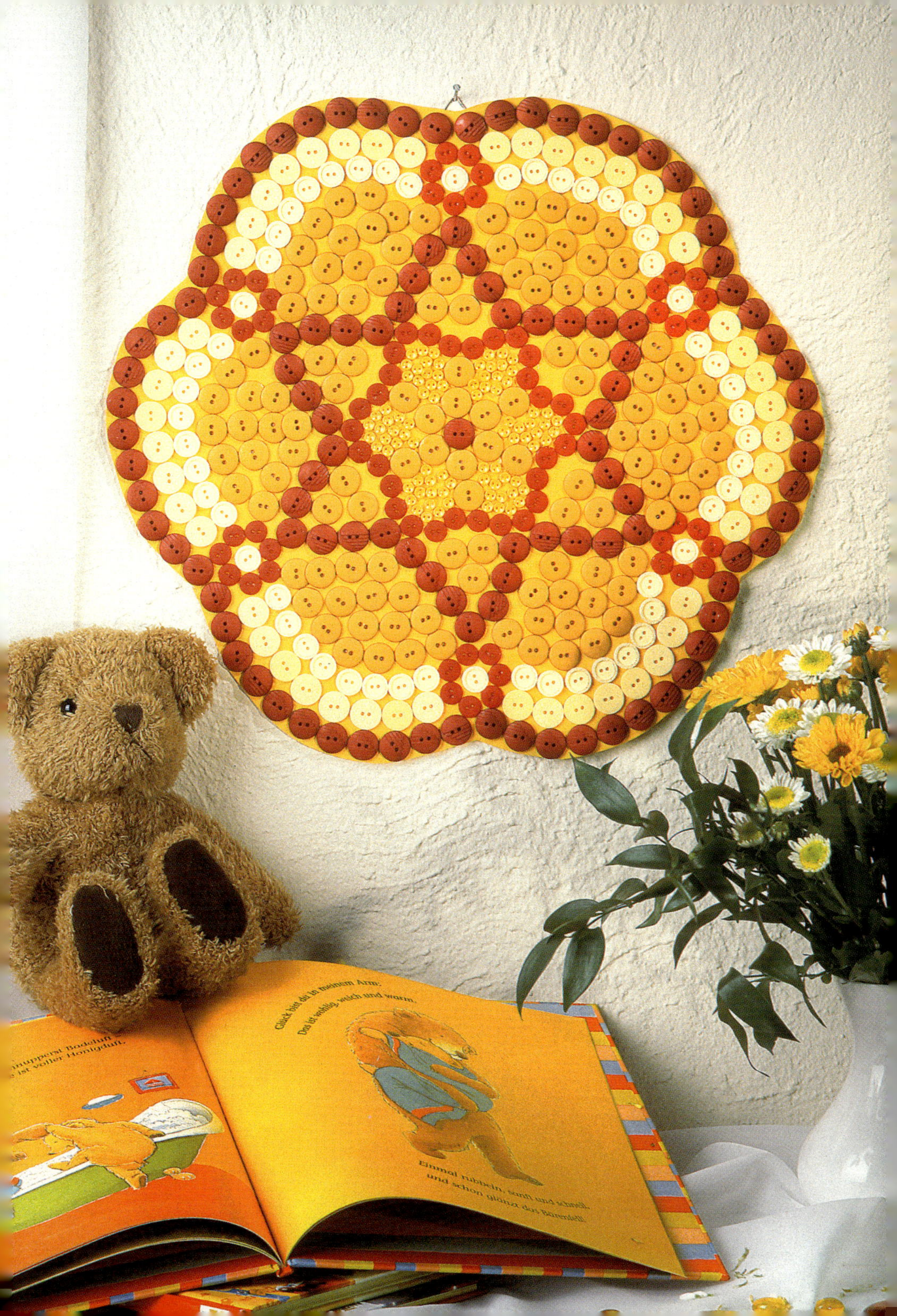
Glück bist du in meinem Arm:
Das ist wohlig, weich und warm.
Einmal ribbeln, sanft und schnell,
und schon glänzt das Bärenfell!

Eine Krone für den König

1. Den Kronen-Abschnitt vom Vorlagenbogen auf Transparentpapier pausen und mit Bleistift auf Karton übertragen. Eine Schablone herstellen, wie im Grundkurs auf Seite 4 beschrieben.

2. Die Schablone auf den gelben Fotokarton legen und mit Bleistift umfahren. Entsprechend oft die Schablone nebeneinander legen und umranden, bis der Kopfumfang des Kindes erreicht ist. Etwa 4 cm sollten für das Zusammenkleben der Krone zugegeben werden.

3. Die Krone aus dem Fotokarton ausschneiden. Bleistiftstriche, die nach dem Ausschneiden noch zu sehen sind, mit dem Radiergummi entfernen. Diese Seite des Kartons als Innenseite verwenden.

4. Die ausgewählten Knöpfe auf der Krone verteilen. Vor allem goldene und silberne Knöpfe wirken bei dieser Krone sehr edel. Für die Zacken keine zu großen und schweren Knöpfe vorsehen, da die Zacken sonst leicht umknicken.

5. Die Knöpfe mit Alleskleber auf der Krone befestigen, dabei von oben nach unten arbeiten. Beim Bekleben immer darauf achten, nicht zu viel Klebstoff zu verwenden. Eventuell störende Ösen an den Knöpfen mit der Zange abzwicken.

6. Nach dem Trocknen des Klebers die Krone in Form bringen und die Enden mit Alleskleber passend für den jeweiligen Kopfumfang des Kindes übereinander kleben.

Alternativ zum Zusammenkleben können die seitlichen Kronenränder auch mit einem Gummiband verbunden werden, das durch zwei vorgestanzte Löcher gezogen wird. Zum Stanzen am besten eine Lochzange verwenden. So ist die Krone elastisch und für unterschiedliche Kopfgrößen verwendbar.

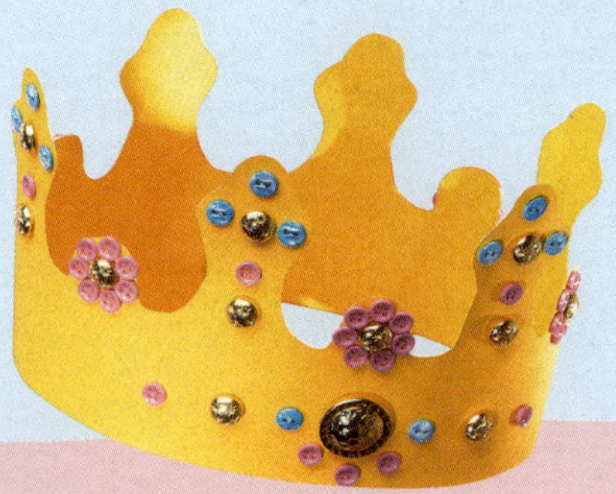

Material

- *Knöpfe, überwiegend in Silber und Gold, Ø 0,5–1 cm*
- *1 Knopf in Gold, Ø 3 cm*
- *Fotokarton in Goldgelb*
- *Alleskleber*
- *stabiler Karton*
- *Zange*
- *Transparentpapier*
- *Bleistift, Radiergummi*
- *Schere*

Vorlage 2, Bogen B

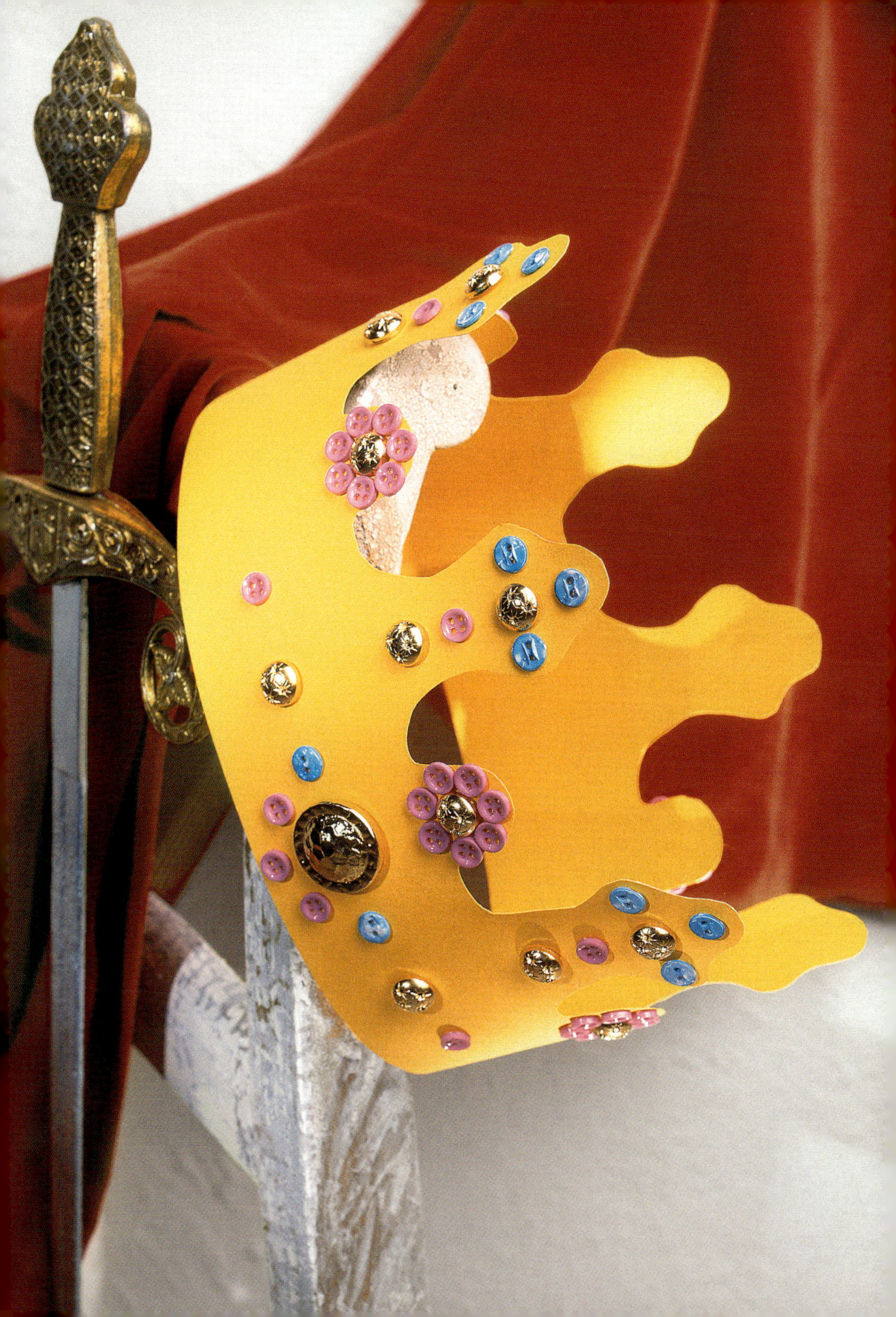

Häuptling Fliegendes Pferd

Kette

1. Für die Kette aus Moosgummi Kreise mit Durchmessern von 1–4 cm ausschneiden. Mit einer stumpfen Nadel in die Mitte der Moosgummi-Kreise jeweils ein Loch bohren.

2. Zum Auffädeln ein etwa 75 cm langes Stück Basteldraht mit der Zange abknipsen. Ein Drahtende mit der Zange zu einer Schlinge mit einem Durchmesser von etwa 2 cm biegen. Die Schlinge bildet die Öse des Kettenverschlusses.

3. Über das andere Ende des Drahtes die erste Perle so auffädeln, dass sie das Drahtende der Öse überdeckt. Zur Fixierung etwas Alleskleber in die Perlenöffnung träufeln.

4. Auf den Draht abwechselnd die verschiedenfarbigen Knöpfe, Perlen und Moosgummikreise auffädeln, bis noch etwa 4 cm des Drahtes unbedeckt sind.

5. Mit einer Perle abschließen. Den Draht umbiegen, bis er doppelt liegt, das Drahtende in die Perlenöffnung schieben und fixieren. Das freie Drahtstück dann mit der Zange zu einem Haken umbiegen.

6. An die Kiele von fünf bunten Bastelfedern Nähgarn knoten und die Federn dann beliebig verteilt an die Kette binden. Die Garnenden abschneiden.

Kopfschmuck

1. Aus rotem Fotokarton einen 40 cm langen und 8 cm hohen Streifen ausschneiden. Den Kartonstreifen längs zur Hälfte falten und innen mit Kleber einstreichen.

2. Die verbliebenen Bastelfedern mit dem Kiel nach unten zum Falz hin nebeneinander auf die obere Hälfte des Kartons legen. Auf die Federkiele noch einmal etwas Alleskleber geben, den Karton dann zusammenklappen und ggf. während des Trocknens beschweren.

3. Das Stirnband vor dem Bekleben etwas in Form biegen und dann mit Knöpfen verzieren. Den Klebstoff trocknen lassen. Zur Fertigstellung des Kopfschmucks mit der Lochzange je ein Loch in die Seiten des Kartonstreifens zwicken, Gummiband in gewünschter Länge durchziehen und mit Knoten fixieren.

Material

- *Knöpfe in unterschiedlichen Farben und Größen*
- *verschiedene Perlen*
- *Basteldraht, Ø 1 mm*
- *Moosgummi in Gelb, Rot, Blau, Grün und Weiß*
- *20 farbige Bastelfedern*
- *Fotokarton in Rot*
- *Nähgarn in Weiß*
- *Gummiband*
- *Alleskleber*
- *Schere, Lochzange, stumpfe Nadel*

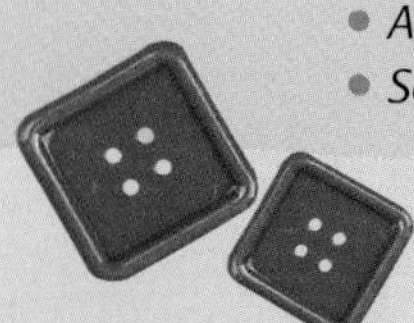

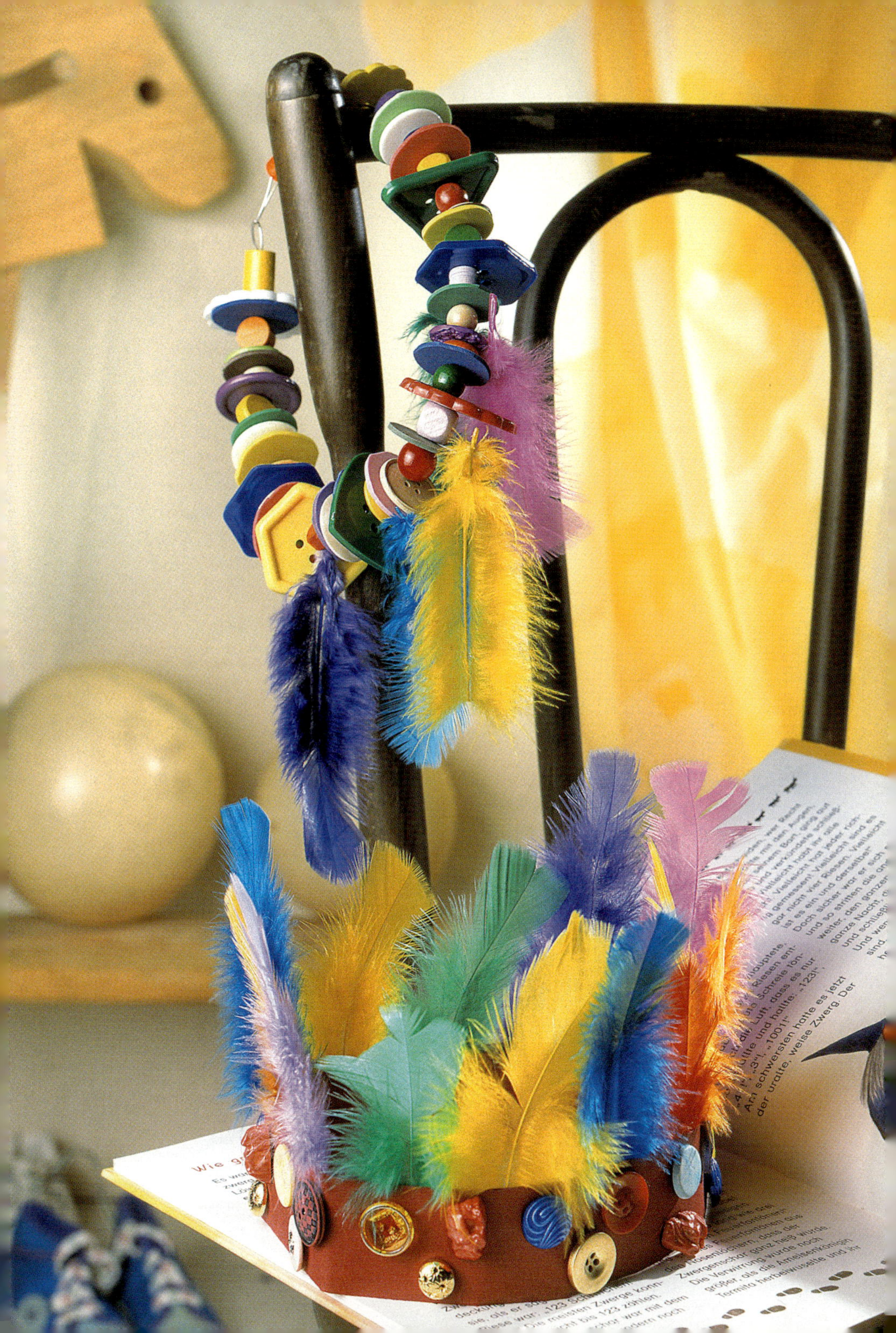

Schmetterling, du kleines Ding

1. Den Schmetterling vom Vorlagenbogen mit dem Bleistift auf Transparentpapier durchzeichnen. Für eine Schablone die Bleistiftlinien auf stabilen Karton übertragen, wie im Grundkurs auf Seite 4 erklärt.

2. Die Schablone je zweimal auf sonnengelben, roten und hellblauen Fotokarton legen und mit Bleistift umfahren. Alle Schmetterlinge möglichst exakt mit der Schere ausschneiden.

3. Jeweils eine Schmetterlingsform von jeder Farbe auf einer Seite mit Alleskleber einstreichen.

4. Drei Stücke Blumendraht in einer Länge von etwa 20–30 cm mit der Zange abknipsen. Jeweils ein Drahtstück mittig auf die mit Kleber eingestrichenen Schmetterlingsformen legen.

5. Etwas Kleber auf den Draht geben und die Vorderseiten der Schmetterlinge deckungsgleich auf die entsprechenden Rückseiten kleben.

6. Trocknen lassen, dann die Flügel und Körper der Schmetterlinge mit Knöpfen verzieren. Die Knöpfe entweder in einem Muster anordnen oder nach Belieben auf dem Schmetterling verteilen. Beim Aufkleben der Knöpfe darauf achten, nicht zu viel Kleber zu verwenden.

7. Beim Legen eines Musters die Knöpfe vor dem Kleben auf dem Schmetterling anordnen und anschließend mit Klebstoff von oben nach unten arbeitend befestigen.

8. An den Fühlerenden am Kopf zwei kleine dunkle Knöpfe aufkleben. Die Augen mit schwarzem, den Mund mit rotem oder ebenfalls mit schwarzem Stift gestalten. Die Nase mit einem Knopf darstellen oder mit einem roten Stift aufmalen.

Für kleinere Schmetterlinge die Vorlagen einfach auf dem Kopierer verkleinern und kürzere Drahtstücke verwenden.

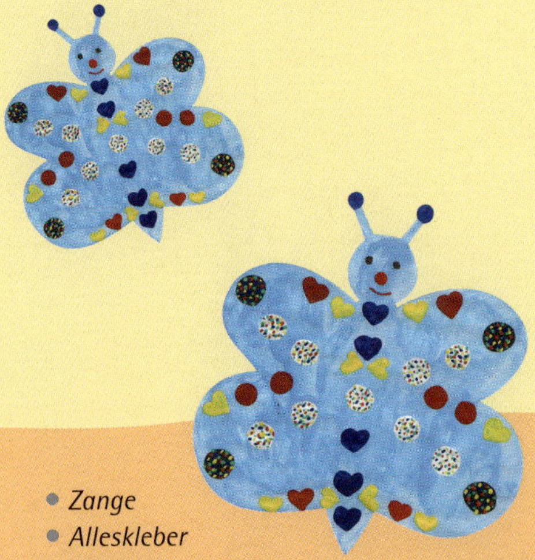

Material

- *Knöpfe in verschiedenen Farben und Größen*
- *Fotokarton in Sonnengelb, Rot und Hellblau*
- *Blumendraht*
- *Marabu-Deco Painter in Kirschrot und Schwarz*
- *Zange*
- *Alleskleber*
- *Transparentpapier*
- *Bleistift, Radiergummi*
- *Schere*

Vorlage 3, Bogen B

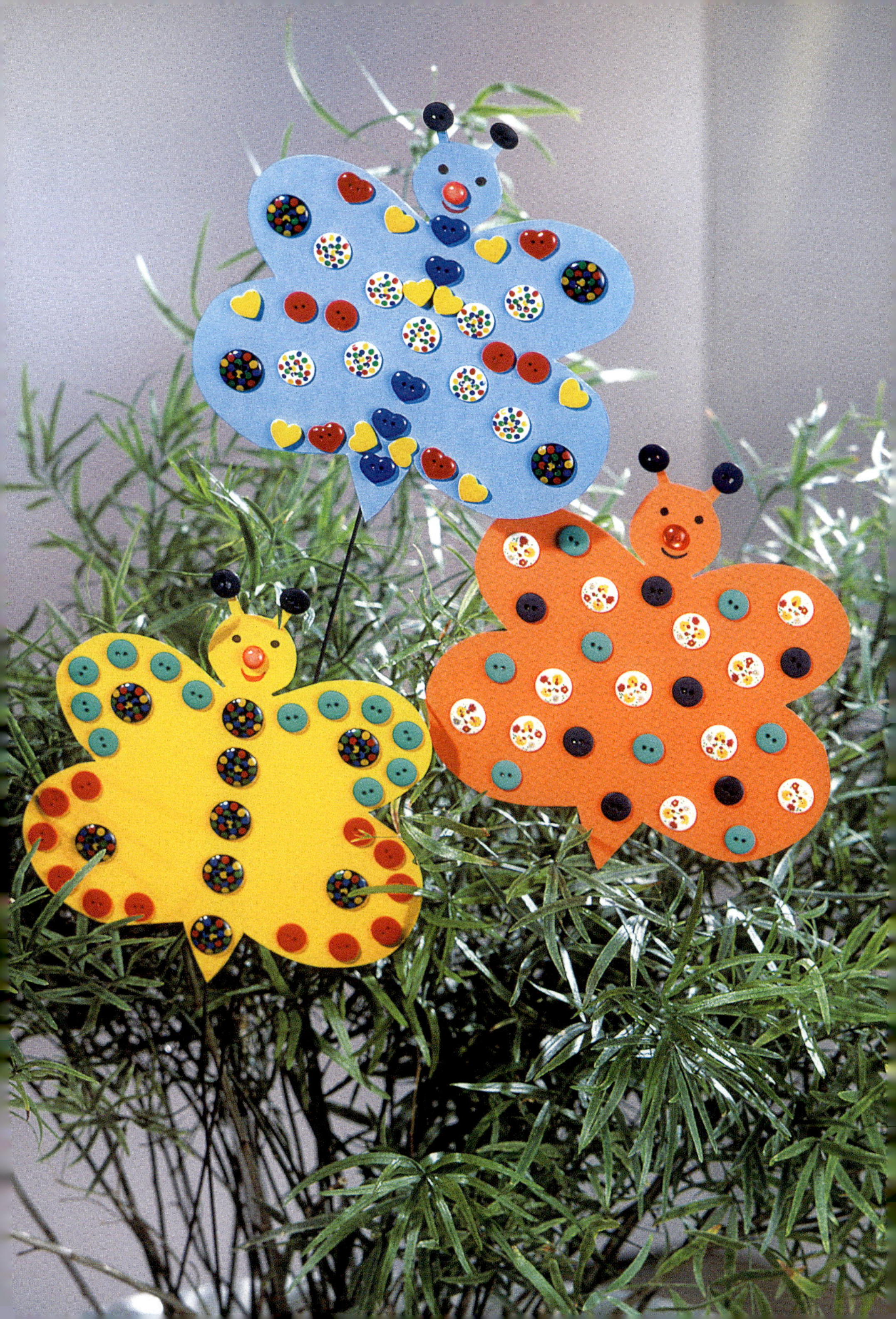

Ein Herz für Mama

1. Die Vorlage für das große und das kleine Herz mit Bleistift auf den rosafarbenen Fotokarton übertragen, wie im Grundkurs auf Seite 4 beschrieben.

2. Die Herzen mit der Schere möglichst exakt aus dem Fotokarton ausschneiden.

3. Das kleine Herz mit schwarzem Stift beschriften und mit Alleskleber mittig auf das große Herz kleben.

4. Soll das Muttertagsherz aufgehängt werden, am oberen Rand in der Mitte des Herzens ein Loch mit einer Lochzange oder spitzen Schere einarbeiten.

5. Für den Zuckergusseffekt mit Fun Liner Magic entlang der Innenkonturen eine Verzierung aufbringen, wie auf der Abbildung zu sehen.

6. Die Farbe sechs bis zwölf Stunden durchtrocknen lassen. Dann im vorgeheizten Backofen 10–60 Sekunden bei 150° erhitzen, bis sie matt und reliefartig aufschäumt (bitte Herstellerhinweise beachten).

7. Danach mit den Knöpfen ein Muster auf das Herz legen. Die Knöpfe dann mit Alleskleber auf dem Herz fixieren.

8. Statt nach einem bestimmten Muster gelegt, können die Knöpfe auch beliebig auf dem Herz verteilt und aufgeklebt werden. Beim Bekleben darauf achten, nicht zu viel Kleber zu gebrauchen.

9. Zum Aufhängen das rosafarbene Geschenkband in gewünschter Länge durch das vorgestanzte Loch im Herz ziehen und die Enden verknoten.

Der Text auf dem kleinen Herz kann auch variiert werden für einen lieben Gruß oder als Gutschein.

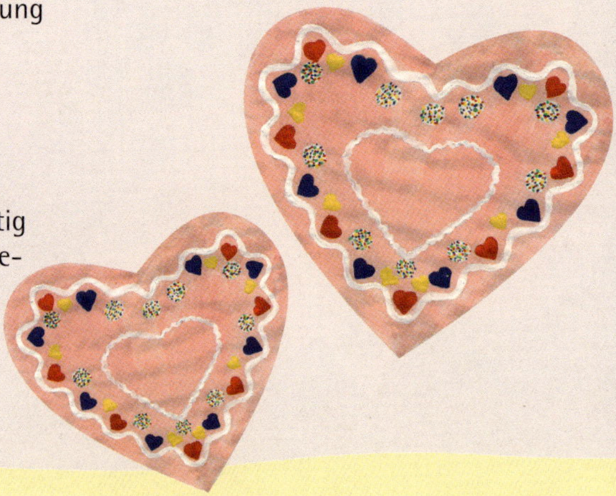

Material

- *Herzmotivknöpfe in Gelb, Rot und Blau*
- *Knöpfe mit Pünktchen*
- *Fotokarton in Hellrosa*
- *Marabu-Fun Liner Magic in Weiß*
- *Marabu-Deco Painter in Schwarz*
- *Geschenkband in Rosa*
- *Alleskleber*
- *Transparentpapier*
- *Bleistift, Radiergummi*
- *Lochzange oder Schere*

Vorlage 4, Bogen B

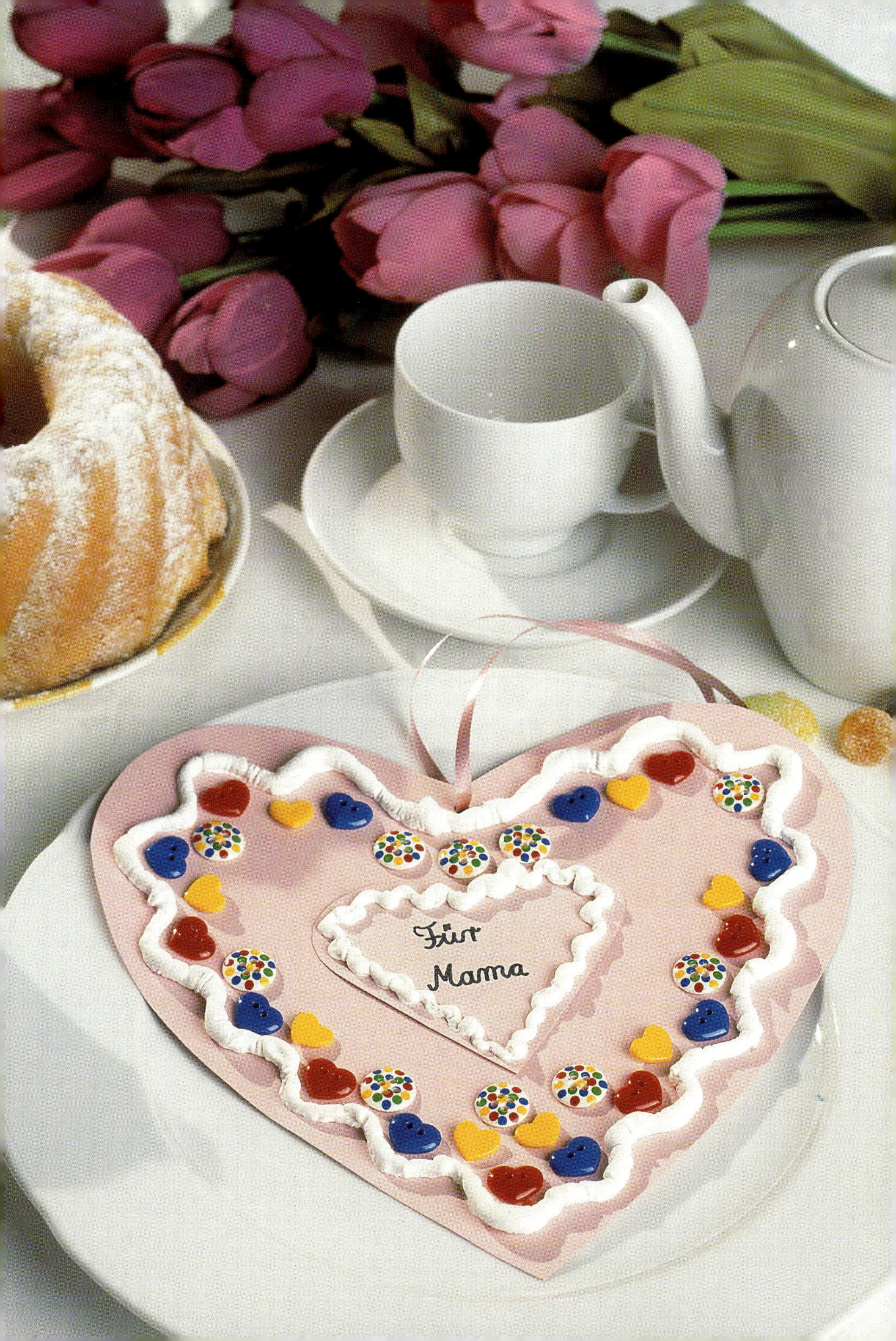
Für
Mama

Buntes Rahmenprogramm

1. Die Vorlage für den Rahmen, wie im Grundkurs auf Seite 4 beschrieben, auf Transparentpapier pausen und mit Bleistift zweimal auf weißen Plakatkarton übertragen. Die jeweiligen Außenkonturen mit der Schere ausschneiden.

2. Für die Vorderseite des Rahmens aus einer der Formen den Innenausschnitt mit dem Cutter entfernen.

3. Die Knöpfe beliebig von oben nach unten möglichst deckend auf den Rändern der Vorderseite verteilen und mit Alleskleber befestigen. Den Klebstoff trocknen lassen. Eventuell vorhandene störende Ösen an den Knöpfen mit der Zange abknipsen.

4. Für die Rückseite den zweiten Plakatkarton an den seitlichen Rändern und dem unteren Rand jeweils bis zur Bleistiftlinie mit Klebstoff bestreichen. (Achtung, der obere Rand bleibt offen, um das Bild in den Rahmen einschieben zu können!)

5. Die Vorderseite des Rahmens mit der Unterseite deckungsgleich auf die Rückseite legen und ggf. während des Trocknens beschweren.

6. Nach dem Trocknen des Klebers eine Bilderöse als Aufhänger im oberen Bereich der Rahmen-Rückseite befestigen. Die Gummierung der Öse allein reicht möglicherweise nicht aus, das Gewicht der Knöpfe zu halten, deshalb am besten Kraftkleber zum Anbringen der Öse verwenden.

7. Zum Schluss ein Foto oder selbst gemaltes Bild in den Rahmen einschieben.

Auf die gleiche Art und Weise lässt sich ein ovaler Rahmen anfertigen oder Rahmen in anderen Formen.
Wenn der Bilderrahmen ein Geschenk zu Weihnachten werden soll, wirkt er mit goldenen und silbernen Knöpfen besonders festlich.
Zu bestimmten Anlässen entsprechende Motivknöpfe verwenden, z. B. im Frühjahr Blütenknöpfe, im Sommer Obstmotivknöpfe, im Herbst Blätterknöpfe oder Halloweenmotive.

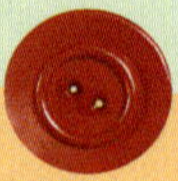
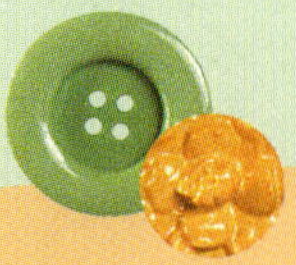
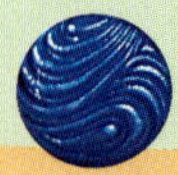

Material

- *Knöpfe in verschiedenen Größen und Farben*
- *Plakatkarton in Weiß*
- *Bilderöse*
- *Cutter*
- *Zange*
- *Alleskleber, Kraftkleber*
- *Transparentpapier*
- *Bleistift,*
- *Radiergummi*
- *Schere*

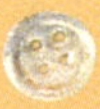

Vorlage 5, Bogen B

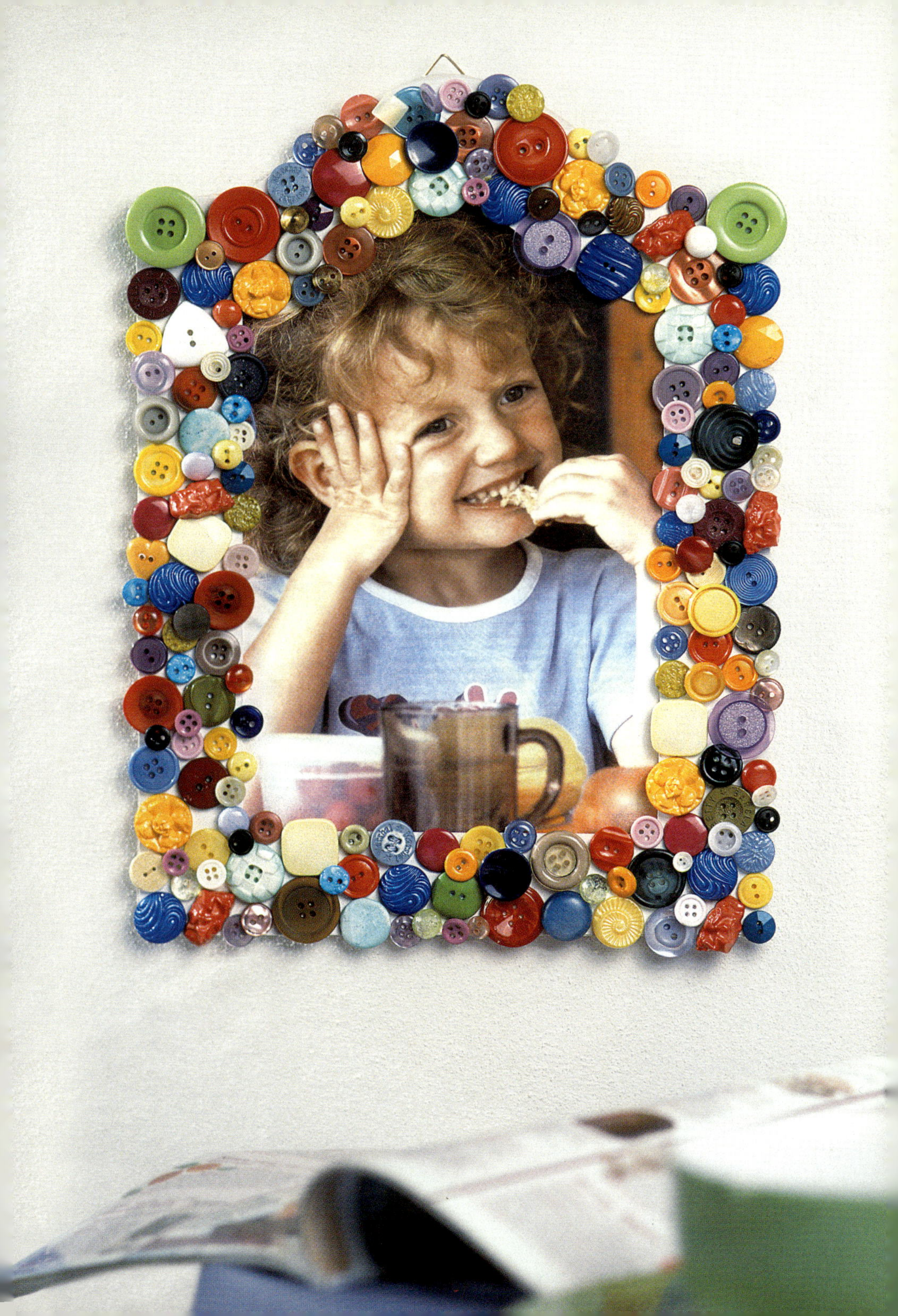

Mäuseordnung

1. Eine große leere Konservendose von außen mit in entsprechender Größe zugeschnittenem gelben Fotokarton umkleben.

2. Das Käseloch vom Vorlagenbogen mit Bleistift auf Transparentpapier durchzeichnen. Für eine Schablone die Bleistiftlinien auf stabilen Karton übertragen, wie im Grundkurs auf Seite 4 beschrieben.

3. Die Schablone des Käseloches auf den Fotokarton der Dose platzieren und mit Bleistift umfahren. Rundherum auf der Dose Käselöcher aufbringen, wie auf dem Foto zu sehen. Die Bleistiftstriche mit schwarzem Deco Painter nachzeichnen.

4. Aus zehn großen und kleinen grauen Knöpfen Mäuse gestalten. Die Knopflöcher stellen die Augen dar. Auf rosafarbenem Moosgummi mit Bleistift Ohren, Schnauzen und Schwänze gemäß dem Foto aufmalen und mit der Schere ausschneiden.

5. Für die Barthaare pro Maus von dem schwarzen Nähgarn zwölf Fäden mit einer Länge von etwa 1,5 cm abschneiden.

6. Auf den Knopf einen Tropfen Kleber geben, die Barthaare mittig darauf legen und die Moosgummischnauze darüber fixieren.

7. Die Ohren oberhalb der Augen aufkleben. Auf der Rückseite der Knöpfe die ausgeschnittenen Schwänze kleben, bei einem Teil der Mäuse nach rechts, bei anderen nach links zeigend.

8. Die Dose mit der Öffnung nach oben stellen. Die fertigen Mäuse passend auf dem „Käse" verteilen und mit Alleskleber befestigen. Zwischen dem Anbringen der einzelnen Mäuse den Kleber jeweils trocknen lassen. Beim Bekleben darauf achten, nicht zu viel Kleber zu verwenden, sonst verrutschen die Mäuse möglicherweise auf der Dose.

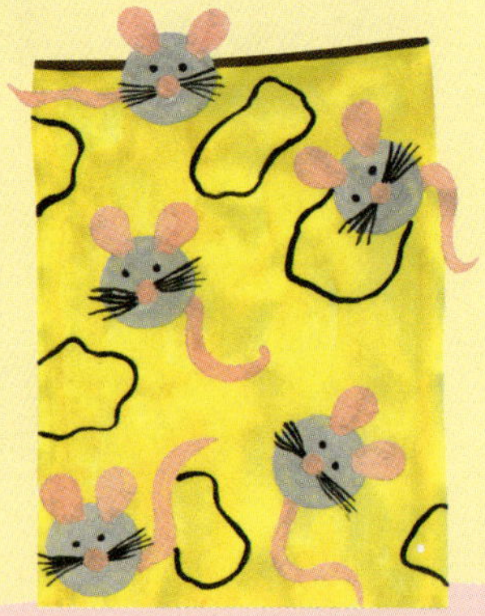

Material

- *Konservendose, groß*
- *10 unterschiedlich große Knöpfe in Grau mit zwei Knopflöchern*
- *Fotokarton in Gelb*
- *Moosgummi in Rosa, Stärke 1 mm*
- *Nähgarn in Schwarz*
- *Marabu-Deco Painter in Schwarz*
- *Alleskleber*
- *stabiler Karton*
- *Transparentpapier*
- *Bleistift, Radiergummi*
- *Schere*

Vorlage 6, Bogen A

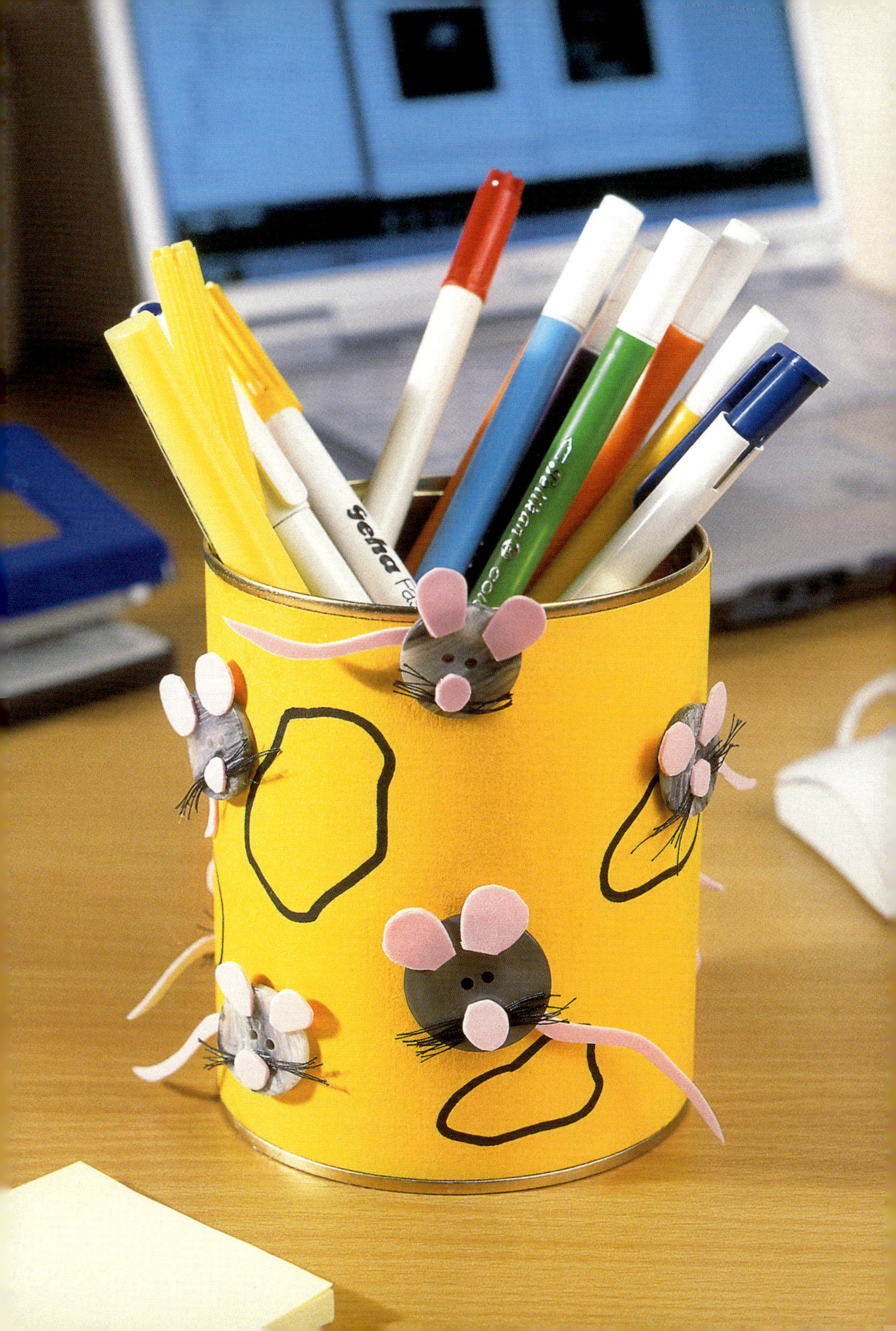
geha
Pelikan

Klick-Klack, der Tausendfüßler

1. Für den Körper ein etwa 20 cm langes Stück Basteldraht mit der Zange abzwicken. An einem Drahtende eine Schlaufe biegen und verdrillen. Daran wird später der Kopf befestigt.

2. Aus dem Filz 10–15 Kreise mit einem Durchmesser von 3–4 cm ausschneiden. Mit der Nadel in die Mitte jedes Filzkreises ein Loch bohren. Knöpfe und Filzkreise abwechselnd in bunter Folge auf den Basteldraht fädeln.

3. Ist die gewünschte Körperlänge erreicht, den Draht durch das zweite Knopfloch des letzten Knopfes zurückbiegen und fixieren, wie im Grundkurs auf Seite 5 beschrieben.

4. Für die Füße mit der Zange fünf Drahtstücke mit einer Länge von 10 cm abzwicken. Wie im Grundkurs beschrieben, kleine Knöpfe auffädeln, jedoch 3 cm des Drahtes frei lassen. Jedes Drahtende durch das zweite Knopfloch des jeweiligen Endknopfes fädeln und mit Klebstoff fixieren.

5. Den Draht der Füße in der Mitte biegen und die Knöpfe hälftig auf die beiden Seiten verteilen. Dann den Fuß-Draht mit Hilfe der Spitzzange zwischen den Körper-Knöpfen kräftig um den Draht des Körpers wickeln. Die Füße in regelmäßigem Abstand befestigen, um ein Durchhängen des Körpers zu vermeiden. Darauf achten, dass die Fuß-Knöpfe sich nicht zwischen die Körper-Knöpfe schieben, da sonst der Draht sichtbar wird.

6. Für den Kopf die Wattekugel mit gelber Farbe bemalen. Nach dem Trocknen mit einer Nadel zwei Löcher für die Fühler in den Kopf bohren und in jedes Loch ein etwa 2 cm langes Drahtstück mit Alleskleber einfügen. An den Enden jeweils einen kleinen Knopf auffädeln, den Draht verdrillen.

7. Auf den Kopf zwei kleine dunkle Knöpfe als Augen und einen roten Knopf als Nase kleben. Den Mund und die Backen mit roter Farbe aufmalen, mit weißer Farbe Lichtpunkte in die Augen setzen.

8. Auf der Rückseite des Kopfes mit der Nadel ein Loch bohren. Die verdrillte Schlaufe des Körpers in das Loch des Kopfes stecken und mit Alleskleber gut fixieren.

Material

- *Knöpfe in verschiedenen Farben und Größen mit zwei Knopflöchern, Ø 1–4 cm*
- *2 Knöpfe in Schwarz, Ø 0,5 cm*
- *3 Knöpfe in Rot, Ø 0,4 cm*
- *Wattekugel, Ø 4 cm*
- *Basteldraht, Ø 1 mm*
- *Filz in Gelb, Rot, Blau, Grün und Weiß*
- *Marabu-Decormatt Acryl in Mittelgelb und Scharlachrot*
- *Marabu-Deco Painter in Weiß*
- *Alleskleber*
- *Pinsel*
- *Schere, Spitzzange*
- *stumpfe Nadel*

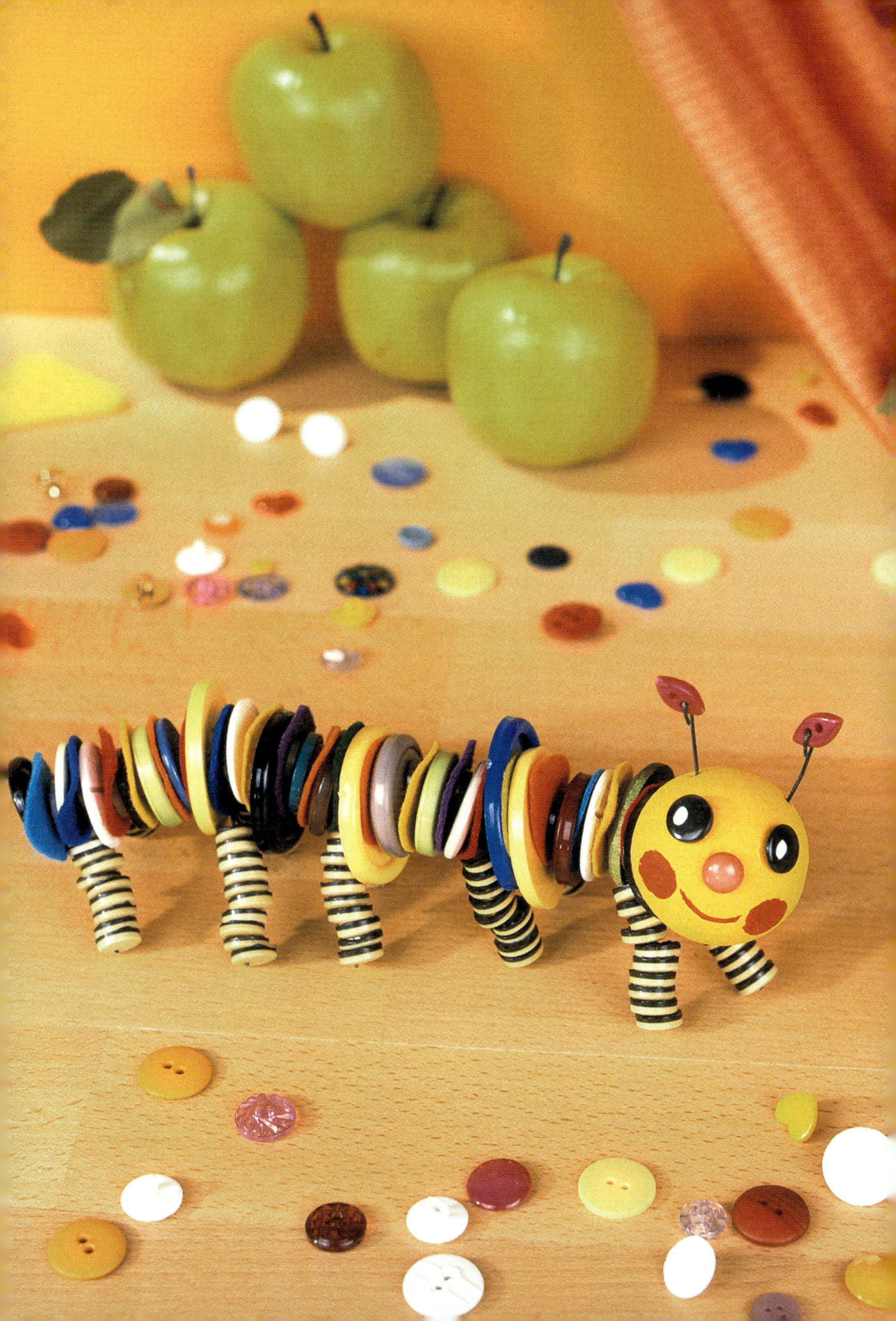

Tanzender Herbst

1. Die Sonne, den Baum und den Drachen vom Vorlagenbogen auf Fotokarton übertragen, wie im Grundkurs auf Seite 4 beschrieben. Die Sonne dabei auf gelben, den Drachen auf hellblauen Fotokarton, den Baumstamm auf braunen sowie die Baumkrone zweimal auf hellgrünen Karton übertragen. Alle Motive möglichst exakt mit der Schere ausschneiden.

2. Den Stamm zwischen die Vorder- und Rückseite der Baumkrone kleben. Zum Verbinden mit der Sonne am unteren Rand des Stammes mit der Nadel ein Loch bohren. Den Baum mit roten Apfelmotivknöpfen verzieren, erst die Vorder-, dann die Rückseite.

3. In die Sonne zum Verbinden mit den anderen Motiven oben und unten mit einer stumpfen Nadel je ein Loch bohren. Auf die Strahlen der Sonne jeweils einen hellen Knopf kleben, die Augen mit grünen Knöpfen, Mund und Nase mit roten Knöpfen darstellen. Zuerst die Vorder-, nach dem Trocknen des Klebers die Rückseite bekleben.

4. Am oberen Rand des Drachens ebenfalls mit der Nadel ein Loch für die Verbindungsschnur bohren. Auch beim Drachen zuerst die Vorder-, dann die Rückseite bekleben. Die Augen aus blauen, den Mund und die Nase aus roten Knöpfen kleben.

5. An den seitlichen Spitzen auf der Vorder- und Rückseite Knöpfe für die Schleifchen anbringen. Für den Schwanz am unteren Ende des Drachens mit der Nadel ein Loch bohren und ein etwa 8 cm langes Stück Nylonfaden anknoten. Zum Kaschieren des Loches beidseitig einen Knopf aufkleben. Den Schwanz im Abstand von etwa 2 cm mit Knöpfen bekleben.

6. Von der Nylonschnur drei Stücke mit einer Länge von 15 cm abschneiden und die Motive miteinander verbinden. Als Aufhänger ein Stück Nylonschnur am oberen Baumrand befestigen.

Das Mobile lässt sich als Fensterbild oder freihängend als Raumdekoration einsetzen. Eine schöne Gruppenarbeit lässt sich aus den Motiven machen, wenn sie nebeneinander gehängt werden. Dazu an den Seiten die Löcher bohren und die Motive mit Nylonfaden verbinden.

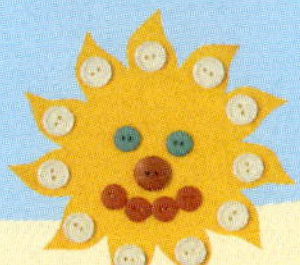

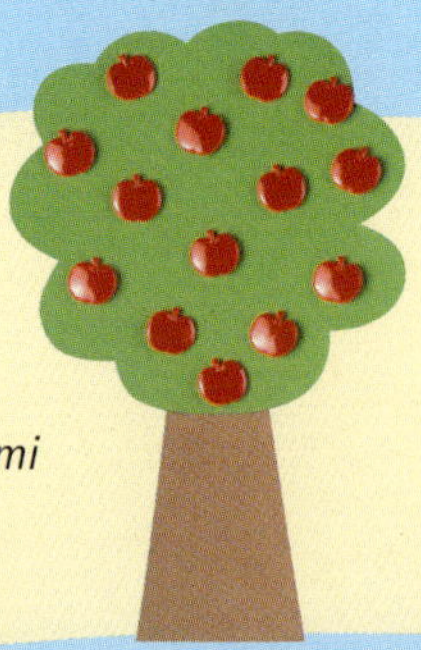

Material

- *Knöpfe in Gelb, Rot, Blau und Grün*
- *20–25 Apfelmotivknöpfe in Rot*
- *Knöpfe mit bunter Punktmusterung*
- *Fotokarton in Gelb, Hellblau, Hellgrün und Braun*
- *Nylonfaden*
- *stumpfe Nadel*
- *Alleskleber*
- *Transparentpapier*
- *Bleistift, Radiergummi*
- *Schere*

Vorlage 7, Bogen B

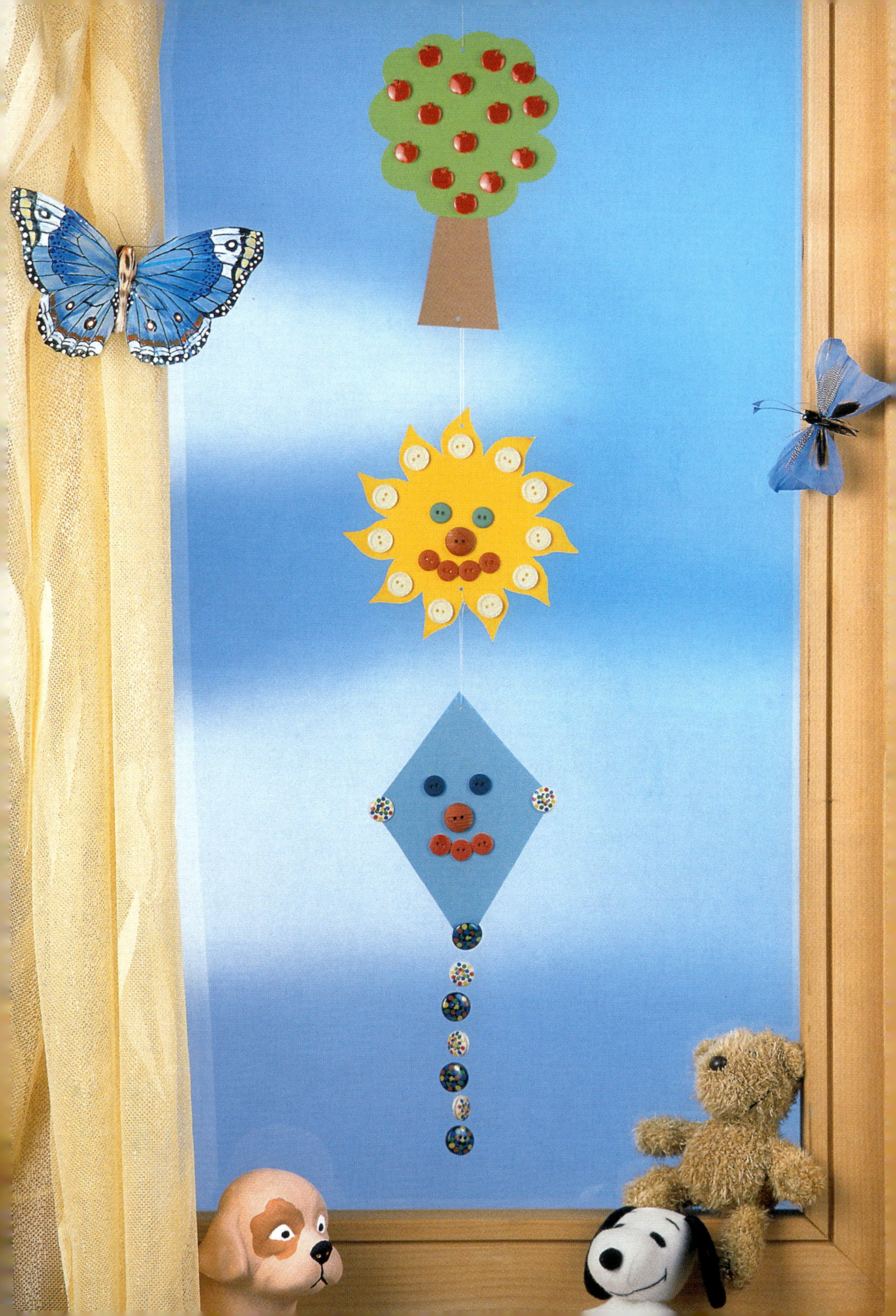

Zauberlichter

1. Für das eine Windlicht ein viereckiges Glas auf die Seite legen, und die oben liegende Seite mit Knöpfen belegen.

2. Die Farbe der transparenten Knöpfe Reihe für Reihe wechseln. Die Knöpfe dicht aneinander legen und mit Kraftkleber auf der gesamten Fläche fixieren.

3. Nach etwas Trocknungszeit das Glas drehen und die nächste Seite bekleben. Auf diese Weise Seite für Seite bekleben, bis das Glas rundherum mit Knöpfen bedeckt ist.

4. Für das zweite Windlicht ein Marmeladenglas mit einer großen Öffnung verwenden. Ein Glas mit glatter Oberfläche, aber nicht zu bauchig auswählen, um die Knöpfe möglichst einfach entlang der Rundung befestigen zu können.

5. Um ein Muster auf das Glas zu kleben, zuerst eine Vorlage aus Papier anfertigen. Dazu den Umfang und die Höhe des Glases messen und mit Bleistift auf ein Stück Papier übertragen. Einzelne Felder darauf einteilen und mit den Knöpfen das Muster festlegen.

6. Das Glas mit der Öffnung nach oben auf die Arbeitsfläche stellen. Nach der angefertigten Vorlage die Knöpfe mit Kraftkleber Reihe für Reihe von oben nach unten auf das Glas kleben.

7. Den Kleber nach jeder Reihe trocknen lassen. Beim Bekleben der Windlichter darauf achten, nicht zu viel Klebstoff zu verwenden.

Das Windlicht leuchtet in den Farben der verwendeten transparenten Knöpfe. Die Windlichter lassen sich auch in anderen Farben und Mustern arbeiten. Dekorativ wirkt es auch, wenn lediglich einzelne Knöpfe auf dem Glas verteilt werden. Um ein Verrutschen des eingesetzten Teelichts zu verhindern, zunächst etwas Vogelsand in das Glas geben und das Teelicht mittig darauf stellen.

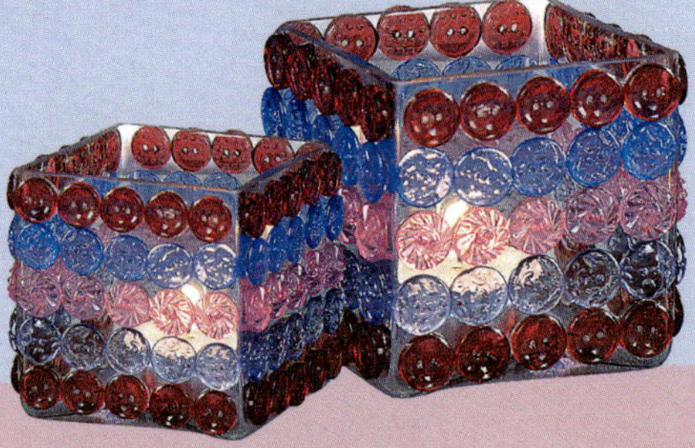

Material

- *Knöpfe, transparent, in verschiedenen Farben, Ø 1–1,5 cm*
- *2 Gläser, rund und eckig*
- *2 Teelichter*
- *Vogelsand*
- *Alleskleber Kraft*
- *Papier*
- *Bleistift*

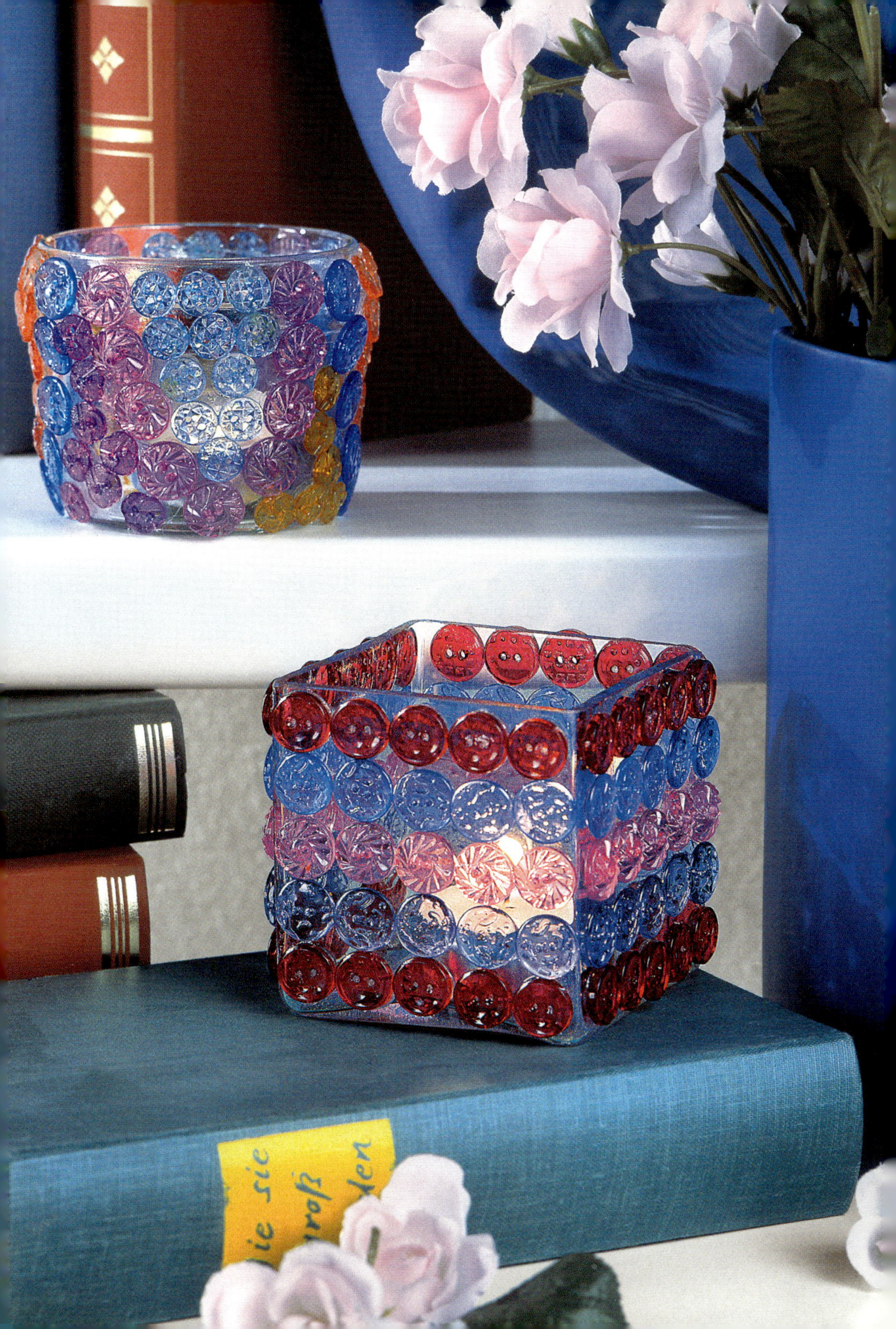

Schlüsselmännchen Fridolin

1. Für den Körper von dem Basteldraht ein 30 cm langes Stück mit der Zange abzwicken. Den Draht doppelt nehmen, jedoch nicht zertrennen (siehe Grundkurs Seite 5).

2. Als Hut einen Knopf mit 4 cm Durchmesser auf die beiden Drahtenden auffädeln, so dass oben eine Drahtschlinge von etwa 3 cm Länge entsteht. Den Draht etwas verdrillen.

3. Für den Kopf eine Perle mit 3 cm Durchmesser auf die beiden Drahtenden fädeln. Danach den Kopf mit Alleskleber an dem Hut fixieren.

4. Für die Arme zwei Drahtstücke mit je 10 cm Länge vorbereiten. Als Hand eine Perle auffädeln und mittig auf dem Drahtstück platzieren. Dann den Draht doppelt nehmen und einen Knopf über beide Drahtenden fädeln. Weitere Knöpfe auffädeln, bis eine Armlänge von etwa 4 cm erreicht ist.

5. Die beiden Drahtenden mit der Zange verdrillen. Mit dem zweiten Arm genauso verfahren.

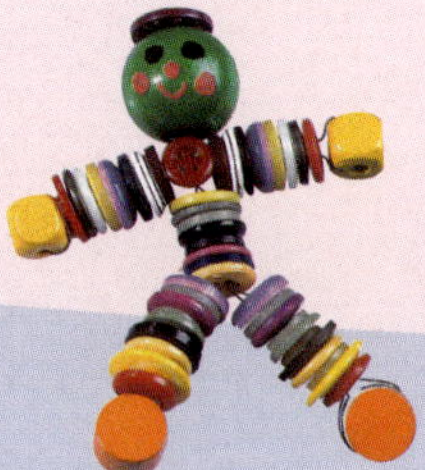

6. Die Drahtenden der Arme etwa 1 cm unterhalb des Kopfes mit einer Zange um den Draht des Körpers drehen. Zum Kaschieren dieser etwas unschönen Stelle je einen passenden Knopf deckungsgleich auf Vorder- und Rückseite anbringen.

7. Für den Körper unterhalb der Arme auf die beiden Drahtenden des Körpers Knöpfe in bunter Folge fädeln. Hat der Körper eine Länge von etwa 3 cm erreicht, mit dem Fädeln der Beine beginnen, d. h. im Folgenden wird jeweils nur noch auf einem einfachen Drahtstück weitergearbeitet.

8. Die Knöpfe auffädeln, bis die Beine etwa 4,5 cm Länge erreicht haben. Als Füße an den Drahtenden jeweils eine Perle aufziehen, das Drahtende zwischen der Perle und dem letzten Knopf mit einer Zange verdrillen.

9. Die Augen mit schwarzer Farbe, die Nase, den Mund und die Backen mit roter Farbe aufmalen.

Mit vielen verschiedenfarbigen Knöpfen wirkt das Schlüsselmännchen lustig bunt, die Arme und Beine jeweils in der gleichen Farbfolge haben aber auch ihren Reiz.

Material

- *Ca. 50 Knöpfe in verschiedenen Farben, Ø 1–1,5 cm*
- *Holzkugel, Ø 3 cm*
- *4 Holzperlen in zwei verschiedenen Farben und Formen*
- *Basteldraht, Ø 0,5 mm*
- *Marabu-Deco Painter in Kirschrot und Schwarz*
- *Zange*
- *Alleskleber*

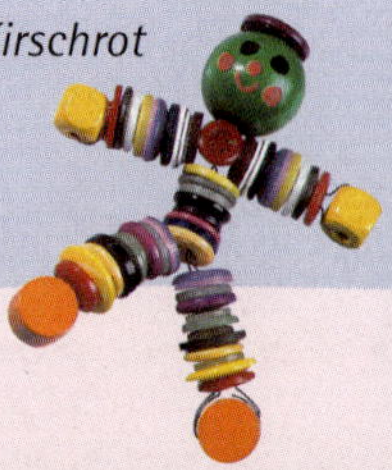

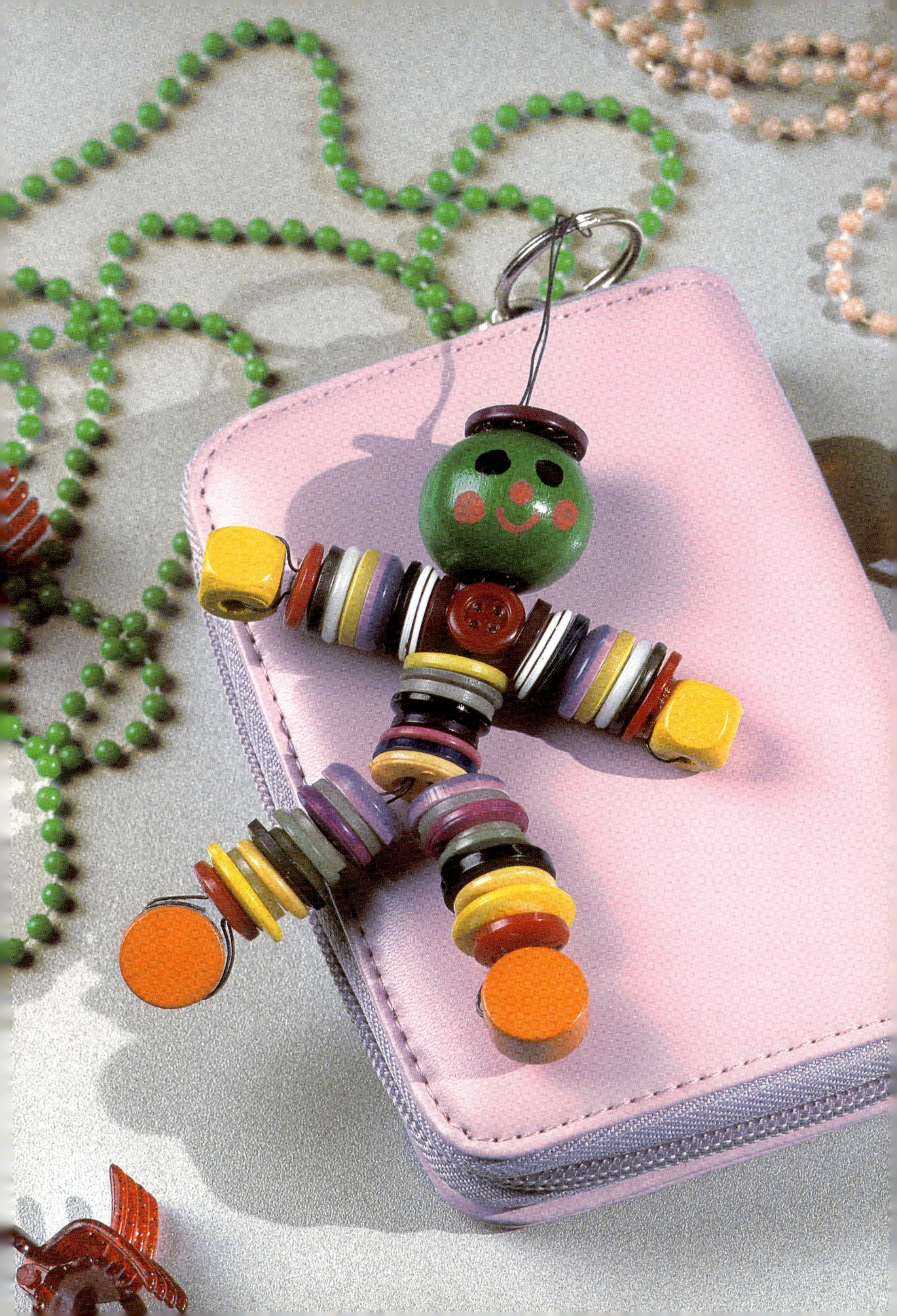

Prachtvoller Sternenglanz

1. Von den Sternen des Vorlagenbogens Schablonen aus stabilem Karton anfertigen, wie im Grundkurs auf Seite 4 beschrieben.

2. Die Schablonen mit Bleistift auf silbernen und goldenen Fotokarton auflegen, die Formen mit Bleistift umfahren und die Sterne möglichst exakt mit der Schere ausschneiden. Eventuell noch vorhandene Bleistiftlinien mit dem Radiergummi entfernen.

3. Für die Aufhängung der Sterne in jeweils eine Sternzacke mit der stumpfen Nadel ein Loch bohren oder zwei Sterne deckungsgleich übereinander kleben, die Aufhängkordel dabei zwischenfassen.

4. Die Knöpfe mit Alleskleber zuerst auf die Vorderseite der Sterne kleben, den Kleber trocknen lassen. Eventuell vorhandene störende Ösen an den Knöpfen mit der Zange abzwicken. Anschließend den Stern wenden und die Rückseite ebenfalls mit Knöpfen bekleben.

5. Mit dem Belegen der Sterne am besten von der Mitte aus beginnen. Die Sterne mit unterschiedlichen Knöpfen und Mustern bekleben, wie auf dem Foto zu sehen.

6. So können die Knöpfe beispielsweise sternförmig aufgeklebt oder eine Knopfreihe entlang der Innenkonturen des Sterns geführt werden. Attraktiv wirkt auch eine Blumenform. Am besten vor dem Aufkleben der Knöpfe das gewünschte Muster zunächst ausprobieren.

7. Für die einfachen Sterne zum Schluss von der goldenen bzw. silbernen Kordel etwa 25 cm lange Stücke abschneiden und in dem vorbereiteten Aufhängeloch anbringen.

Falls ein Stern als Geschenkanhänger verwendet wird, alternativ auf das Belegen der Sternenmitte verzichten und mit einem Stift den Namen des Beschenkten oder einen netten Text schreiben.

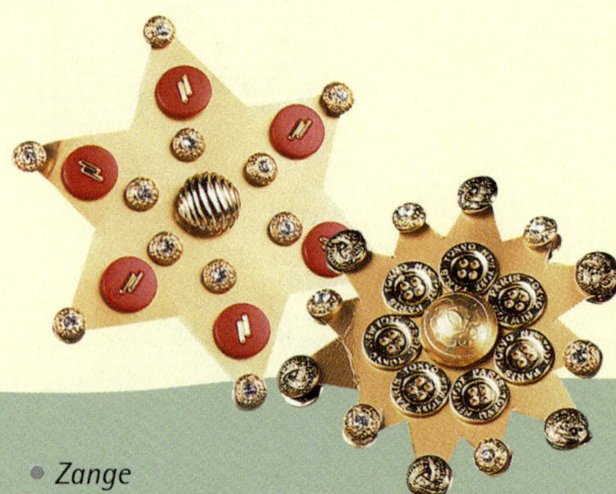

Material

- *Knöpfe in Rot, Silber und Gold*
- *Fotokarton in Silber und Gold*
- *stumpfe Nadel*
- *Alleskleber*
- *Kordel in Silber und Gold*
- *Zange*
- *stabiler Karton*
- *Transparentpapier*
- *Bleistift, Radiergummi*
- *Schere*

Vorlage 8, Bogen A

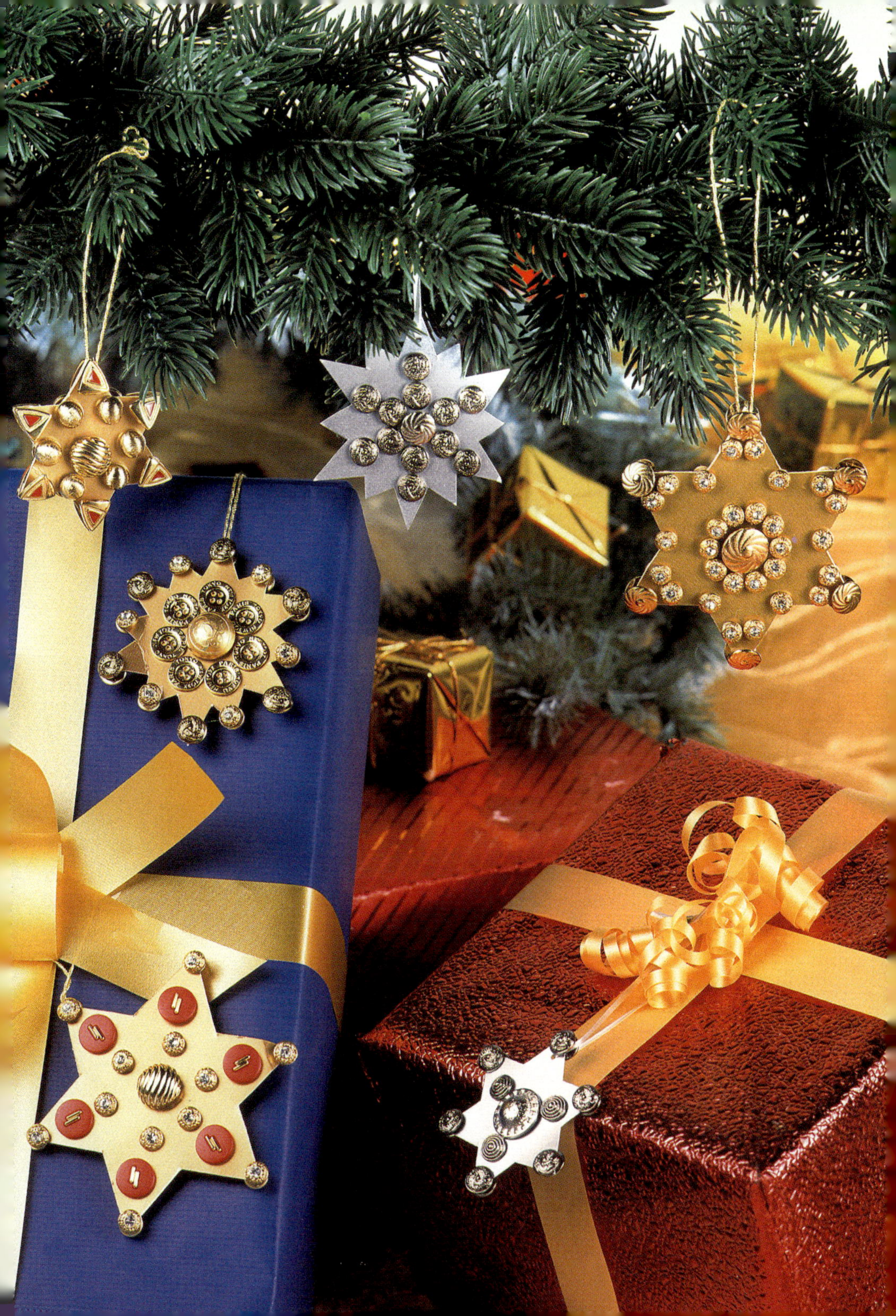

Eins, zwei, drei, Wichtelei

1. Für den Körper des großen Wichtels mit Hilfe des Zirkels einen Kreis mit einem Durchmesser von 34 cm auf roten Fotokarton zeichnen und entlang der Linie ausschneiden.

2. Den Kreis zur Hälfte falten, danach an der Faltlinie auseinander schneiden, so dass zwei Halbkreise entstehen.

3. Den einen Halbkreis zu einer Spitztüte formen und leicht überlappend mit Alleskleber fixieren. Während des Trocknens eine Wäscheklammer von unten an der Nahtstelle befestigen.

4. Für die kleineren Wichtelmänner Kreise mit entsprechend geringerem Durchmesser ausschneiden und ebenfalls Spitztüten herstellen.

5. Gesicht und Handschuhe der Wichtel als Schablone vom Vorlagenbogen auf stabilen Karton übertragen, wie im Grundkurs auf Seite 4 beschrieben.

6. Die Schablonen auf rosafarbenes Tonpapier legen und für jeden Wichtel ein Gesicht und Handschuhe fertigen. Die Größe von Gesicht und Handschuhen an die Größe der jeweiligen Wichtel anpassen, d. h. entsprechend kleiner schneiden.

7. Blaue Knöpfe als Augen, rote Knöpfe als Nase und Mund auf das jeweilige Gesicht kleben. Kleine weiße Knöpfe als Bart um das Gesicht herum kleben, nur oberhalb der Augen auf Knöpfe verzichten.

8. Nun den Mützenrand aus weißen Knöpfen anbringen. Als Mützenspitze je zwei große weiße Knöpfe gegeneinander kleben und zum Trocknen mit einer Wäscheklammer fixieren.

9. Als Saum für die Handschuhe je zwei kleine weiße Knöpfe mit Klebstoff befestigen, dann die Handschuhe an die Wichtelkörper ankleben.

10. Den Saum des Mantels sowie die Mütze mit goldenen Knöpfen verzieren. Zum Anbringen der Knöpfe die Wichtel auf die Seite legen und Stück für Stück bekleben.

Mit einer Zange eventuell vorstehende Knopflöcher abzwicken. Kleine noch überstehende Stücke der Knopflöcher ergeben nach dem Aufkleben einen hübschen Effekt, da sich die Knöpfe leicht zur Seite neigen.

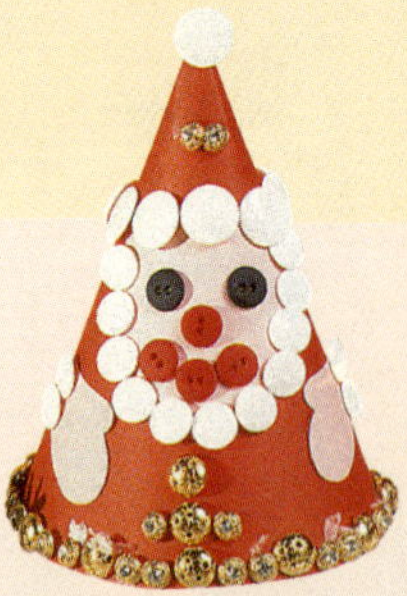

Material

- *Knöpfe in Rot, Blau, Weiß und Gold, Ø 0,5–1 cm*
- *Fotokarton in Rot*
- *Tonpapier in Rosa*
- *Wäscheklammern*
- *Transparentpapier*
- *Bleistift, Radiergummi*
- *Schere, Alleskleber*

Vorlage 9, Bogen A

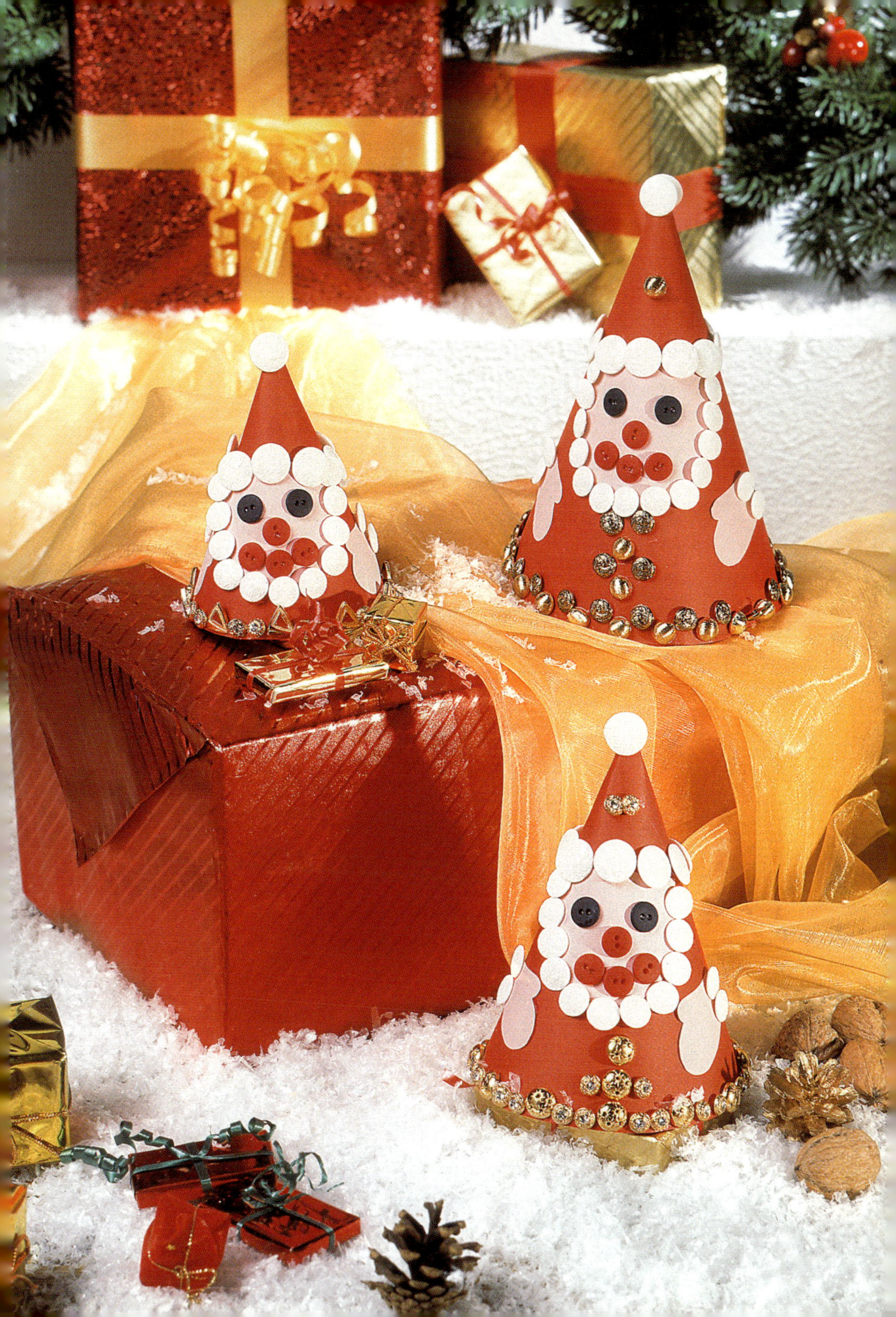

Impressum

Entwürfe und Realisation: Irmgard Lang
Redaktion: Christiane Maria Möller
Fotos und Styling: Fotostudio Oswald, Schwörstadt, www.visuelle-medien.de
Umschlaggestaltung: Christiane Kölble
Entwurf und Illustration „Klipp-Klapper": Stefan Hagen
Layout und Produktion: buchkonzept@web.de
Druck und Verarbeitung: J. P. Himmer, Augsburg

ISBN 3-89858-633-2

Autorin und Verlag haben alle Angaben und Anleitungen mit größtmöglicher Sorgfalt zusammengestellt. Dennoch kann bei Fehlern keinerlei Haftung für direkte oder indirekte Folgen übernommen werden.

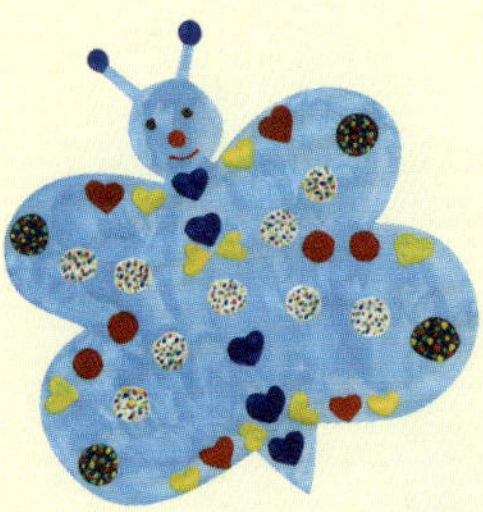

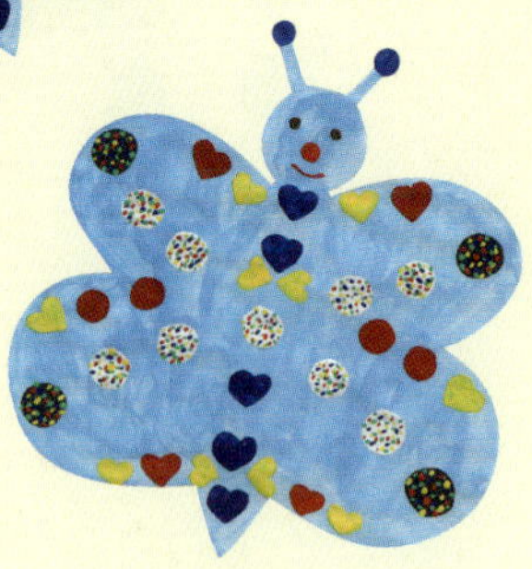

Herstellerverzeichnis

Farben und Lacke:
Marabuwerke GmbH & Co.
Asperger Str. 4
71732 Tamm
www.marabu-kreativ.de

Die Autorin dankt den Firmen Dill-Knöpfe, Rayher, Labbe, Uhu für ihre freundliche Unterstützung.